Robert J. Meyers, Jane Ellen Smith

CRA-Manual zur Behandlung von Alkoholabhängigkeit

Erfolgreicher behandeln durch positive Verstärkung

Die Autoren

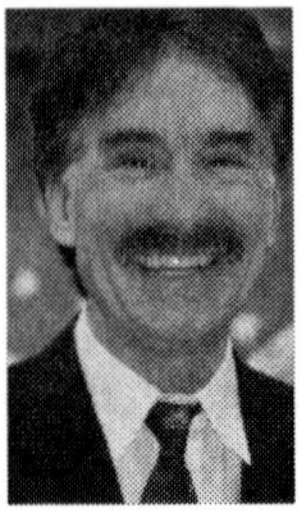

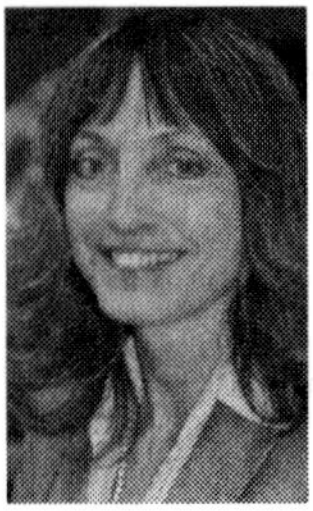

Robert J. Meyers ist Professor für Psychologie am Center on Alcoholism, Substance Abuse and Addiction (CASAA) der Universität von New Mexico.
Jane Ellen Smith ist Professorin im Department of Psychology der Universität von New Mexiko.
Beide arbeiten seit vielen Jahren im Suchtbereich und waren maßgeblich an der Entwicklung von CRA beteiligt.

Die Übersetzer

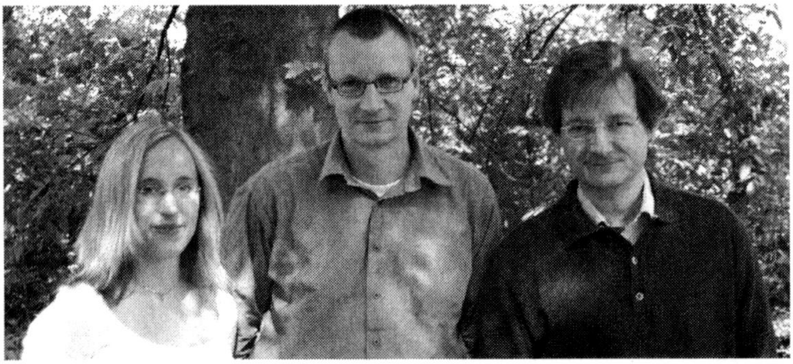

Dr. Katharina Spitzberg ist Assistenzärztin an der Klinik und hat sich sehr früh für den CRA-Behandlungsansatz begeistert, wobei ihr besonderes Engagement der Arbeit mit Paaren gilt.

Dr. Wolfgang Lange ist Oberarzt des Drogenbereiches und verantwortet dort die Arbeit mit stationären, teilstationären und ambulanten Patienten.

Dr. Martin Reker leitet die Abteilung Abhängkeitserkrankungen der Klinik für Psychiatrie und Psychotherapie Bethel am Evangelischen Krankenhaus Bielefeld.

Robert J. Meyers, Jane Ellen Smith

CRA-Manual zur Behandlung von Alkoholabhängigkeit

Erfolgreicher behandeln durch positive Verstärkung

Deutsche Übersetzung und Überarbeitung von Wolfgang Lange, Martin Reker und Katharina Spitzberg

Psychiatrie-Verlag

Robert J. Meyers, Jane Ellen Smith
CRA-Manual zur Behandlung von Alkoholabhängigkeit
Erfolgreicher behandeln durch positive Verstärkung
2. Auflage 2008
978-3-88414-432-9

Die Deutsche Nationalbibliothek verzeichnet diese Publikation
in der Deutschen Nationalbibliografie; detaillierte bibliografische Daten
sind im Internet über http://dnb.d-nb.de abrufbar.

Originalausgabe: »Clinical Guide to Alcohol Treatment.
The Community Reinforcement Approach«
1995 by Guilford Press, New York and London

Umschlag: Petra Nyenhuis, Bonn
Typografie und Satz: Iga Bielejec, Nierstein
Druck und Bindung: AZ-Druck, Kempten

Grußwort

The Community Reinforcement Approach (CRA) has been cited in the addiction literature as an effective treatment for alcohol abuse since 1973. Over the past 34 years there have been dozens of clinical trials using CRA to help alleviate the suffering of alcohol dependent, opiate dependent, cocaine dependent, and marijuana dependent clients. CRA is one of the few treatments that had been shown to be an effective tool serving these diverse individuals.

The Community Reinforcement Approach has been used with inpatient clients, outpatient clients, aftercare clients, homeless clients and runaway teenage clients. Again, in all cases CRA has proven to be an effective treatment to reduce use of alcohol and other drugs, and to increase the use of positive aspects of society, like jobs, school, family, and social and recreational activities.

Currently CRA is being used in the United States, Australia, Canada, Finland, New Zealand, Sweden, the United Kingdom, and now Germany. This is the first time the primary resource for CRA, »The Clinical Guide to Alcohol Treatment« has been translated into another language. This is an important step in bringing this empirically based treatment to all German speaking physicians, psychologists, social workers, and therapists. This excellent translation can make a substantial contribution to help battle substance abuse in German speaking countries.

The Bethel group, spearheaded by Dr. Martin Reker, has made a firm commitment to embrace CRA treatment by translating the CRA material into a useable format for German speaking individuals. The efforts of this group are a testament to their progressive thinking and to their dedication to alleviate substance abuse. It is my belief that this new German translation of »The Clinical Guide to Alcohol Treatment: The Community Reinforcement Approach« will make a sizeable contribution to the scientific community that works with people suffering from substance misuse problems in the German speaking countries of Europe.

Robert J. Meyers, Ph. D.
Associate Research Professor of Psychology
The University of New Mexico

Vorwort

Wer Ende der 1990er Jahre als Anhänger der Sozialpsychiatrie mit Suchtkranken gearbeitet hat, wurde zunehmend mit Fragen konfrontiert, auf die man nicht gut vorbereitet war: Können wir eigentlich belegen, dass unsere durchgeführten Behandlungen tatsächlich wirken, oder sind sie nur nett gemeint? Handeln wir wirtschaftlich, wenn wir Aspekte wie Arbeiten, Wohnen und soziales Umfeld von Beginn an in den Mittelpunkt unserer Behandlung rücken? Wer ist überhaupt »Therapeut«, wenn sich Psychologen, Ärzte, Sozialarbeiter, Sozialpädagogen und andere um Suchtpatienten bemühen?

Als 2002 in der amerikanischen Fachzeitschrift »Addiction« eine Rezension von Johannes Bühringer zu dem Buch »Community Reinforcement Approach« von Meyers und Miller (2001) erschien, fühlte der Unterzeichner sich an Moshers Buch zum »Community Mental Health« erinnert. Sollten sich hier Anregungen für die Weiterentwicklung gemeindeorientierter Suchtkrankenbehandlung finden? Das einleitende Kapitel führt den Leser in die Anfänge des Community Reinforcement Approaches Anfang der 1970er Jahre zurück, als sich die erste Promotion zu diesem Konzept mit der Frage beschäftigte, wie sich ein erfolgreich absolvierter Tanzkursus und ein begleitendes Small-Talk-Training auf die Abstinenz auswirken würden – mit beeindruckendem Erfolg. Dass eine neue Partnerschaft für die Abstinenzbereitschaft von Männern eine immense Bedeutung haben kann, wusste ich natürlich auch schon vorher. Trotzdem hatten wir im klinischen Kontext Liebe und Partnerschaft eher als etwas Störendes erlebt, weil deren Auswirkungen unberechenbar waren und aus therapeutischer Sicht unserem Einfluss offenbar nicht unterlagen. Den Gedanken, suchtkranke Menschen dabei zu unterstützen, diesen zentralen Aspekt menschlichen Lebens in den Mittelpunkt einer Suchtkrankenbehandlung zu rücken, fand ich unmittelbar überzeugend, klar an den subjektiven Bedürfnissen unserer Patienten orientiert und damit irgendwie »sozialpsychiatrisch«. Mit einem Unterschied: Die amerikanischen Kollegen waren in ihrem Vorgehen erkennbar pragmatischer und – sie hatten ihr Vorgehen evidenzbasiert.

Der Gedanke, dass eine Suchterkrankung eine hohe Eigendynamik hat und dass es für jeden Betroffenen ein lohnendes Ziel braucht, um den kurzfristigen Versprechungen des Rauschmittelkonsums etwas entgegensetzen zu können, erschien mir leicht nachvollziehbar. In der Terminologie des Community Reinforcement Approaches bedeutet das: In der Suchtkrankenbehandlung geht es primär um positive Verstärkung. In der Tradition der anthropologischen Medizin Viktor von Weizsäckers würde man im Sinne einer Rückbesinnung auf das Subjekt das Anliegen so ausdrücken: Jedes Leben braucht einen Sinn, um konstruktive Kräfte und Ressourcen abrufen zu können.

In Metaanalysen konnte inzwischen nachgewiesen werden, dass der Community Reinforcement Approach zu den wirksamsten verfügbaren Behandlungskonzepten für Menschen mit Suchtproblemen gehört. Trotzdem hat der Behandlungsansatz bislang in Deutschland noch nicht richtig Fuß fassen können. Damit teilt der CRA allerdings das Schicksal anderer verhaltensmedizinischer Ansätze in anderen Bereichen der deutschen Medizin. Ärzte als Therapeuten orientieren sich weiterhin sehr stark an Symptomen. Ein funktionales, subjektorientiertes Denken, das die Handlungsoption des Patienten selbst in den Mittelpunkt der Behandlung stellt, erscheint unmedizinisch und eher ein »psychologisches« Konzept. Über diese Zuschreibung werden vergleichbare verhaltensmedizinische Behandlungskonzepte in der Medizin automatisch strukturell marginalisiert. Umgekehrt empfinden viele Sozialarbeiter, Sozialpädagogen und nichtakademische Berufsbilder wie Gesundheits- und Krankenpfleger und Erzieher die Sprache des CRA offenbar theoretisch oder zu wissenschaftlich. Letztlich stellte bisher die Tatsache, dass keine deutsche Übersetzung des CRA vorliegt, ein erhebliches Handikap dar. Mit dem vorliegenden Buch soll diese Barriere aufgehoben werden.

Im Frühjahr 2005 propagierte der Fachausschuss der Deutschen Gesellschaft für soziale Psychiatrie (DGSP) die Idee für eine bundesweite Tagung zum Thema »Sich trauen und handeln: Arbeit mit Suchtkranken außerhalb der professionellen Suchtkrankenhilfe«. In der Folge fand in Bethel ein Workshop statt, zu dem John Gardin, einer der Protagonisten des Community Reinforcement Approaches in den USA, das amerikanische CRA-Konzept vorstellte.

Dieser öffentlich ausgeschriebene Workshop fand besonderes Interesse bei einigen nordrhein-westfälischen Kliniken aus dem Fachverband »Qualifizierte Akutbehandlung Drogenabhängiger in NRW e. V.«. In Bielefeld wurde die Veranstaltung zum Ausgangspunkt einer gemeindeorientierten Initiative, die ihre Hauptunterstützung vor allem in Prof. Dr. Martin Driessen als Chefarzt der Klinik für Psychiatrie und Psychotherapie Bethel und in Dr. Günther Wienberg als Mitglied des Vorstandes der von Bodelschwinghschen Anstalten Bethel (vBAB) fand. Inzwischen war insbesondere mit Unterstützung der Kollegen der Tagesklinik Sucht in Bethel (Dr. Katharina Spitzberg, Dr. Heinz Westermann und Renate Bethlehem) Paartherapie ein wichtiger neuer Bestandteil des Betheler Suchthilfeangebotes geworden, der auf den Suchttherapietagen 2006 und 2007 in Hamburg der Fachöffentlichkeit vorgestellt wurde. Die gleichzeitig kontroverse wie konstruktive Diskussion um die Bedeutung von Disulfiram in der Suchtkrankenbehandlung fand einen zwischenzeitlichen Höhepunkt auf einer von Dr. Ulrich Kemper im Herbst 2006 durchgeführten Tagung, wo aus kritischer Perspektive und mit neuen Erfahrungen der Stellenwert dieser Substanz neu bestimmt werden konnte.

Eine Dienstreise auf die »International Conference on Treatment of Addictive Behaviors« 11 in Santa Fe im Januar 2006 ermöglichte schließlich den direkten Kontakt zu Robert J. Meyers und seiner Frau Jane Ellen Smith, die ihre Unterstützung für die Einführung des CRA in Deutschland zusagten, wenn die Finanzierung gesichert wäre. Die Vorstellung des CRA-Projektes für Bielefeld auf einer öffentlichen Diskussionsveranstaltung in Bethel fand bei der Bielefelder Suchtkrankenhilfe großes Interesse und ermutigte dazu, den begonnenen Weg weiterzugehen. Mit Unterstützung von Prof. Dr. Martin Driessen, Dr. Günther Wienberg und der Geschäftsführung des Ev. Krankenhauses Bielefeld gelang es schließlich, eine finanzielle Absicherung für einen ersten Ausbildungskurs zum CRA-Berater sowie CRA-Supervisor umzusetzen. Damit werden im September 2007 die ersten zertifizierten deutschsprachigen CRA-Ausbilder verfügbar sein, inspiriert von der Idee, für das »Bielefelder Modell« auch anderenorts im deutschen Sprachraum Sympathisanten zu werben.

Das vorliegende Buch ist der erste umfassendere deutsche Text zum Thema. Die Übersetzung ist im Wesentlichen Dr. Wolfgang Lange zu verdanken, der mit großer Energie die Fertigstellung betrieben hat. Teile der Übersetzung wurden von Dr. Katharina Spitzberg und dem Unterzeichner übernommen. Ergänzt wurde ein eigenes Kapitel zu der besonderen Herausforderung, einen amerikanischen Psychotherapieansatz in die deutsche Behandlungskultur zu übersetzen. Besondere Sorgfalt verdiente dabei die Übertragung nicht nur von Begriffen wie z. B. der Happiness Scale, sondern auch von Kommunikationskulturen und Wertsetzungen. Auch warum wir den Terminus »Community Reinforcement Approach« nicht übersetzt haben und wie er verstanden werden soll, erläutern wir dort.

Der Text wird für die weitere Diskussion des CRA in Deutschland eine zentrale Grundlage sein. Er soll aber auch vor allem als Handbuch für diejenigen dienen, die das Prinzip der positiven Verstärkung stärker in den Mittelpunkt ihrer Arbeit rücken wollen.

Alle Arbeitsmaterialien, die im vorliegenden Text eingeführt und erläutert werden, finden Sie am Ende des jeweiligen Kapitels, einmal ausgearbeitet für einen exemplarischen Patienten, einmal als Blankoformular. Für die weitere therapeutische Arbeit sind die Arbeitsblätter auf einer beigefügten CD abgelegt, von der sie ohne Probleme entnommen, ausgedruckt und ggf. vervielfältigt werden können.

Alle, die mit diesem Buch arbeiten, werden feststellen, dass es sich nicht nur um eine Behandlungstechnik handelt, sondern um eine Behandlungsphilosophie, die den Blick nach vorne, den Blick auf das Positive und den Glaube an die Möglichkeit von Veränderung in den Mittelpunkt der Arbeit stellt.

»Sich trauen und handeln«, das Motto der Tagungsidee der DGSP aus dem Jahre 2005, soll insofern auch das Motto für alle Therapeuten und Patienten sein, bei denen über dieses Buch ein Interesse am Community Reinforcement Approach geweckt worden sein sollte.

Dr. Martin Reker

Das Konzept des Community Reinforcement Approach

Überarbeitet und aktualisiert von Wolfgang Lange

Der Community Reinforcement Approach (CRA) ist ein umfassendes verhaltenstherapeutisches Konzept zur Behandlung von substanzbezogenen Problemen. Es basiert auf der Grundannahme, dass Verstärker aus dem sozialen Umfeld erheblichen Einfluss darauf nehmen können, ob ein Mensch einen Konsum von Alkohol oder Drogen fortsetzt oder einstellt. Diesem Ansatz folgend zielt das Konzept darauf ab, Verstärker aus dem sozialen, familiären, beruflichen Umfeld und/oder aus dem Freizeitbereich so in den Behandlungsprozess zu integrieren, dass hierdurch eine Motivation zur Abstinenz bzw. zur Aufrechterhaltung der Abstinenz erzeugt oder gefördert wird. Das Ziel der Behandlung ist es, einen abstinenten Lebensstil attraktiver zu machen als den Konsum von Rauschmitteln. Obwohl CRA im Bereich der Psychotherapie von Suchterkrankungen zu den Therapieverfahren zählt, deren Wirksamkeit in wissenschaftlichen Studien eindeutig belegt ist, ist das Behandlungskonzept wenig bekannt, insbesondere auch im deutschsprachigen Raum.

Ein wesentlicher Vorteil von CRA ist, dass es in den verschiedensten Settings einsetzbar ist, sowohl bei stationär behandelten Patienten (Azrin 1976; Hunt & Azrin 1973) sowie bei ambulant behandelten Abhängigen (Azrin et al. 1982; Mallams et al. 1982; Meyers & Miller 2001). Auch bei der schwierigen Gruppe von wohnungslosen Patienten zeigt sich das Konzept einer Standardtherapie überlegen (Smith et al. 1998). Zusätzlich zeigten drei metaanalytische Untersuchungen, dass es eines der kostengünstigsten Behandlungsprogramme für alkoholabhängige Patienten ist, die zumindest zum Zeitpunkt der Untersuchungen zur Verfügung standen (Finney & Monahan 1996; Holder et al. 1991; Miller et al. 1995). Darüber hinaus konnten durch Weiterentwicklung des Konzeptes spezielle Patientengruppen erreicht werden. Hierbei fand die größte Bedeutung das Konzept des Community Reinforcement Approach and Family Training (CRAFT) (Sisson & Azrin 1986; Meyers & Smith 1997; Mil-

LER et al. 1999). Eine andere Weiterentwicklung ist der Adolescence Community Reinforcement Approach (ACRA), der jugendliche Konsumenten von Cannabis ansprechen soll (GODLEY et al. 2001).

Überblick über die Behandlungsstrategien des CRA

Als ein stark verhaltenstherapeutisch geprägtes Behandlungsprogramm basiert die Behandlung nach dem CRA zu einem großen Teil auf Lernen am Modell und Rollenspielen. Dies erfordert eine sehr aktive, direkte und engagierte Vorgehensweise des Therapeuten. Eine abwartende, zurückhaltende Grundhaltung ist nicht im Sinne von CRA. Der Therapeut sollte den Patienten aktiv in die Planung der Behandlung einbeziehen und mit ihm gemeinsam an der Lösung seiner Probleme arbeiten. Aus diesem Grunde werden Probleme auch immer als Angelegenheit von beiden, Patient und Therapeut, definiert, was sich auch in der Ausdrucksweise des Therapeuten niederschlagen sollte. Die Bemerkung »Ein Kommunikationstraining würde Ihnen sicherlich helfen« würde ein CRA-Therapeut in diesem Sinne eher wie folgt formulieren: »Es scheint, dass wir im Bereich der Kommunikationsfähigkeiten noch etwas mehr arbeiten müssen, wann wollen wir damit anfangen?«

Geleitet von operanten Prinzipien benutzt CRA positive Verstärker für jeden Schritt, egal wie klein er auch sein mag. Aus diesem Grunde ist der Therapeut gehalten, kontinuierlich nach Möglichkeiten zu suchen, den Patienten positiv zu verstärken. Kommt beispielsweise ein Patient 20 Minuten zu spät zu einer Therapiesitzung, so wäre es nicht Aufgabe des Therapeuten, die Verspätung mit dem Patienten kritisch zu besprechen. Stattdessen würde der Therapeut etwa sagen: »Ich freue mich, dass Sie es heute geschafft haben. Leider haben wir heute nicht die ganzen 60 Minuten Zeit, aber ich bin froh, dass Sie hier sind, und wir haben immerhin noch 40 Minuten zusammen.« Zusätzlich zu den kontinuierlich positiven Verstärkungen für die Versuche des Patienten, sein Konsumverhalten zu ändern, ist es Aufgabe des Therapeuten, dem Patienten zu helfen, potenzielle positive Verstärker in seiner sozialen Umgebung zu identifizieren. Durch diese »Hilfe zur Selbsthilfe« lernt der Patient, seine eigene Motivation für eine Verhaltensänderung aufzubauen.

CRA betrachtet den Konsum von Drogen und Alkohol nicht als isoliertes Verhalten, unabhängig vom Rest des Lebens des Patienten. Das Verhalten ist eng verflochten mit vielen Aspekten des täglichen Lebens des Patienten, sodass dem Kontext des Substanzkonsums eine hohe Bedeutung für die Therapie zugeschrieben wird.

Obwohl eine Reihe von klinisch kontrollierten Studien gezeigt hat, dass CRA bereits innerhalb einer sehr kurzen Periode von drei Monaten eine Wirksamkeit entfalten kann, ist die Behandlung hinsichtlich ihrer Dauer prinzipiell nicht befristet. Die Länge der Therapie ergibt sich daraus, ob vordefinierte Ziele erreicht wurden. Aus diesem Grunde ist es wichtig, dass der Therapeut in der Lage ist, den Behandlungsprozess möglichst früh im Rahmen der Behandlung klar zu strukturieren.

Die Behandlungsfrequenz ergibt sich aus der Behandlungsmotivation des Patienten sowie aus dem Behandlungsfortschritt. In der Regel beträgt die Behandlungsfrequenz eine Therapiesitzung pro Woche, wobei in den ersten ein bis zwei Behandlungswochen die Häufigkeit der Therapiesitzungen deutlich höher liegen kann. Dies ist abhängig vom Behandlungsverlauf, beispielsweise dem Auftreten von Rückfällen oder dem Auftreten von Zweifeln an der Behandlungsnotwendigkeit. In den ersten beiden Wochen ist es darüber hinaus besonders wichtig, dass der Therapeut den Patienten ständig positiv verstärkt, um seine Bereitschaft und Compliance hinsichtlich der Behandlung und der »Hausaufgaben« zu erhöhen. Im weiteren Verlauf der Therapie kann mit zunehmender Sicherheit die Behandlungsfrequenz auf zweiwöchentlich, später auf monatlich verringert werden. Auch längere Zeitabstände zwischen den einzelnen Therapiesitzungen sind im Weiteren möglich. In dieser Phase der Behandlung sollte der Therapeut jedoch das Angebot machen, bei Auftreten von Schwierigkeiten die Behandlungsfrequenz kurzfristig wieder zu erhöhen.

Eine Einzelsitzung dauert in der Regel eine Stunde, eine Gruppenbehandlung etwa anderthalb Stunden. Für die erste Einzelsitzung sollten etwa anderthalb bis zwei Stunden veranschlagt werden, da das gesamte Behandlungsprogramm erklärt, Material ausgegeben und zusätzlich noch eine Strategie zur Aufrechterhaltung der Abstinenz bis zur nächsten Sitzung entwickelt werden soll.

Die wichtigsten Komponenten der CRA-Behandlung werden im Folgenden kurz beschrieben. Hierbei ist zu beachten, dass nicht alle Techniken eingesetzt werden müssen, der Bedarf ergibt sich aus den Problemen des Patienten und den hieraus formulierten Behandlungszielen. Einzelne Komponenten werden nur dann in die Behandlung eingeführt, wenn dies notwendig ist.

Verhaltensanalyse

Die CRA-Verhaltensanalyse ist ein strukturiertes Interview zur Erarbeitung von Triggern und Konsequenzen von Konsumverhalten. Trigger werden zunächst untergliedert in externe Trigger (Menschen, Orte, Situationen) und interne Trigger (Gedanken, körperliche Wahrnehmungen, Gefühle). Diese Informationen benötigt der Therapeut, um mit dem Patienten Risikosituationen herauszuarbeiten. In Kenntnis dieser Situationen kann er dann alternative Verhaltensweisen mit dem Patienten erarbeiten. Es folgt eine Beschreibung der Art und Menge des Substanzkonsums, sodass ein Therapiefortschritt im Rahmen der Behandlung kontrolliert werden kann. Als Letztes werden die individuellen Konsequenzen des Substanzkonsums untersucht. Die meist sehr starken positiven, jedoch kurzlebigen unmittelbaren Konsequenzen werden als Erstes identifiziert (zum Beispiel Entspannung, Reduktion sozialer Ängste unter Substanzkonsum etc.). Im Weiteren werden dann die negativen und eher langfristigen Konsequenzen des Substanzkonsums erarbeitet (Probleme in Freundschaft oder Partnerschaft, Gesundheit, Arbeit, rechtliche und finanzielle Probleme etc.).

Während eine klassische Verhaltensanalyse an diesem Punkt endet, untersucht die CRA-Verhaltensanalyse im Weiteren auch die Trigger und Konsequenzen von verschiedenen angenehmen, nicht konsumassoziierten Aktivitäten und Verhaltensweisen. Strategien, die Häufigkeit dieser Aktivitäten und Verhaltensweisen zu erhöhen, werden eingeführt. Dabei auftretende Hindernisse können durch Problemlösetechniken bearbeitet werden.

Abstinenz-Konto

Nachdem Patienten erst einmal in Behandlung gegangen sind, haben die meisten von ihnen erhebliche Probleme, die Tatsache zu akzeptieren, dass sie niemals in ihrem Leben mehr Alkohol oder Drogen konsumieren können. Auch wenn in diesen Fällen eine durchgängige Abstinenz mit Sicherheit die beste Option wäre, scheint es für den Patienten weniger bedrohlich, für eine begrenzte Zeitdauer Abstinenz zu erproben. Der Therapeut betont hierbei einige der Vorzüge einer Abstinenzperiode, beispielsweise vermehrte Unterstützung von nahen Familienangehörigen oder die Möglichkeit, sich anderen Problemen zuzuwenden. Hat der Patient einer Abstinenzperiode grundsätzlich zugestimmt, versucht der Therapeut gewöhnlich, einen 90-tägigen Zeitraum zu verhandeln. Die meisten Patienten verweigern dies, sodass ein Verhandlungsprozess beginnt. Unabhängig davon, bei welchem Zeitraum sich Therapeut und Patient treffen, versucht der Therapeut dann mit dem Patienten einen Plan zu erarbeiten, um das Ziel einer durchgängigen Abstinenz zu erreichen. Wenn die hierzu notwendigen Fähigkeiten (Skills) bislang noch nicht vermittelt wurden, wird sich der Therapeut zunächst den Triggern für Risikosituationen zuwenden, die in der Verhaltensanalyse erarbeitet wurden, und vorübergehende konkurrierende Verhaltensweisen erarbeiten.

Die Begrifflichkeit »Abstinenz-Konto« wurde aus der englischen Bezeichnung »Sobriety Sampling« (»Sammeln von Abstinenz«) abgeleitet.

Einsatz von Disulfiram mit einem Antabus-Coach

Häufig kommt es vor, dass der Einsatz von Disulfiram den Behandlungsprozess mit dem Ziel einer möglichst lang anhaltenden Alkoholabstinenz positiv beeinflussen kann. Aufgrund sehr unangenehmer Symptome bei gleichzeitiger Einnahme von Disulfiram und Alkohol trägt Disulfiram dazu bei, durch Abschreckung einen Impuls, Alkohol zu trinken, abzuwehren. Bei der Einführung der Möglichkeit einer Disulfiram-Behandlung ist es besonders wichtig, die Vorteile der Behandlung herauszuarbeiten, beispielsweise die Reduktion von Rückfällen, die Reduktion von mit Alkoholkonsum einhergehenden Problemen in der Partnerschaft

oder das Ende der täglichen Auseinandersetzung mit der Frage, ob man konsumieren soll oder nicht. Eine besondere und sehr wichtige Aufgabe des Therapeuten ist es zu vermitteln, dass der Patient die Einnahme von Disulfiram weniger als Kontrolle erlebt, sondern als Unterstützung auf dem Weg, sein Ziel der Abstinenz zu erreichen. Wenn der Patient einer Behandlung mit Disulfiram zugestimmt hat, arbeitet der Therapeut heraus, dass ein unterstützend wirkender Antabus-Coach, beispielsweise ein Familienangehöriger, Lebensgefährte oder ein Elternteil, für diesen Prozess besonders wichtig ist. Aufgabe des Coaches ist einerseits eine Kontrolle der täglichen Vergabe des Medikamentes, wichtiger ist jedoch die kontinuierliche positive Verstärkung der Medikamenteneinnahme. Ziel ist es, dass Patient und Coach gemeinsam ein tägliches Einnahme-Ritual entwickeln, das im Rollenspiel eingeübt werden kann.
Die Begrifflichkeit »Antabus-Coach« wurde aus der englischen Bezeichnung »Disulfiram Monitor« abgeleitet.

Behandlungsplan

Die »Zufriedenheitsskala« ist das erste von zwei Instrumenten, welche die Basis für den CRA-Behandlungsplan darstellen. Der Patient wird hierbei gebeten, seine aktuelle Zufriedenheit auf einer Skala von 1 bis 10 für insgesamt zehn Lebensbereiche einzuschätzen: Trinken / Abstinenz, Arbeit /Ausbildung, Umgang mit Geld, Sozialleben, persönliche Gewohnheiten, familiäre Beziehungen, juristische Angelegenheiten, Gefühlsleben, Kommunikation und allgemeine Zufriedenheit. Dieses Instrument bietet dem Therapeuten einen schnellen Überblick über die Schwere von Problemen in verschiedenen Lebensbereichen des Patienten.
Anschließend wird das Arbeitsblatt »Behandlungsziele« bearbeitet. Es enthält dieselben zehn Lebensbereiche. Beim Ausfüllen dieses Arbeitsblattes unterstützt der Therapeut den Patienten dabei, spezifische Ziele und Strategien der Umsetzung in den verschiedenen Lebensbereichen zu definieren. Er sorgt dafür, dass bestimmte verhaltenstherapeutische Richtlinien beachtet werden und dass das übergeordnete Ziel beachtet wird, nämlich die Zufriedenheit in nicht konsumassoziierten Lebensbereichen zu erhöhen. Bei der Formulierung der Ziele müssen drei Grund-

regeln beachtet werden: Die Formulierung soll kurz, positiv und spezifisch (damit messbar) erfolgen. Bei dem im Weiteren folgenden Prozess der Erarbeitung von Strategien, die gesetzten Ziele zu erreichen, wird es häufig deutlich, dass der Patient nicht die hierzu notwendigen Fähigkeiten (Skills) besitzt. Die Notwendigkeit der Vermittlung bestimmter Fähigkeiten wird dann auf dem Arbeitsblatt vermerkt. Wichtig ist, dass jedes Ziel und jede Intervention mit einem Zeitfenster versehen ist, innerhalb dessen das Ziel erreicht bzw. die Intervention durchgeführt werden soll.

Verhaltenstherapeutisches Skills-Training

Ein Großteil der CRA-Behandlung ist der Vermittlung verschiedener Fähigkeiten (Skills) gewidmet, insbesondere dem Kommunikationstraining, Problemlösen und Ablehnungstraining.

Das Kommunikationstraining fokussiert auf drei Komponenten einer optimalen Konversation: Äußerung von Verständnis, Übernahme einer teilweisen Verantwortung für ein Problem und Abgabe eines Hilfsangebotes. Der Therapeut arbeitet verschiedene konkrete Situationen gemeinsam mit dem Patienten durch und übt diese anschließend im Rollenspiel.

Das Problemlösetraining ist ein kleinschrittiges Verfahren zur Lösung spezifischer Probleme, zum Beispiel Auftreten von Suchtdruck, Aufbau von nicht konsumassoziierten Beziehungen oder die Erarbeitung neuer Entspannungsmöglichkeiten. Das Verfahren beginnt mit einer exakten Problemdefinition, an die sich ein »Brainstorming« anschließt, um eine möglichst hohe Zahl möglicher Lösungen zu generieren. Im Weiteren soll der Patient dann für ihn realisierbare Lösungen identifizieren, die praktische Umsetzung erarbeiten und mögliche Hindernisse antizipieren. Am Ende sollte der Patient zustimmen, die erarbeitete Lösung eine Woche lang auszuprobieren. In der nächsten Sitzung wird der Erfolg der Intervention gemeinsam mit dem Therapeuten besprochen.

Beim Ablehnungstraining werden insbesondere Strategien zur Verbesserung der Durchsetzungsfähigkeit erarbeitet und anschließend im Rollenspiel eingeübt.

Arbeitsberatung

Eine befriedigende Arbeit ist häufig eine Quelle für viele positive Verstärker (Selbstwertgefühl, soziale Beziehungen, finanzielle Situation). In diesem CRA-Modul wird eine Reihe von Skills vermittelt, um eine Arbeit zu bekommen, insbesondere diese auch zu behalten oder um die Zufriedenheit mit der aktuellen beruflichen Situation zu verbessern. Hierzu werden überwiegend Techniken des Problemlösens eingesetzt.

Beratung im sozialen und Freizeitbereich

Wenn ein Patient erstmalig in Behandlung geht, bewegt er sich meist in einer Konsumkultur mit Freundschaften und Freizeitaktivitäten, bei denen der Konsum von Alkohol und/oder Drogen eine große Rolle spielt. In der Regel ist der Konsum der verbindende Faktor. Häufig fühlen sich Patienten (zu Recht) aus ihrem bisherigen Freundeskreis ausgeschlossen, wenn sie begonnen haben, den Substanzkonsum einzustellen. Hieraus entstehender sozialer Druck ist ein sehr starker Trigger für ein Rückfallereignis. Aus diesem Grunde ist es eine zentrale Aufgabe im CRA, gemeinsam mit dem Patienten befriedigende, nicht konsumassoziierte soziale Aktivitäten zu erarbeiten, die mit dem Konsumverhalten konkurrieren und somit die Abstinenz unterstützen. Eingesetzt werden hierbei überwiegend Strategien des Problemlösens.

Paartherapie

Obwohl sich mit zunehmendem Rückgang von Alkohol- oder Drogenkonsum viele Probleme in der Partnerschaft zurückbilden, persistieren häufig auch in Zeiten der Abstinenz interpersonelle Schwierigkeiten. Manchmal demaskieren sie sich auch erst unter der Abstinenz des Patienten. Der CRA-Therapeut versucht, den Partner des Patienten in die Behandlung mit einzubeziehen, sodass einerseits partnerschaftliche Probleme angesprochen werden können, andererseits die Unterstützung des Partners für die Behandlung des Patienten gewonnen werden kann. Die Paartherapiesitzungen beginnen mit einer speziellen Version der »Zufriedenheitsskala« und einem Arbeitsblatt zu »Veränderungswünschen in der Partnerschaft«. Die Arbeitsblätter stellen dem Therapeuten Informationen zur Verfügung über bestimmte Problemfelder in der Beziehung, mögliche Ziele und Strategien zur Zielerreichung. Während des Behandlungsprozesses werden dem Paar basale Kommunikationsfähigkeiten vermittelt. Ergänzend hierzu lernt das Paar mithilfe des Merkblattes »Liebevoller Umgang in der Partnerschaft« im Alltag zugewandter und liebevoller miteinander umzugehen.

Rückfallprävention

Die Rückfallprävention beginnt sehr frühzeitig, wenn Risikosituationen und Trigger für Konsumverhalten in der Verhaltensanalyse identifiziert werden, die am Beginn jeder Behandlung steht. Auch die Lebensgefährten der Patienten werden hinsichtlich Frühwarnzeichen in die Therapie mit einbezogen, wobei nicht nur Frühwarnzeichen identifiziert werden sollen, sondern auch eine Handlungsstrategie entwickelt wird, für den Fall, dass diese auftauchen. Im Falle eines Rückfalls wird eine Rückfallversion der CRA-Verhaltensanalyse ausgefüllt. Effektive Coping-Strategien zum Umgang mit Triggern für die Zukunft werden ebenfalls erarbeitet.

Wissenschaftliche Untersuchungen

Behandlung der Alkoholabhängigkeit

Eine erste Untersuchung zur Effektivität von CRA wurde vor mehr als 30 Jahren durchgeführt (Hunt & Azrin 1973). In dieser Untersuchung wurden 16 stationär behandelte alkoholabhängige Patienten untersucht. Acht Patienten wurden zufällig ausgewählt, dann wurden acht weitere nach verschiedenen sozialen und suchtspezifischen Kriterien gematchte Patienten eingeschlossen. Alle Probanden erhielten ein traditionelles Standardbehandlungsprogramm, das sich an das 12-Stufenprogramm der Anonymen Alkoholiker anlehnte. Von jedem Match erhielt ein randomisierter Patient zusätzlich eine CRA-Behandlung. In einem Follow-up nach sechs Monaten zeigten die zusätzlich mit CRA behandelten Patienten ein signifikant besseres Ergebnis hinsichtlich der durchschnittlichen Anzahl von Trinktagen (14 % vs. 79 %) und auch bezüglich der Tage, die die Patienten in einer institutionalisierten Umgebung verbrachten (2 % vs. 27 %). Auch im beruflichen und sozialen Bereich fanden sich signifikante Unterschiede zugunsten der CRA-Behandlung, zum einen in Bezug auf die Anzahl der Tage ohne feste Arbeit (5 % vs. 62 %), zum anderen hinsichtlich der Anzahl der Tage, an denen die Patienten von ihren Familien fernblieben (16 % vs. 36 %). Keiner der Patienten der CRA-Gruppe wurde während der sechs Monate geschieden oder trennte sich, während es in der Kontrollgruppe in dieser Zeit in vier Fällen zu einer Trennung bzw. Scheidung kam. Die Aussagekraft der Studie ist sicherlich durch die geringe Stichprobengröße eingeschränkt, sodass die Ergebnisse eine Generalisierung damals nicht zuließen, allerdings war die Untersuchung eine der ersten Therapiestudien für die Behandlung von Alkoholabhängigkeit, die überhaupt eine Kontrollgruppe mit untersuchten.

Eine zweite wichtige Studie wurde von Azrin 1976 veröffentlicht. Das Studiendesign glich der ersten Studie von Hunt & Azrin (1973). Im Vergleich zur ersten Untersuchung wurde die CRA-Behandlung durch vier neue Interventionen ergänzt. Hierzu zählten die Behandlung mit Disulfiram, eine Intervention zur Festigung Einnahme-Compliance, ein Behandlungsmodul zur Erkennung von Frühwarnzeichen sowie ein intensives und kontinuierliches Coaching im sozialen Bereich. Darüber hinaus erfolgte im Gegensatz zur ersten Untersuchung die Behandlung im Gruppendesign und mit Beteiligung verschiedener Fachberater. Neun Matches respektive 18 Patienten wurden untersucht. Wie schon in der ersten Studie zeigte sich in einem Follow-up nach sechs Monaten erneut eine signifikant stärkere Reduktion an Trinktagen (2 % vs. 55 %), eine deutlich verminderte Reduktion der in einer Institution verbrachten Tage (0 % vs. 45 %), deutlich weniger Tage, an denen die Patienten von Arbeitslosigkeit betroffen waren (20 % vs. 56 %) sowie eine deutlich niedrigere Anzahl an Tagen, die die Patienten getrennt von ihren Familien verbrachten (7 % vs. 67 %). In einem Follow-up nach zwei Jahren zeigten sich die Ergebnisse in der CRA-Gruppe stabil mit hohen Abstinenzraten und dies bei einer mittleren Behandlungszeit von 30 Stunden im Vergleich zu 50 Stunden im Rahmen der ersten Studie.

Eine dritte Studie, die von Azrin et al. (1982) veröffentlich wurde, bezog sich nicht auf stationäre, sondern auf ambulant behandelte Patienten. Fokus dieser Arbeit waren die Effekte von Disulfiram in der Behandlung von alkoholabhängigen Patienten. Hierzu wurden alle ambulanten Patienten einer lokalen Alkoholentwöhnungsklinik randomisiert einer von drei Stichproben zugeordnet. Alle Patienten erhielten Disulfiram. Die Patienten der ersten Gruppe erhielten darüber hinaus lediglich eine basale strukturierte Suchtberatung über fünf Therapiesitzungen (Aufklärung über Disulfiram, Psychoedukation). Die Patienten der zweiten Gruppe erhielten zusätzlich zur basalen Suchtberatung ein spezielles Behandlungsprogramm zur Stärkung der Einnahme-Compliance, an dem sowohl die Patienten als auch ihre Angehörigen teilnahmen. Im Rahmen dieses Programms wurden Aspekte der kontrollierten Einnahme des Disulfirams sowie dessen positive Verstärkung ebenso behandelt wie der Umgang der Angehörigen mit einer möglichen Verweigerung der Medikamenteneinnahme. Ein wesentliches Instrument der Behandlung waren hierbei praktische Rollenspiele. Eine dritte Gruppe von Patienten erhielt zusätzlich zu den bisher beschriebenen Behandlungsbausteinen ein spezielles CRA-Behandlungsprogramm, das sich jedoch auf maximal fünf Therapiesitzungen beschränkte. Inhalte der CRA-Behandlung waren motivierende Beratungsgespräche, Unterweisung in der Verabreichung von Disulfiram, Suchtmittelablehnungstraining sowie die Vermittlung von Entspannungstechniken. Insgesamt wurden 43 Patienten untersucht. Während des ersten Behandlungsmonats zeigten sich in allen drei Gruppen sehr hohe Abstinenzraten. In den folgenden 5 Monaten zeigte sich jedoch in der ersten Gruppe (traditionelle Disulfiram-Behandlung) ein deutlicher Abfall bezüglich der Einnahme des Medikamentes und bei der Abstinenzrate. Nach drei Monaten nahm kein Patient mehr Disulfiram ein. In der zweiten Gruppe (zusätzlich Compliance-Programm) zeigte sich im zeitlichen Verlauf ein langsamer, aber stetiger Abfall sowohl bezüglich der Disulfiram-Einnahme als auch bei der Abstinenzrate. In der dritten Stichprobe (zusätzlich CRA-Behandlung) zeigten sich über die beobachteten sechs Monate stabile Abstinenzraten und keine signifikanten Änderungen in der Medikamenteneinnahme. Besonders beachtenswert war das Ergebnis, dass CRA offensichtlich auch bei einer geringen Anzahl von Therapiesitzungen effektiv ist. Darüber hinaus war es die erste Untersuchung in einem ambulanten Setting.

1998 wurde von Smith et al. eine weitere Studie zur Effektivität von CRA veröffentlicht. Eingeschlossen wurden im Rahmen dieser Untersuchung obdachlose Patienten. Während einer dreimonatigen CRA-Behandlung erhielten die Patienten eine fremdfinanzierte Wohnung. Die Patienten, die am Ende des dreimonatigen Zeitraums Arbeit gefunden hatten, durften einen weiteren Monat in der Wohnung verbleiben. Die CRA-Behandlung wurde im Gruppensetting durchgeführt. In den Gruppensitzungen wurde überwiegend Skillstraining durchgeführt, in erster Linie Problemlösetraining, Kommunikationstraining und Ablehnungstraining. Zusätzlich wurde jeden Freitag eine gesellschaftliche Veranstaltung ohne Alkoholkonsum durchgeführt, meist ein gemeinschaftliches Abendessen in einem lokalen Restaurant. Alle zwei Wochen erhielten die Teilnehmer eine Gratifikation für eine aktive Beteiligung. Der Nachweis von positiven Atemalkoholbefunden bei randomisiert durchgeführten Kontrollen führte zu Sanktionen hinsichtlich der Wohnprivilegien. Im Gegensatz zu den mit CRA behandelten Patienten erhielten die Patienten der Standardbehandlungsgruppe Zugang zu einem Wohnheim, welches in erster Linie eine regelmäßige Versorgung mit Essen, Kleidung und Waschmöglichkeiten bot. Darüber hinaus wurde ein Arbeitsprogramm angeboten, Einzelsitzungen mit Suchttherapeuten und der Besuch von Sitzungen der Anonymen Alkoholiker. 64 Patienten nach CRA-Behandlung und 42 Patienten in der Kontrollgruppe wurden alle zwei bis drei Monate nach Abschluss der Indextherapie für ein Jahr lang nachuntersucht. Die Patienten mit CRA-Behandlung zeigten während des gesamten Jahres nach Abschluss der Indextherapie einen signifikant besseren Verlauf hinsichtlich ihrer Alkoholabhängigkeit, wobei sich in beiden Gruppen deutliche Verbesserungen bezüglich Wohnsituation und Berufstätigkeit zeigten.

Eine weitere Untersuchung, die sich auf die schwer behandelbare Gruppe von obdachlosen Patienten bezieht, wurde von Slesnick et al. (2007) veröffentlicht. Sie untersuchten obdachlose jugendliche Patienten zwischen 14 und 22 Jahren. Die Zuordnung erfolgte randomisiert in eine CRA-Behandlung (n=96) und in eine Kontrollgruppe (n=84), die ein niederschwelliges, unterstützendes ambulantes Behandlungsangebot der Behandlungseinrichtung in Anspruch nehmen konnten. Die Patienten wur-

den drei und sechs Monate nach Einschluss in die Studie untersucht. Es fanden sich zusammenfassend bei den mit CRA behandelten Patienten eine signifikant stärker ausgeprägte Reduktion von Substanzkonsum und Depressivität sowie eine signifikante Verbesserung der sozialen Stabilität.
Wurde der Community Reinforcement Approach anfangs zur psychotherapeutischen Behandlung der Alkoholabhängigkeit entwickelt und evaluiert, erfolgte in der Folgezeit eine Ausweitung des Konzeptes auf andere Substanzen, insbesondere Kokain und Opiate, sowie auf andere Personengruppen (Community Reinforcement Approach and Family Training, CRAFT; Adolescence Community Reinforcement Approach, ACRA).

Behandlung der Kokainabhängigkeit

Eine Reihe von Untersuchungen hat gezeigt, dass die Kombination von CRA mit Selbstbelohnungstechniken (Contingency Management) den Konsum von Kokain deutlich reduzieren kann. Beim Contingency Management wird in engen zeitlichen Abständen der Urin des Patienten auf Kokain untersucht. Ein negativer Drogenscreening führt über ein Punktesystem zu Belohnungen des Patienten.
Eine erste sehr kleine Arbeit hierzu an zwei Patienten mit einer Kokain- und Cannabisabhängigkeit wurde 1991 von Budney et al. veröffentlicht. Während einer 12-wöchigen Kokainabstinenzphase wurden zweimal wöchentlich CRA-Sitzungen durchgeführt. Im Follow-up nach ein und fünf Monaten wurden beide Teilnehmer negativ auf Kokain und positiv auf Cannabis getestet, wobei die Patienten bereits bei Einschluss in die Studie angaben, nicht auf Cannabis verzichten zu wollen.
Eine erste kontrollierte, jedoch nicht randomisierte Studie wurde etwa zeitgleich von Higgins et al. (1991) publiziert. Verglichen wurden 13 kokainabhängige Patienten, die für 12 Wochen an zwei Tagen pro Woche eine einstündige CRA-Sitzung erhielten, mit einer Kontrollgruppe von 12 kokainabhängigen Patienten, die eine an das 12-Stufen-Programm angelehnte Therapie erhielten. Elf Patienten nach CRA-Behandlung und Selbstbelohnungstechnik im Gegensatz zu fünf Patienten der Kontrollgruppe schlossen das Programm regulär ab. Bezogen auf das Abstinenzkriterium zeigte sich die Behandlung mit CRA und Selbstbelohnungs-

technik der Standardbehandlung überlegen. Sowohl nach vier Wochen (76,9 % vs. 25,0 %) als auch nach acht Wochen (46,2 % vs. 0 %) fanden sich in der CRA-Gruppe signifikant mehr Patienten mit einer durchgängigen Abstinenz.

Eine folgende, im Gegensatz zur ersten Arbeit randomisierte Studie (Higgins et al. 1993) wurde an 38 ambulant behandelten Patienten durchgeführt. Das Studiendesign ähnelte der ersten Untersuchung der Arbeitsgruppe (Higgins et al. 1991), allerdings schloss sich nach der 12-wöchigen Behandlungsphase eine weitere 12-wöchige Nachbehandlungsphase an, in der für beide Stichproben (CRA plus Selbstbelohnungstechnik / Kontrollgruppe) die Behandlungsintensität deutlich reduziert wurde. Kontinuierliche Kokainabstinenz für acht Wochen erreichten in der CRA-Gruppe 68 % der Patienten, in der Kontrollgruppe lediglich 11 %. Nach 16 Wochen zeigte sich eine ähnliche Überlegenheit der mit CRA behandelten Patienten (42 % vs. 5 %). Das Ergebnis wurde erstmals an einer nicht amerikanischen Population durch eine Untersuchung in Spanien bestätigt (Secades-Villa et al. 2007).

Um die Rolle von Selbstbelohnungstechniken genauer zu beleuchten, erfolgten weitere Untersuchungen durch die Arbeitsgruppe um Higgins. Bei einer Untersuchung (Higgins et al. 1994) wurden 40 kokainabhängige Patienten randomisiert zwei Behandlungsarmen zugeordnet. Beide Patientengruppen erhielten eine Standardbehandlung, basierend auf CRA. Eine Gruppe erhielt zusätzlich zur CRA-Behandlung Einkaufsgutscheine für drogenfreie Urinproben während der 1. bis 12. Woche der Behandlung. Die Kontrollgruppe erhielt diese Gutscheine nicht. Von der 13. bis 24. Woche wurden beide Gruppen ausschließlich mit CRA behandelt. 75 % der Patienten mit Gutscheinen beendeten die Behandlung im Gegensatz zu 40 % der Patienten, die ausschließlich CRA erhielten. Die durchschnittliche, in wöchentlichen Urinuntersuchungen dokumentierte kontinuierliche Kokainabstinenz während der 24-wöchigen Behandlung war in der Stichprobe der Patienten, die zusätzlich Gutscheine erhielten, signifikant höher (11,7 vs. 6,1 Wochen). Die Gruppe zeigte auch eine deutlich stärkere Verbesserung auf dem ASI Subscore »Drogengebrauch«.

In einer weiteren Untersuchung (Higgins et al. 2000) wurden 70 kokainabhängige ambulant behandelte Patienten untersucht. Alle Patienten erhielten eine CRA-Behandlung und Einkaufsgutscheine. Eine Gruppe erhielt die Gutscheine abhängig von kokainfreien Urinanalysen, die andere Gruppe dagegen unabhängig. Es zeigte sich eine signifikante Verringerung des Kokainkonsums während der Behandlung sowie im Follow-up nach einem Jahr in der Stichprobe der Patienten, die nur an kokainfreie Urinanalysen gebunden die Gutscheine erhielten.

Wie eine jüngst veröffentlichte Untersuchung von Higgins (Higgins et al. 2007) zeigt, wirkt sich auch der materielle Wert der eingesetzten Gutscheine auf das Konsumverhalten aus. In ihrer randomisierten kontrollierten Studie an insgesamt 100 kokainabhängigen Patienten fanden sich mit steigendem Gutscheinwert während der 24-wöchigen Behandlungsphase längere Intervalle durchgängiger Kokainabstinenz. Auch im Verlauf des weiteren Follow-ups über 18 Monate fanden sich im Rahmen der Nachuntersuchungen alle drei Monate höhere Abstinenzraten in Abhängigkeit vom Gutscheinwert, wobei der Effekt mit der Zeit nachzulassen scheint.

In einer weiteren Untersuchung an insgesamt 100 kokainabhängigen Patienten (Higgins et al. 2003) wurden die Patienten randomisiert zwei Behandlungsarmen zugeordnet. Alle Patienten erhielten in den ersten 12 Wochen der insgesamt 24-wöchigen Behandlung die Möglichkeit, gegen kokainfreie Drogenscreenings Einkaufsgutscheine zu erhalten. Eine Behandlungsgruppe erhielt zusätzlich eine CRA-Behandlung über 24 Wochen. Es zeigte sich, dass die Patienten mit zusätzlicher CRA-Behandlung besser in Behandlung gehalten werden konnten, sowohl zum Untersuchungszeitpunkt nach 12 Wochen (83,7 % vs. 51,0 %) als auch nach 24 Wochen (65,3 % vs. 33,3 %). Sie konsumierten während der 24-wöchigen Behandlungsphase weniger häufig Kokain, dieser Effekt zeigte sich jedoch nicht stabil während der gesamten Nachbeobachtungszeit von zwei Jahren. Es fanden sich jedoch bei den Patienten mit zusätzlicher CRA-Behandlung eine höhere Anzahl von Tagen, die sie einer Erwerbstätigkeit nachgingen, sie berichteten über weniger depressive Symptome, weniger Hospitalisierungen und weniger juristische Probleme während der Beobachtungszeit.

In der Zusammenschau zeigt sich, dass eine Behandlung mit CRA auch für Patienten mit Kokainabhängigkeit zu positiven Ergebnissen führt, insbesondere dann, wenn die Behandlung durch ein strukturiertes Belohnungssystem unterstützt wird, wobei beide Behandlungskomponenten einen eigenständigen Effekt haben.

Behandlung der Opiatabhängigkeit

Auch die Wirksamkeit von CRA bei Opiatabhängigkeit wurde umfassend untersucht, sowohl im Rahmen einer ambulanten Entgiftung (Bickel et al. 1997) als auch begleitend zu einer Methadonsubstitution (Abbott et al. 1998; Abbott et al. 1999) sowie in Verbindung mit einer Naltrexonbehandlung (Rothenberg et al. 2002; Roosen et al. 2003).
Die erste Untersuchung zur Wirksamkeit von CRA bei opiatabhängigen Patienten umfasste 39 Patienten, die sich in ambulanter Entgiftungsbehandlung mit Buprenorphin über 26 Wochen befanden (Bickel et al. 1997). Eine Gruppe von Patienten erhielt neben einer CRA-Behandlung zusätzlich die Möglichkeit, für die Abgabe opioidfreier Urine Gutscheine für therapeutische Aktivitäten zu bekommen. Die Patienten der Kontrollgruppe erhielten ein Standardprogramm der untersuchenden Einrichtung. 53 % der CRA-Gruppe gegenüber 20 % der Vergleichsgruppe beendeten die Behandlung. Die Abstinenzraten lagen in der CRA-Gruppe deutlich höher als in der Kontrollgruppe. Zu allen Untersuchungszeitpunkten fanden sich in der CRA-Gruppe deutlich höhere Abstinenzraten (4 Wochen: 68 % vs. 55 %, 8 Wochen: 47 % vs. 15 %, 16 Wochen: 26 % vs. 5 %, 24 Wochen: 11 % vs. 0 %).
Abbott et al. (1998) untersuchten 180 opioidabhängige Patienten in Methadonsubstitution. Sie verglichen in der dreiarmigen Studie Patienten, die an einer CRA-Behandlung teilnahmen, mit Patienten, die zusätzlich dazu an einem Rückfallpräventionsprogramm teilnahmen. Als Vergleichsstichprobe dienten Patienten, die eine Standardbehandlung erhielten. Der ASI Subscore »Drogengebrauch« zeigte sich in der kombinierten CRA-Gruppe nach sechs Monaten signifikant niedriger als in der Kontrollgruppe. In fast allen 26 Wochen fanden sich in der kombinierten CRA-Gruppe mehr drogenfreie Urinbefunde als in der Kontrollgruppe.

Auch eine Untersuchung von ROOSEN et al. (2003) zeigt positive Effekte von CRA in Verbindung mit einer Naltrexonbehandlung. Bei einer Stichprobe von 24 Patienten fand sich im Rahmen einer Pilotstudie nach einem Jahr eine durchgängige Abstinenz bei 55 % der Patienten. Als Kontrollgruppe dienten Patienten in Methadonsubstitution. Bei der anschließenden Multicenterstudie (DE JONG et al. 2007) an insgesamt 272 Patienten fanden sich Abstinenzraten von 28 % nach 10 und 24 % nach 16 Monaten.

Behandlung der Opiat- und Kokainabhängigkeit

In einer Stichprobe von SCHOTTENFELD et al. (2000) an 117 kombiniert opioid- und kokainabhängigen Patienten fand sich kein Unterschied von Patienten in CRA-Behandlung im Vergleich zu Patienten mit einer Standardbehandlung sowohl bezüglich Retentionsrate als auch Drogenkonsum. Sie fanden jedoch in der mit CRA behandelten Stichprobe einen signifikant höheren Zeitanteil, den die Patienten mit nicht drogenbezogenen Aktivitäten verbrachten.

Behandlung der Nikotinabhängigkeit

Eine Untersuchung jüngeren Datums (ROOSEN et al. 2006) deutet darauf hin, dass CRA auch in der Behandlung der Nikotinabhängigkeit wirksam ist. In einem 2-mal-2-Design (25/50 mg Naltrexon; CRA/keine Psychotherapie) fand sich drei Monate nach Behandlungsende in der CRA-Gruppe eine nahezu doppelt so hohe Anzahl von Patienten weiterhin abstinent (46 % vs. 25 %). Hingewiesen werden muss einschränkend auf die geringe Stichprobengröße (n = 25).

Community Reinforcement Approach und Family Training (CRAFT)

Die Beobachtung, dass Familienangehörige eine wichtige Rolle spielen können bei dem Versuch, problematischen Alkoholkonsum einzuschränken, führte zu dieser Weiterentwicklung von CRA. Die Grundannahme von CRAFT ist, dass eine therapeutische Behandlung einer sogenannten beteiligten wichtigen Person (engl. Concerned Significant Other, CSO) einen Einfluss auf das Trinkverhalten einer Person haben kann, ohne dass diese Person sich selbst in Behandlung begibt. In der Regel ist die beteiligte Person ein Verwandter oder der Lebenspartner eines konsumierenden Menschen, der sich weigert, in Behandlung zu gehen. In Abwesenheit dieser Person arbeitet der Therapeut mit der beteiligten Person, um die sozialen Umgebungsbedingungen der konsumierenden Person so zu verändern, dass Trinkverhalten oder der Konsum von Drogen zu einem Entzug sämtlicher Verstärker führt, abstinenzorientiertes Verhalten dagegen belohnt wird. Hierzu ist es erforderlich, dieser Person eigene Verhaltensweisen zu vermitteln, die dazu führen könnten, das Verhalten des Abhängigen günstig in Richtung einer Reduktion des Substanzkonsums zu beeinflussen. In diesem Sinne fokussiert CRAFT auf drei Ziele:

- Motivation des behandlungsunwilligen Partners zur Teilnahme an einer Behandlung.
- Die zwischenzeitliche Reduktion des Substanzkonsums des Partners.
- Verbesserung der Lebenszufriedenheit der Angehörigen, unabhängig vom Verhalten des Partners.

Die Behandlungskomponenten von CRAFT bestehen zu einem großen Teil aus adaptierten CRA-Interventionen. Die einzelnen Komponenten sind:

- Eine Verhaltensanalyse der Trinkepisode der konsumierenden Person durch die beteiligte Person.
- Die Erfassung von Gefährdung und häuslicher Gewalt.
- Training von Kontingenzmanagement. Hierbei sollte der beteiligten Person vermittelt werden, wie sie das Verhalten des konsumierenden Angehörigen beeinflussen kann.
- Kommunikationstraining.
- Die Planung von Aktivitäten der konsumierenden Person, die mit Konsumverhalten konkurrieren.
- Maßnahmen zur Verbesserung der Lebensqualität der beteiligten Person.
- Vorbereitung der beteiligten Person, den konsumierenden Angehörigen eine Behandlung nahezulegen.
- Erörterung der Wichtigkeit der weiteren Unterstützung des konsumierenden Angehörigen im Rahmen der begonnenen Therapie.

In einer ersten kleineren Untersuchung von SISSON und AZRIN (1986) ergaben sich erste Hinweise auf die Wirksamkeit von CRAFT. Sechs von sieben Menschen mit einem Alkoholproblem, deren Angehörige in CRAFT-Behandlung kamen, gingen nach durchschnittlich 58,2 Tagen und 7,2 Sitzungen in eine suchtspezifische Behandlung. Keiner von fünf Patienten einer Kontrollgruppe, deren Angehörige beraten wurden, gingen in Therapie.

In einer Untersuchung von MILLER et al. (1999) an insgesamt 130 beteiligten Personen zeigte sich in einer dreiarmigen Studie, dass CRAFT anderen Verfahren deutlich überlegen ist. 64% der mit CRAFT behandelten Angehörigen erreichten ihr Ziel, die betroffenen Person in suchtspezifische Behandlung zu bringen, und dies in der Regel nach vier bis fünf Behandlungssitzungen.

In einer weiteren Untersuchung (MEYERS et al. 1998) zeigten sich ähnliche Ergebnisse. 74% von insgesamt 62 beteiligten Personen erreichten im Rahmen einer sechsmonatigen CRAFT-Behandlung ihr Ziel, den konsumierenden Angehörigen in eine suchtspezifische Behandlung zu bringen. Bei den in Behandlung gehenden Patienten zeigte sich im Vergleich zu den nicht erfolgreichen Fällen eine signifikant höhere Abstinenzrate sowohl im Hinblick auf illegale Drogen als auch auf Alkohol. Bei allen beteiligten Personen fand sich eine signifikante Reduktion psychischer Symptomatik (Depression, Angst, somatische Beschwerden).

Eine dritte Untersuchung (MEYERS et al. 2002) bezog sich auf Familienangehörige von ausschließlich illegale Drogen konsumierenden Personen. Auch hier zeigte sich in einer dreiarmigen Studie (CRAFT, CRAFT + Nachsorge, Standardbehandlung) eine deutliche Überlegenheit von CRAFT gegenüber der Standardbehandlung, wobei die Erfolgsrate durch eine nachfolgende zusätzliche Gruppenbehandlung nach Abschluss der individuellen CRAFT-Behandlung nochmals deutlich verbessert werden konnte.

Übersichtsarbeiten

Inzwischen liegt eine Vielzahl von Einzelstudien zur Effektivität von CRA vor. Das Verfahren wurde unter verschiedenen Behandlungsmodalitäten, an verschiedenen Patientengruppen und auch an verschiedenen Suchtstoffen untersucht.

Eine erste zusammenfassende Arbeit datiert aus dem Jahr 2004. Roosen et al. untersuchten in ihrem systematischen Review (Roosen et al. 2004) die Effektivität von CRA bei Alkohol-, Kokain- und Opiatabhängigkeit. Berücksichtigt wurden elf randomisiert kontrollierte Studien, die meisten von ihnen wurden bereits dargestellt. Die Auswahl der Studien erfolgte durch zwei, in strittigen Fällen drei, voneinander unabhängige Reviewer. Beurteilt wurde dann durch zwei Reviewer unabhängig voneinander die methodische Qualität der einzelnen Studien. Anschließend wurden die relevanten Daten aus den Studien extrahiert und dann mit einem metaanalytischen Ansatz untersucht. Es zeigte sich, dass es im Vergleich zur Standardtherapie eine sehr klare Evidenz dafür gibt, dass CRA die Anzahl der Trinktage stärker reduziert als eine Standardbehandlung. Eingeschränkte Evidenz ergibt sich für eine Überlegenheit der CRA-Behandlung in Bezug auf das Kriterium einer kontinuierlichen Abstinenz bei Alkoholabhängigkeit. Eine Kombination von CRA und Behandlung mit Disulfiram scheint bezüglich des Kriteriums der Anzahl von Trinktagen einer alleinigen CRA-Behandlung überlegen, hinsichtlich einer kontinuierlichen Abstinenz bildet sich dieser Unterschied nicht so deutlich ab. Darüber hinaus konnte festgestellt werden, dass die zusätzliche Implementierung eines Bonussystems die Behandlungsergebnisse bei Kokainabhängigkeit deutlich verbessert. Bei Opiatabhängigkeit zeigt sich der zusätzliche Effekt eines Bonussystems nicht so deutlich. Es finden sich Hinweise auf eine Wirksamkeit von CRA begleitend zur Methadonsubstitution.

Miller & Wilbourne stellten 2002 die aktualisierten Ergebnisse des sehr aufwendigen Mesa Grande Projects vor. Ziel des Projekts ist eine metaanalytische Beurteilung verschiedener Therapieansätze zur Behandlung von Alkoholabhängigkeit. Das Review umfasste 361 kontrollierte Studien. Die Studien wurden eingeschlossen, wenn sie

- zumindest ein Verfahren zur Behandlung der Alkoholabhängigkeit evaluierten.
- eine Vergleichsbedingung einschlossen (z. B. Kontrollgruppe, Plazebo, Kurzintervention, alternatives Behandlungssetting).
- ein Design zum Erhalt äquivalenter Stichproben enthielten (in der Regel Randomisierung).
- zumindest ein Erfolgskriterium trink- oder alkoholbezogen war.

Nach einem detaillierten Manual wurde methodische Qualität jeder Studie von mindestens zwei Personen in zwölf Dimensionen unabhängig voneinander geratet und in einem Score (MQS, Methodological Quality Score) zusammengefasst. Zusätzlich wurde durch Bildung eines Outcome Logic Scores (OLS) versucht, ein Maß für die Möglichkeit zu bestimmen, dass ein Ergebnis der Untersuchung durch das Studiendesign beeinflusst wurde. Das mathematische Produkt aus MQS und OLS wurde im Cumulative Evidence Score (CES) als Maß für die Aussagequalität der Studie zusammengefasst. Als Endergebnis der Studie findet sich ein Ranking einzelner Therapieverfahren hinsichtlich ihrer Wirksamkeit unter differenzierter Berücksichtigung methodischer Aspekte.

Im Rahmen dieser aufwendigen Untersuchung zeigte sich, dass CRA neben anderen Therapieverfahren (zum Beispiel Kurzintervention, Motivational Interviewing, Training sozialer Fähigkeiten, Case Management, verhaltenstherapeutisch orientierte Paartherapie) zur Gruppe der Therapieverfahren gehört, für die die stärkste Evidenz bezüglich ihrer Effektivität vorliegt.

Assessment

Das CRA-Assessment besteht aus drei Hauptkomponenten:

- Identifikation und positive Verstärkung von Veränderungsmotivation;
- Erfassung von basalen suchtspezifischen und Hintergrundinformationen;
- Durchführung der CRA-Verhaltensanalyse.

Die früh im therapeutischen Prozess herausgearbeiteten Informationen werden benötigt, um in den nachfolgenden Sitzungen einen detaillierten Behandlungsplan zu entwerfen und im Weiteren den Behandlungsprozess zu überprüfen.

Die zu Beginn der Behandlung im Assessment erhobenen Informationen werden auch im weiteren Therapieverlauf regelmäßig überprüft und verwendet. Manchmal dienen sie lediglich als Bezugs- oder Anknüpfungspunkte, manchmal als Erinnerungshilfen für verfügbare Verstärker, zu anderen Zeiten können sie auch eingesetzt werden, um den Behandlungsverlauf zu kontrollieren oder den Behandlungsplan zu aktualisieren.

Identifikation und positive Verstärkung von Veränderungsmotivation

Eine wesentliche Prämisse von CRA ist, dass Menschen durch positive Verstärkung dazu motiviert werden können, ihr Konsumverhalten zu verändern. Um diesen Prozess zu ermöglichen, sollte im Therapieverlauf sehr genau darauf geachtet werden, potenzielle individuelle Verstärker des Patienten zu identifizieren. Unter einem positiven Verstärker versteht man jedes Objekt oder Verhalten, das die Rate eines nachfolgenden Verhaltens erhöht. Obwohl es eine Reihe universeller Verstärker gibt, beispielsweise eine freundliche Geste oder ein Kompliment, kann man nicht davon ausgehen, dass diese von jedem Patienten positiv interpretiert und als Verstärker wahrgenommen wird. Aus diesem Grunde ist es notwendig, die für jeden Patienten individuell wirksamen Verstärker zu ermitteln, insbesondere diejenigen, die stark genug sind, die Häufigkeit von abstinenzorientiertem Verhalten zu erhöhen. Wenn beispielsweise ein alkoholabhängiger Mann Zeit mit seinem Sohn verbringen möchte, seine geschiedene Ehefrau dies jedoch nur im nüchternen Zustand erlaubt, dann kann die Zeit, die der Patient mit seinem Sohn verbringt, als starker Verstärker angenommen werden.

Die Identifikation von individuellen Verstärkern erfolgt während der gesamten Zeit der Therapie und beginnt bereits frühzeitig in der Phase des CRA-Assessment durch Wahrnehmung der Gründe, aus denen der Patient zum ersten Mal in Behandlung kommt. Mit anderen Worten, fragt der Patient mit dem Wunsch um Behandlung nach, gesunde Veränderungen in seinem Leben herbeizuführen? Oder ist es sein vorrangiges Anliegen, externem Druck, zum Beispiel von Ehefrau, Arbeitgeber oder Bewährungshelfer, nachzugeben? Unabhängig davon, ob der Patient durch sein abstinenzorientiertes Verhalten Annehmlichkeiten erreichen (positiver Verstärker) oder Unannehmlichkeiten vermeiden möchte (negativer Verstärker), besteht die Aufgabe des Therapeuten darin, diese Verstärker herauszuarbeiten. Der Rückbezug auf diese individuellen Verstärker erweist sich immer dann als hilfreich, wenn der Patient an einem kritischen Punkt der Behandlung Energie zur Veränderung problematischen Verhaltens benötigt.

Es gibt einige weitere Aspekte, mit denen CRA versucht, die Motivation schon zu Beginn der Behandlung zu verstärken. So sollte die erste Sitzung so schnell wie möglich nach der Kontaktaufnahme des Patienten erfolgen. Die Motivation ist zu diesem Zeitpunkt besonders hoch, oft verursacht durch eine auf Suchtmittelkonsum zurückzuführende Krise. Da mit Abklingen der Krise oft die Motivation des Patienten verloren geht, ist gerade dieser Zeitpunkt von so großer Bedeutung. Aus diesem Grunde ist es auch sinnvoll, zu Beginn der Behandlung mehrere Sitzungen in kurzen zeitlichen Abständen durchzuführen.

Eine weitere Möglichkeit von CRA, Motivation zu forcieren, besteht in der therapeutischen Vermittlung von Zuversicht hinsichtlich eines positiven Behandlungserfolges. Dies verlangt unter anderem vom Therapeuten, den gesamten Behandlungsprozess mit einer positiven Grundeinstellung zu begleiten und gleichzeitig Respekt vor der oft spürbaren Ab-

wehr des Patienten zu zeigen. So sollten wertende Äußerungen vermieden werden, zum Beispiel sollte eher von »alkoholbezogenen Problemen« gesprochen werden, als einen Patienten als »Alkoholiker« zu bezeichnen. Die Vermittlung positiver Behandlungserwartungen bezieht auch das Herausstellen von negativen Konsequenzen eines weiteren Substanzkonsums mit ein. Hierbei sollte jedoch gleichzeitig die grundsätzliche Lösbarkeit von auftretenden Problemen vermittelt werden.
Die letzte Möglichkeit, wie CRA während der ersten Assessmentphase motivationsfördernde Impulse setzen kann, ist die Einbeziehung einer nahestehenden Person in den Behandlungsprozess. Typischerweise sollte diese Person Veränderungen im Trinkverhalten des Patienten besonders gut wahrnehmen können. Mit einem individuellen Training kann diese Person lernen, eigene Gefühle angemessen auszudrücken und dem Patienten in einer verstärkenden und motivierenden Art und Weise Unterstützungsangebote zu machen (siehe auch Kapitel »Paartherapie«).

Erfassung von basalen suchtspezifischen und Hintergrundinformationen

Eigene Aufzeichnungen sind für den Therapeuten unverzichtbar. Dies erspart einerseits dem Patienten, Aspekte seiner eigenen Geschichte mehrfach zu berichten, andererseits ermöglicht es dem Therapeuten, später Details, die für den therapeutischen Prozess wichtig werden könnten, näher zu explorieren.
Informationen sollten zumindest zu folgenden Themenbereichen erhoben werden:

- vom Patienten berichtete Probleme;
- Art, Menge und Frequenz des Substanzkonsums;
- Hintergrundinformationen in verschiedenen Bereichen (medizinisch, psychologisch, gesetzlich, Ehe, Familie, Beruf);
- konsumassoziierte Probleme in jedem dieser Bereiche;
- Motivationsgründe des Patienten für die Veränderung.

Es existieren standardisierte Untersuchungsinstrumente, die bei der Erfassung dieser Informationen eingesetzt werden können (siehe hierzu Miller et al. 1995). Die Instrumente variieren hinsichtlich Komplexität und Arbeitsaufwand, sie sollten deshalb nach individuellen Bedürfnissen und Möglichkeiten eingesetzt werden. Es finden sich beispielsweise relativ lange und umfassende Instrumente, die sowohl auf Substanzgebrauch als auch auf andere Problembereiche fokussieren. Hierzu gehören der »Addiction Severity Index« (McLellan et al. 1980) und das »Brief Drinker Profile« (Miller & Marlatt 1987). Es existieren auch Instrumente zur Erfassung von Menge und Frequenz des Alkoholkonsums (Calahan et al. 1969) und spezielle Instrumente zur Erfassung von alkoholbezogenen Problemen wie das »Drinker Inventory of Consequences« (Miller et al. 1994). Fragebögen zur Messung von Veränderungsmotivation sind das »University of Rhode Island Change Instrument« (Prochaska & DiClemente 1986) oder die »Stages of Change Readiness and Treatment Eagerness Scale« (Miller 1993).

Eine deutsche Version des »Addiction Severity Index« findet sich bei Gsellhofer et al. (1999, EuropASI). Hasler et al. (2003) veröffentlichten mit dem »Fragebogen zur Erfassung der Veränderungsbereitschaft« (FEVER) eine Übersetzung des »University of Rhode Island Change Instrument«. Auch eine deutsche Version der »Stages of Change Readiness and Treatment Eagerness Scale« steht zur Verfügung (Weithmann et al. 2005). Darüber hinaus findet sich eine Vielzahl von Untersuchungsinstrumenten in dem »Elektronischen Handbuch zu Erhebungsinstrumenten im Suchtbereich. Version 3.00« von Glöckner-Rist et al. (2003), das im Internet zur Verfügung steht (http://www.gesis.org/Methodenberatung/ZIS).

Unabhängig von den verwendeten Instrumenten sollte bei der Interpretation und Verwendung der erhaltenen Informationen immer beachtet werden, dass sie nicht dazu dienen sollen, die »Abwehr des Patienten zu brechen«. Sie sollen helfen, den Patienten zu positiven, abstinenzorientierten Verhaltensänderungen zu motivieren.

Wenn eine nahestehende Person des Patienten im Erstkontakt anwesend ist, sollte diese ebenfalls befragt werden. Wie bereits erwähnt, kann diese Person eine wichtige Rolle im Behandlungsplan spielen, sodass es ratsam ist, sie frühzeitig in die Therapie mit einzubeziehen. Die Beteiligung im Erstkontakt signalisiert ihr auch Verständnis für ihre persönliche Betroffenheit durch den Suchtmittelkonsum des Patienten. Auch Verstärker der beteiligten Person sollten identifiziert werden. Hierbei sollte immer die Möglichkeit in Betracht gezogen werden, dass diese Person ebenfalls ein Problem mit Alkohol oder Drogen haben könnte. In diesem Falle sollten alle Untersuchungsinstrumente auch bei ihr eingesetzt werden. In jedem Fall sollte jedoch auch der beteiligten Person das Grundprinzip von CRA erklärt werden.

Verhaltensanalyse

Beschreibung und Zielsetzung

Heutzutage basieren viele ambulante und stationäre Behandlungskonzepte auf der Annahme, dass Abwehr des Patienten durch Konfrontation behandelt werden sollte. Die Botschaft des Konfrontationsansatzes ist eindeutig: »Sie sind ein Alkoholiker und Sie können niemals wieder trinken«. Im Gegensatz dazu ist es aus Sicht von CRA hilfreicher, sich dem Problem aus einem anderen Blickwinkel zu nähern: »Warum genau trinkt diese Person?«, »Was ist das zugrunde liegende verstärkende System?«. Dies würdigt, dass aus der Perspektive des Patienten das Konsumverhalten als (nicht optimale) Anpassung gesehen wird. Das heißt, es stellt für den Patienten eine Überlebensstrategie dadurch dar, dass Angstsymptome, Depressionen oder ein gestörtes soziales Umfeld erträglich gemacht werden. CRA fokussiert ursachenbezogen direkt auf diese Problemfelder. Das grundlegende Arbeitsinstrument zu Beginn des Behandlungsprozesses ist die Verhaltensanalyse.

Die Verhaltensanalyse ist ein strukturiertes Interview, das die Vorgeschichte und die Konsequenzen eines speziellen Verhaltens, beispielsweise den Konsum von Alkohol, untersucht. In erster Linie dient die Verhaltensanalyse der Erfassung der für jeden Patienten spezifischen individuellen Trigger für Trinkverhalten sowie zur Beschreibung der Ereigniskette vom Trigger bis hin zum Konsum. Dies ist ein kritischer, aber auch sehr wichtiger Schritt in der Behandlung, da viele Menschen mit Alkoholproblemen den Eindruck haben, das Trinken »einfach so geschieht«. Die Erkenntnis des Patienten, dass eine Trinkepisode das Ergebnis vieler kleiner Entscheidungen ist, ist ein wichtiger Teil der Rückfallprävention.

Eine zweite Aufgabe der Verhaltensanalyse ist die Verdeutlichung der Konsequenzen eines Verhaltens. Hierbei werden sowohl unmittelbare als auch langfristige Konsequenzen von Konsumverhalten erarbeitet.
Die Verhaltensanalyse spielt eine zentrale Rolle beim Aufbau eines dauerhaften positiv verstärkenden Umfeldes für den Patienten, das ihn zur Abstinenz ermutigen soll. Ein Teilabschnitt der Verhaltensanalyse identifiziert frühere, gegenwärtige und zukünftige potenzielle positive Verstärker in verschiedenen, für den Patienten wichtigen Lebensbereichen, einschließlich soziale Beziehungen, Arbeit und Freizeitaktivitäten. Diese Verstärker sind als Situationen oder Ereignisse zu verstehen, die die Wahrscheinlichkeit erhöhen, dass abstinenzorientiertes Verhalten vom Patienten wiederholt wird. CRA versucht hierbei, die beruflichen, familiären und sozialen Verstärker des Patienten so zu ordnen, dass diese im Falle eines Rückfalls ausfallen (Hunt & Azrin 1973). Im Wesentlichen ist die Verhaltensanalyse eine umfassende Annäherung an die betroffene Person im sozialen Kontext auf der Suche nach Verstärkern, die abstinenzorientiertes Verhalten unterstützen.

Erarbeitung der Vorgeschichte von Konsumverhalten

Eine traditionelle Verhaltensanalyse bezieht sich auf die Vorgeschichte und die Trigger des Verhaltens. Dies sind Gedanken, Gefühle oder Handlungen, die einer Episode mit Substanzkonsum vorausgehen und die maßgeblich daran beteiligt sind, dass ein Patient konsumiert. Der erste Teil der CRA -Verhaltensanalyse erarbeitet ebenfalls diese Trigger und die sich daraus ergebenden Risikosituationen (siehe Anhang 1. A).
Erarbeiten Sie mit Ihrem Patienten die Ereigniskette, die bei ihm zum Konsumverhalten führt. Bitten Sie den Patienten, Ihnen ein Beispiel einer gewöhnlichen Konsumepisode detailliert zu beschreiben. Hierbei können Sie sehr spezielle Fragen bezüglich des vorausgehenden Ereignisses stellen, wobei meist die Antworten des Patienten eher allgemein gehalten sein werden.
Fragen Sie als Erstes nach speziellen externen Triggern:
»**Wer ist gewöhnlich bei Ihnen, wenn Sie trinken?**« Ein bestimmter Freund oder Verwandter könnte ein Trigger für Trinkverhalten sein. Ach-

ten Sie zum Beispiel auf Antworten wie »Hm, ich weiß nicht. Ich denke, oft bin ich mit Stefan unterwegs, das endet meist damit, dass wir ein Bier trinken«. Der Patient hat eventuell noch gar nicht realisiert, dass eine direkte Verbindung zwischen Stefan und Alkohol besteht.

»Wo trinken Sie gewöhnlich?« Häufig wird der Patient sagen: »Nun ja, ich gehe mit einem Freund in die Kneipe. Ich nehme mir zuerst vor, nur Wasser zu trinken«. Diese Bemerkung wäre eine ideale Gelegenheit für den Therapeuten, Risikosituationen für den Patienten herauszuarbeiten.

»Wann trinken Sie gewöhnlich?« Gibt es sichere Tage oder Tageszeiten? Beispielsweise könnte der Patient entdecken, dass bei ihm exzessives Trinken in der Regel nur an den zwei Abenden in der Woche auftritt, an denen er nach einem vollen Arbeitstag noch weitere anstrengende Verpflichtungen hat.

Als Nächstes fragen Sie Ihren Patienten nach internen Triggern:

»Was denken Sie gewöhnlich, kurz bevor Sie trinken?« Ermutigen Sie den Patienten, so viele Gedanken wie möglich zu berichten. Es ist wichtig, darauf zu achten, ob der Patient Gedanken hat wie »Das war ein harter Tag, jetzt habe ich ein Bier verdient«. Solche oder ähnliche Kognitionen herauszuarbeiten, ist von großer Bedeutung, weil der Patient erkennen muss, dass er zu irgendeinem Zeitpunkt die aktive Entscheidung trifft zu konsumieren und dass es kein vorbestimmter, automatisch ablaufender und der eigenen Kontrolle entzogener Prozess ist. Die Gedanken liefern außerdem Informationen über die intrapsychischen Abwehrmechanismen des Patienten. Neigt beispielsweise der Patient zur Rationalisierung oder zur Projektion? Und letztlich bieten die Gedanken eine wertvolle Einsicht in die mit Konsum assoziierten Gefühle des Patienten.

»Was fühlen Sie gewöhnlich körperlich, kurz bevor Sie trinken?« Mit einiger Unterstützung können die Patienten körperliche Empfindungen benennen, die unterschiedliche Erregungszustände nahelegen. Beispielsweise deutet ein pochendes Herz, ein verkrampftes Gebiss darauf hin, dass der Patient ärgerlich ist, während ein Kloßgefühl im Hals und schwitzige Hände eher auf eine Angstreaktion hinweisen.

»Was empfinden Sie gewöhnlich, kurz bevor Sie trinken?« Patienten wissen hierzu oftmals zunächst nichts zu berichten und benötigen aus diesem Grunde ein Training zur Wahrnehmung und Beschreibung von Gefühlen. Es wäre zum Beispiel therapeutisch wichtig zu wissen, ob der Patient aus Ärger, Frustration oder Verzweiflung trinkt. Wenn ein Patient es in der Therapie nicht lernt, mit diesen Gefühlen angemessen umzugehen, wird er sich auch in Zukunft auf den Konsum von Alkohol oder anderen Substanzen als vertraute Strategie verlassen.

Es folgt nun ein Beispiel eines Therapeuten, der mit einem Patienten eine Verhaltensanalyse beginnt. Der erste Abschnitt zeigt, wie man den Sinn einer Verhaltensanalyse und die Verknüpfung mit den vorher bereits gesammelten Informationen einem Patienten erklären kann. Es folgt dann eine exemplarische Darstellung, wie vorhergehende Ereignisse von Konsumverhalten ausgearbeitet und anschließend in eine Tabelle sortiert nach externen und internen Triggern eingetragen werden. Beachten Sie, dass die Tabelle der ersten Verhaltensanalyse sich immer auf die für den Patienten häufigste Konsumepisode beziehen sollte.

THERAPEUT: **Guten Tag, Herr Bauer. Was wir heute machen wollen, ist, einen Blick darauf zu werfen, welche Probleme Ihnen das Trinken in der Vergangenheit gemacht hat. Nach den Informationen, die ich bislang von Ihnen habe, scheint es so zu sein, dass Ihnen das Trinken zumindest einige rechtliche Probleme gemacht hat. Was für andere Probleme, glauben Sie, haben Sie durch Alkohol bekommen?**

PATIENT: Nun, ich bin das zweite Mal wegen Alkohol am Steuer aufgefallen, und Regina, meine Frau, ist jetzt richtig sauer auf mich. Aber mein Rechtsanwalt sagt, es ist kein großes Problem.

THERAPEUT: **Aber nach den Angaben, die Sie in den vorigen Sitzungen gemacht haben, hat Ihre Frau Sie bereits einmal wegen Ihres Alkoholkonsums verlassen.**

BEACHTEN SIE → *Es ist wichtig, mit den Informationen des Patienten aus vorherigen Sitzungen vertraut zu sein. Dies kann dem Patienten verdeutlichen, dass Sie die Ernsthaftigkeit seines Alkoholproblems voll verstanden haben. Sie sollten die Informationen dagegen nicht benutzen, um den Patienten offen zu konfrontieren, sondern um ihn zu motivieren, eine Behandlung zu akzeptieren.*

PATIENT: Ich denke, es hat mir einige Schwierigkeiten bereitet, aber ich kenne viele Menschen, die trinken mehr als ich.

THERAPEUT: **Nun, ich bin sicher, das ist richtig. Aber was wir heute machen wollen, ist eine Übung, die man »Verhaltensanalyse« nennt. Hierdurch können wir einen Blick auf Ihr individuelles Trinkverhalten werfen. Wir brauchen hierfür einen Überblick über die Probleme, die der Alkoholkonsum Ihnen speziell gemacht hat, und über die Dinge, die Sie in erster Linie zum Trinken veranlassen. Wir sehen uns zunächst einige Dinge in Ihrer Umgebung an, die immer wieder während einer Ihrer Trinkepisoden auftreten, und dann auch das, was zu diesen Zeiten in Ihrem Inneren vorgeht.**

PATIENT: Was meinen Sie damit? Ich trinke einfach nur, weil ich es mag zu trinken.

THERAPEUT: **Okay, aber lassen Sie uns sehen, ob wir nicht etwas davon verstehen können, warum Sie so exzessiv trinken, dass es Ihnen Probleme bereitet. Zuerst müssen wir nach etwas suchen, was wir »Trigger« für Trinkverhalten nennen. Trigger können Situationen, Gedanken, Gefühle, Verhalten oder auch Menschen sein, die Sie in eine Trinkepisode hineinführten. Zum Beispiel hatte ich einmal einen Patienten, der immer nach einem Streit mit seiner Ehefrau in die Kneipe ging und trank. Also war der Streit mit der Ehefrau der Trigger für die Trinkepisode.**

PATIENT: Oh, ich verstehe, was Sie meinen. Jedes Mal, wenn mein alter Freund mich besucht, endet das Ganze damit, dass wir den größten Teil der Nacht um die Häuser ziehen.

THERAPEUT: **Das ist genau richtig. Rolf könnte ein Beispiel für eine Person sein, die für Sie ein Trigger für Trinkverhalten ist. Sie scheinen verstanden zu haben, was ich mit dem Begriff »Trigger« meine. Lassen Sie uns nun das Ganze systematisch angehen.**

BEACHTEN SIE → *Zu diesem Zeitpunkt sollten Sie an einer Tafel oder einem Flipchart die Verhaltensanalyse erklären oder dem Patienten eine Tabelle ähnlich Anhang 1. A aushändigen.*

THERAPEUT: **Lassen Sie uns nun anfangen, die Trigger, die bei Ihnen zu einer Trinkepisode führen, in verschiedene Gruppen einzuteilen. Sehen wir uns zunächst die externen Trigger an, das heißt die Dinge in Ihrer**

Umgebung. Sie hatten gerade erwähnt, dass Ihr Freund Rolf ein Trigger für Trinkverhalten ist. Wie oft sehen Sie Rolf?

PATIENT: Gewöhnlich einmal im Monat. Aber jedes Mal, wenn ich ihn sehe, geht es los.

THERAPEUT: Nun, wie wäre es, wenn wir zunächst nach Menschen suchen würden, mit denen Sie noch regelmäßiger trinken. Lassen Sie uns einmal auf Ihre Tabelle sehen. Die erste Frage lautet: »Mit wem sind Sie gewöhnlich zusammen, wenn Sie trinken?«

PATIENT: Etwa dreimal pro Woche gehe ich nach der Arbeit mit den Kollegen vom Büro ins »Brauhaus«. Am Samstagabend besuche ich immer meinen Bruder, und wir sehen uns in seiner Wohnung die Sportschau an. Wir trinken dabei eigentlich immer.

THERAPEUT: Okay, sehen wir uns diese zwei verschiedenen Beispiele für häufig auftretende Trinksituationen an. Wie wäre es, wenn wir mit dem Trinken unter der Woche anfangen, das tritt ja öfter auf.

PATIENT: Ja, gern.

BEACHTEN SIE → *Für einige repräsentative häufige Trinkepisoden sollte eine Verhaltensanalyse mithilfe einer Tabelle (siehe Anhang 1. A) durchgeführt werden. Sehr ähnliche Ereignisse können Sie zu einer Gruppe zusammenfassen. Zum Beispiel behandelt der Therapeut hier das Trinken am Wochentag, das immer in derselben Kneipe mit denselben Menschen erfolgt, als einen Typ von Episode, das Trinken am Samstagabend als zweite Episode.*

THERAPEUT: Prima, also, mit wem trinken Sie nach der Arbeit an diesen drei Wochentagen?

PATIENT: Gewöhnlich gehe ich mit Mario und Axel.

THERAPEUT: Gut, dann werde ich jetzt Ihre Namen hier rechts in die erste Spalte der Tabelle eintragen. Und Sie werden sehen, dass wir schon die Antworten auf die beiden nächsten Fragen haben, weil wir schon wissen, wo und wann Sie gewöhnlich trinken. Ich schreibe es hier auch rein.

BEACHTEN SIE → *Bezug ist jetzt der Anhang 1. B für die ausgefüllte Tabelle.*

THERAPEUT: Also, wenn Sie das erste Mal darüber nachdenken, ins »Brauhaus« zu gehen, was geht Ihnen da durch den Kopf?

PATIENT: Ich denke, ich geh mal eben los auf ein paar Bier und ein bisschen Spaß. Aber nun sagen Sie mal, klingt es, als hätte ich ein Riesenproblem?

THERAPEUT: Denken Sie daran, dass wir nur herausfinden wollen, warum Sie trinken.

PATIENT: Gut, gegen 17 Uhr langweilt mich der ganze Mist.

THERAPEUT: Was meinen Sie damit?

PATIENT: Na ja, mein Chef sitzt mir andauernd im Nacken. Der Typ kotzt mich echt an. Ich glaube, ich brauche das einfach, mal rauszugehen und Dampf abzulassen.

THERAPEUT: Das klingt jetzt so, als wenn Sie über etwas sprechen, was wir einen internen Trigger nennen würden. Lassen Sie uns mal auf die Tabelle sehen, ob wir die Fragen in der zweiten Spalte beantworten können. Die sind schwieriger, weil sie etwas mit dem zu tun haben, was in Ihnen vorgeht. Die erste Frage heißt: »Was denken Sie gewöhnlich, kurz bevor Sie trinken?«

PATIENT: Ich denke darüber nach, wie lange ich meinen Chef noch ertragen kann.

THERAPEUT: Warum geht Ihnen Ihr Chef so auf die Nerven?

PATIENT: Ich glaube, er behandelt mich nicht gerecht. Ich sehe ja, wie er die anderen behandelt.

THERAPEUT: Lassen Sie uns diese Gedanken aufschreiben. Sie sagten, er behandelt Sie unfair. Was fühlen Sie dabei?

PATIENT: Mein Chef macht mich wirklich verrückt, und er gibt mir das Gefühl, dass ich meine Arbeit nicht richtigmache.

THERAPEUT: Okay, er macht Sie verrückt. Würden Sie auch sagen, dass er Ihnen das Gefühl gibt, minderwertig zu sein?

PATIENT: Ja, und verlegen.

THERAPEUT: Lassen Sie uns diese Gefühle unter Frage 3 in die Tabelle eintragen. Und wenn Sie sich so richtig ärgern, bemerken Sie dann irgendwelche körperlichen Symptome?

PATIENT: Ja, manchmal bin ich so aufgebracht, dass ich anfange, mich zu schütteln.

THERAPEUT: Ich trage das hier unter Frage 2, körperliche Empfindungen, ein.

BEACHTEN SIE → *Der Therapeut hat jetzt ein vollständiges Set von internen Triggern in der Tabelle. Eine kurze Zusammenfassung der Trigger folgt.*

THERAPEUT: Nach dem, was Sie gesagt haben, Herr Bauer, gehen Sie mit Ihren Freunden mehrere Abende pro Woche nach der Arbeit zum Trinken ins »Brauhaus«, weil Sie ärgerlich und aufgebracht darüber sind, wie Ihr Chef Sie behandelt. Sie fühlen sich auch verlegen und minderwertig. Was wir machen könnten, wäre zu schauen, wie Sie mit diesen Gefühlen so umgehen können, dass Sie nicht immer wieder Alkohol trinken müssen.

Beschreibung des Konsumverhaltens

An diesem Punkt ist es wichtig, direkt von den Triggern für Konsumverhalten zum Konsumverhalten selbst zu kommen. Dies dient unter anderem dazu, erneut dem Patienten die Beziehung zwischen Trigger und Konsum zu verdeutlichen. Es ist außerdem eine gute Gelegenheit, detaillierte Einzelheiten zum Konsumverhalten zu erfragen.
Es folgt die Fortsetzung des Gesprächs zwischen dem Patienten Herrn Bauer und seinem Therapeuten.

THERAPEUT: Nun, da wir verstanden haben, was Sie dazu bringt, an bestimmten Abenden nach der Arbeit Alkohol zu konsumieren, lassen Sie uns jetzt ausführlicher über das Trinken selbst sprechen. Die ersten beiden Fragen unter der Spalte »Verhalten« lauten: »Was und wie viel trinken Sie gewöhnlich?«

PATIENT: Ich trinke gewöhnlich ein paar Bier.

THERAPEUT: Wenn Sie sagen »ein paar Bier«, meinen Sie damit ein Glas? Einen Krug? Was genau meinen Sie?

PATIENT: Ich trinke etwa 5–6 kleine Flaschen Bier zu 0,33 Liter.

THERAPEUT: Wie lange dauert es, diese 5–6 Bier zu trinken?

PATIENT: Wir sind gewöhnlich gegen 18:00 Uhr im »Brauhaus«, ich gehe meist zwischen 20:00 und 20:30 Uhr.

THERAPEUT: Ich werde dies in die Tabelle eintragen.

BEACHTEN SIE → *Achten Sie auf Anhang 1. B. Die Informationen sollten so genau wie möglich aufgeschrieben werden.*

Kurzzeitige positive Konsequenzen von Konsumverhalten

Bei den meisten Patienten mit Alkoholproblemen führt Alkoholkonsum zu negativen Konsequenzen. Beim ersten Konsum von Alkohol jedoch erleben die meisten Patienten einige kurzfristige positive Effekte. So kann Alkohol Ängste reduzieren, er kann einem Patienten helfen, sich in Gesellschaft wohler zu fühlen, oder daran mitwirken, dass er seine Probleme vorübergehend vergisst. Es ist für Sie als Therapeut wichtig, diese individuellen positiven Effekte zu kennen und dem Patienten die Tatsache aufzuzeigen, dass diese Vorteile immer kurzlebig sind. Zusätzlich sollten Sie besprechen, dass die anfänglichen positiven Effekte eines Alkoholkonsums die unabwendbaren langfristigen negativen Konsequenzen nicht aufwiegen können.

Der folgende Dialog zwischen Herrn Bauer und seinem Therapeuten zeigt die kurzfristigen positiven Konsequenzen seines Alkoholkonsums auf. Beachten Sie, wie der Therapeut weiterhin eine positive Haltung vermittelt.

THERAPEUT: Herr Bauer, Sie haben mir früher erzählt, dass Sie einfach nur trinken, weil es Ihnen gefällt zu trinken. Können Sie mir sagen, was Sie damit meinen?

PATIENT: Ich mag einfach den Geschmack von Bier. Und wenn ich trinke, dann belasten mich meine Probleme nicht so sehr.

THERAPEUT: Okay, lassen Sie uns auf die vierte Spalte Ihrer Tabelle sehen. Sie sagen also, dass Sie wegen des Geschmacks trinken. Ich schreibe das unter Punkt 5, »körperliche Empfindungen«. Sie haben auch gesagt, dass Ihre Probleme Sie nicht so sehr belasten, wenn Sie trinken. Ich schreibe dies unter Punkt 6, »gefühlsmäßige Empfindungen«, weil es beinhaltet, dass Sie weniger belastet sind und sich entspannter fühlen. Ich nehme an, wir können »es ist entspannend« auch unter »körperliche Empfindungen« einfügen.

PATIENT: Ich habe noch nie in solchen Begriffen gedacht, aber ich werde mich mit Ihnen nicht streiten.

THERAPEUT: Können Sie einige angenehme Gedanken beschreiben, die Sie haben, wenn Sie ins »Brauhaus« gehen und mit den Arbeitskollegen trinken?

PATIENT: Ich weiß nicht. Wie wäre es mit »Ich bin kein schlechter Kerl. Der Chef ist einfach ein Idiot«.

THERAPEUT: Gut, das kommt unter Punkt 4. Was glauben Sie, warum Sie gerade daran Spaß haben, mit Mario und Axel zu trinken?

PATIENT: Die hassen den Chef genauso wie ich. Wir sitzen dann im »Brauhaus« herum und lästern über ihn.

THERAPEUT: Okay. Gibt es irgendeinen Grund, warum Sie immer in das »Brauhaus« gehen?

PATIENT: Nicht wirklich. Es ist einfach nahe bei der Arbeit.

THERAPEUT: Fein. Noch irgendetwas Besonderes zum Trinken nach der Arbeit?

PATIENT: Es ist einfach eine gute Zeit, sich zu entspannen.

THERAPEUT: Ich trage das in die Tabelle für die Punkte 2 und 3 unter »kurzfristige positive Konsequenzen« ein. Wissen Sie, Herr Bauer, Sie sind wirklich hinter etwas gekommen. Ich sehe, dass Sie intensiv mit mir zusammenarbeiten.

BEACHTEN SIE → *Der Therapeut nimmt die Gelegenheit wahr, um den Patienten für seine intensive Mitarbeit und Anstrengungen positiv zu verstärken. Dies ist Ausdruck der CRA-Philosophie, positiv gestimmt zu bleiben und den Patienten kontinuierlich zu motivieren. Beachten Sie, dass die bisherige Verhaltensanalyse als Grundlage dazu dient, dem Patienten die langfristigen negativen Konsequenten seines Trinkverhaltens aufzuzeigen.*

Identifizierung negativer Konsequenzen von Konsumverhalten

Wie bereits erwähnt, sollten Sie für eine gute Verhaltensanalyse mit den früher erarbeiteten Informationen des Patienten gut vertraut sein. Eine genaue Kenntnis der Vorgeschichte des Patienten ist unentbehrlich, insbesondere weil viele Patienten die negativen Konsequenzen ihres exzessiven Konsums bagatellisieren.

Der Therapeut und Herr Bauer besprechen im folgenden Dialog die negativen Konsequenzen des Alkoholkonsums bzw. die Probleme, die hiermit verbunden sind. Der Therapeut behandelt vorsichtig alle bekannten Problemfelder und trägt diese Informationen in die Tabelle der Verhaltensanalyse ein. Während er die letzte Spalte vervollständigt, überprüft der Therapeut, ob der Patient den Zusammenhang zwischen seinem Konsumverhalten und den negativen Konsequenzen klar erkannt hat. Sollte dies nicht der Fall sein, wird der Zusammenhang erneut besprochen.

THERAPEUT: **Der letzte Teil der Verhaltensanalyse beschäftigt sich damit, einen Blick auf die negativen Dinge zu werfen, die Ihnen wegen Ihres Alkoholkonsums geschehen. Heute werden wir einige von diesen negativen Konsequenzen aufschreiben. Später werden wir Wege erarbeiten, das Verhalten zu ändern, das diese Konsequenzen bewirkt hat. Lassen Sie uns beispielsweise über Ihre rechtliche Probleme sprechen.**

PATIENT: Nun, wie ich Ihnen bereits früher gesagt habe, bin ich hier, weil ich das zweite Mal wegen Alkohol am Steuer aufgefallen bin. Mein Anwalt sagte, es wäre nur für mich, in Therapie zu gehen.

THERAPEUT: **Haben Sie das Gefühl, dass dies ein Problem ist? Sehen Sie eine Verbindung zwischen Ihren rechtlichen Problemen und dem Trinken mit Ihren Freunden nach der Arbeit?**

PATIENT: Ja, ich denke schon. Ich bin beide Male auf meinem Weg vom »Brauhaus« nach Hause erwischt worden.

THERAPEUT: **Gut, ich werde dies unter »rechtliche Probleme« aufschreiben. Welche anderen Probleme hat Ihnen das Trinken im »Brauhaus« gebracht?**

PATIENT: Sie meinen, wenn ich zu spät nach Hause komme und Regina sauer auf mich ist, weil ich das Abendessen verpasst habe?

THERAPEUT: **Ja, das ist ein gutes Beispiel. Können Sie sich an andere Menschen erinnern, mit denen Sie wegen Ihres Alkoholkonsums Probleme hatten?**

PATIENT: An einem Abend bin ich im »Brauhaus« in einen Streit geraten, und ein Glas wurde auf meiner Hand zerschlagen. Es endete damit, dass ich am nächsten Tag nicht zur Arbeit konnte, weil es genäht werden musste. Meine Frau kam mit zum Arzt, sodass auch sie nicht zur Arbeit konnte.

THERAPEUT: **Lassen Sie uns sehen, wie wir das in unsere letzte Spalte eintragen können: »Langfristige negative Konsequenzen«. Also haben Sie**

manchmal zwischenmenschliche Probleme mit Ihrer Frau, die sich ärgert, und körperliche Probleme, als Sie an dem Abend verletzt wurden. Es klingt auch so, als hätten Sie ein Problem bei der Arbeit gehabt, weil Sie ins Krankenhaus mussten. Ich vermute, das hatte auch finanzielle Folgen.

PATIENT: Ja, ich musste ordentlich dazuzahlen, Praxisgebühr und Schmerzmittel muss man inzwischen in der Apotheke auch selbst bezahlen. Und meine Frau musste sich Fehlstunden bei der Arbeit aufschreiben, die vielleicht nicht bezahlt werden.

THERAPEUT: Wie ist es mit gefühlsmäßigen Problemen durch Ihr abendliches Trinken?

PATIENT: Nun ja, Regina ist immer ziemlich genervt, wenn ich abends spät nach Hause komme. Ich vermute, dass ich davon auch schlechte Laune bekomme.

THERAPEUT: Okay, dann schauen Sie her, wo ich das in die Tabelle eintrage. Herr Bauer, nachdem wir nun die gesamte Verhaltensanalyse Ihres Alkoholkonsums unter der Woche gemacht haben, sehen Sie irgendwelche Verbindungen zwischen einigen Ihrer Probleme und Ihrem Alkoholkonsum?

BEACHTEN SIE→ Wenn der Patient die Verbindung zwischen Konsumverhalten und den negativen Konsequenzen sieht, wird der Therapeut mit einer Verhaltensanalyse für den zweiten Typ von Trinkepisode fortfahren: samstagabends beim Bruder. Wenn der Patient jedoch nicht in der Lage ist, die Verbindung zu sehen, dann wird der Therapeut die Arbeit mit dem Patienten so lange fortsetzen müssen, bis er dies erkennt.

Ein Beispiel für Letzteres folgt:

THERAPEUT: Jetzt bin ich etwas verwirrt, Herr Bauer. Warum helfen Sie mir nicht weiter? Sie sind hier, weil Sie wegen Alkohol am Steuer zum zweiten Mal aufgefallen sind, richtig? Können Sie zustimmen, dass Ihr Alkoholkonsum zumindest gesetzliche Probleme gemacht hat?

PATIENT: Okay, ich bin einer der Unglücklichen, die erwischt worden sind. Jeder trinkt doch und fährt Auto.

THERAPEUT: Helfen Sie mir wieder. Haben wir nicht die letzte halbe Stunde damit verbracht, über all die negativen Dinge zu sprechen, die Ihnen

wegen Ihrer Abende im Brauhaus passiert sind? Haben wir nicht gerade die zwischenmenschlichen, körperlichen, gefühlsmäßigen und finanziellen Probleme aufgeschrieben, die mit Ihrem Alkoholkonsum zusammenhängen?

PATIENT: Gut, ich glaube, ich verstehe, worauf Sie hinauswollen. Aber ich weiß genau, dass mein Bruder noch mehr trinkt und noch mehr Probleme dadurch hat.

THERAPEUT: Sie mögen Recht haben. Aber Sie sind hier, und ich spreche mit Ihnen über Ihre Probleme, die Sie wegen Ihres Alkoholkonsums haben.

BEACHTEN SIE → *Der Therapeut bezieht sich ausschließlich auf detaillierte Informationen des Patienten selbst einschließlich den Erkenntnissen aus der Verhaltensanalyse, um dem Patienten den Sachverhalt zu spiegeln.*

Positive Trigger für abstinenzorientiertes Verhalten

Häufig fokussieren Behandlungsprogramme ausschließlich auf die negativen Konsequenzen von Konsum, um einen Patienten zu einer Verhaltensänderung zu motivieren. Die Erfahrung zeigt jedoch, dass die meisten Menschen sich nicht nachhaltig verändern, wenn Therapeuten ausschließlich negative Konsequenzen hervorheben. Den meisten Patienten werden von nahestehenden Bezugspersonen ohnehin immer wieder Ihre durch Konsum hervorgerufenen Probleme vorgehalten, ohne dass dies zu einer Verhaltensänderung führt. Die CRA-Verhaltensanalyse geht über die Aufzählung der negativen Konsequenzen hinaus, um den Patienten zu einer Verhaltensänderung zu motivieren.

Diese zweite Phase der Verhaltensanalyse ist eine der wichtigsten Interventionen. Sie beginnt erneut mit einer Exploration von Triggern, aber dieses Mal geht es um die Vorgeschichte für abstinenzorientiertes Verhalten. Das Ziel der Intervention ist es, dem Patienten zu verdeutlichen, dass er bereits einige angenehme Dinge macht, die nichts mit Konsum zu tun haben und dass mit diesen Aktivitäten positive Effekte verbunden sind. Später soll der Patient dazu ermutigt werden, mehr von diesem oder anderem abstinenzorientierten Verhalten in seinen Tagesablauf zu integrieren.

Beachten Sie, dass diese Verhaltensanalyse der bereits eingeführten Verhaltensanalyse für Konsumverhalten sehr ähnlich ist. Eine entsprechende Tabelle findet sich im Anhang 1. C.

In dem nun folgenden Dialog stellt der Therapeut dem Patienten die zweite Verhaltensanalyse vor, die sich auf spezifisches, angenehmes abstinenzorientiertes Verhalten bezieht. Ein Beispiel für eine repräsentative Aktivität wird bearbeitet.

THERAPEUT: Herr Bauer, wir werden jetzt die Richtung wechseln, sodass wir uns einige angenehme Aktivitäten in Ihrem Leben ansehen können, die nichts mit Alkohol zu tun haben. Wir können im Rahmen der Behandlung darauf hinarbeiten, dass diese positiven Dinge, die Sie zufrieden machen, in Ihrem Leben an Bedeutung gewinnen. Was gibt es, was Sie wirklich mögen und das nichts mit Alkohol zu tun hat?

PATIENT: Ich denke Fahrradfahren.

THERAPEUT: Das ist großartig. Nun lassen Sie uns diese Aktivität nehmen und sehen, wie wir sie in die zweite Tabelle eintragen können. Es ist eine Tabelle, die sich auf angenehmes und abstinenzorientiertes Verhalten bezieht. Erzählen Sie mir ein bisschen mehr über Ihr Fahrradfahren?

PATIENT: Nun, gewöhnlich fahre ich allein an zwei Nachmittagen pro Woche. An einigen Samstagen fahre ich auch morgens mit einem oder zwei Freunden.

THERAPEUT: Also fahren Sie regelmäßig zweimal pro Woche allein und dann öfters mit Freunden am Samstag. Schauen wir uns einmal diese beiden unterschiedlichen Arten des Fahrradfahrens genauer an. Beginnen wir mit dem, was am häufigsten ist, dem Fahrradfahren allein in der Woche.

PATIENT: Sicher, was möchten Sie wissen?

THERAPEUT: Wann und wo fahren Sie normalerweise Fahrrad?

PATIENT: Das hängt davon ab, wann ich mit der Arbeit fertig bin und ob ich ins »Brauhaus« gehe oder nicht. Wenn ich direkt nach Hause gehe, dann sehe ich andere Fahrradfahrer auf der Hauptstraße, und das macht Lust, auch Fahrrad zu fahren.

THERAPEUT: Gehen wir einmal zu unserer Tabelle und tragen diese Information unter »externe Trigger« ein. Es scheint so, dass Sie in der nähe-

ren Umgebung zu Hause fahren. Sie machen es nach der Arbeit, wenn Sie rechtzeitig von der Arbeit kommen und direkt nach Hause gehen. Wenn Sie andere Fahrradfahrer sehen, dann bekommen Sie Lust, selbst Fahrrad zu fahren.

PATIENT: Das stimmt.

THERAPEUT: **Nun lassen Sie uns auf die »internen Trigger« schauen. Was denken Sie gewöhnlich, bevor Sie Fahrrad fahren, und was spüren Sie körperlich und emotional?**

PATIENT: Nun, gewöhnlich bin ich aufgeregt und glücklich, wenn ich daran denke. Ich vermute, es ist, weil es mir hilft zu entspannen. Ich kann richtig fühlen, dass sich mein Körper entspannt, ich werde ruhiger, wenn ich daran denke.

THERAPEUT: **Das klingt gut, ich habe es in der Tabelle vermerkt. Die nächste Frage ist bereits weitgehend beantwortet. Unter »Verhalten« können wir bei Frage 1 »Rad fahren« und bei Frage 2 »zwei Wochentage« eintragen. Was sollen wir bei der dritten Frage eintragen?**

PATIENT: Es dauert etwa eine Stunde.

BEACHTEN SIE → *Bezug ist die vervollständigte Tabelle im Anhang 1.D.*

Identifizierung negativer Konsequenzen von abstinenzorientiertem Verhalten

Viele angenehme Aktivitäten haben häufig auch eine unangenehme Komponente. Oft ist einem Patienten diese negative Seite einer Aktivität präsenter als die positive. Und obwohl die negativen Aspekte in der Regel von kurzer Zeitdauer sind, halten Sie hin und wieder den Patienten davon ab, sich mit der Aktivität zu beschäftigen. Aus diesem Grunde sollten Sie als Therapeut das Vorhandensein von negativen Konsequenzen anerkennen, bevor Sie die positiven Aspekte einer abstinenzorientierten Aktivität erarbeiten. Zu einem späteren Zeitpunkt können Sie Problemlösestrategien einsetzen, um diese negativen Konsequenzen zu beseitigen (siehe Kapitel »Skills-Training«). Der Dialog zwischen Herrn Bauer und seinem Therapeuten wird jetzt fortgesetzt.

THERAPEUT: **Fahrradfahren ist für Sie anscheinend eine bedeutende Aktivität, und es hat viele positive Effekte. Aber gibt es auch irgendetwas,**

was Sie daran nicht mögen? Suchen Sie manchmal nach Ausreden, um nicht zu fahren?

PATIENT: Was meinen Sie damit?

THERAPEUT: **Sind Sie jemals Fahrrad gefahren, auch wenn Sie keine Lust dazu hatten? Oder, vielleicht hilft es Ihnen, sich an eine Situation zu erinnern, in der Sie daran dachten, Fahrrad zu fahren, sich selbst dann aber gesagt haben, dass Sie stattdessen lieber trinken gehen wollen.**

PATIENT: Wenn ich so richtig erschöpft bin, ist es für mich schwieriger, mich aufs Fahrrad zu setzen. Aber gewöhnlich dränge ich mich selbst, wenn ich in der Woche nicht viel herausgekommen bin. Oh, ich verstehe, was Sie meinen.

THERAPEUT: **Prima. Gehen wir jetzt zu der Tabelle zurück und beantworten die Fragen, die in der Spalte mit der Überschrift »Kurzfristige negative Konsequenzen« stehen. Die erste Frage hat mit dem zu tun, was Sie an dem Fahrradfahren nicht mögen. Sie hatten gesagt, dass Sie allein fahren. Gibt es irgendetwas, was Sie daran nicht mögen?**

PATIENT: Gelegentlich hätte ich lieber jemanden dabei, mit dem ich reden könnte. Gewöhnlich ist mir das aber egal. Wissen Sie, ich grüble viel mehr über meine Sorgen, wenn keiner dabei ist, der mich ablenkt.

THERAPEUT: **Gut. Unter Punkt 2 wird danach gefragt, was Sie daran nicht mögen, wo Sie Fahrrad fahren.**

PATIENT: Nun, manchmal ist der Verkehr auf der Hauptstraße stark, und ich würde am liebsten von ihr herunterkommen. Ich glaube, manchmal machen mich die Autofahrer wütend.

THERAPEUT: **Das ist perfekt. Ich werde »Autofahrer machen mich wütend« unter Frage 6 eintragen, weil dort nach Gefühlen gefragt wird. Aber wie ist es mit Frage 3? Was mögen Sie nicht daran, wann Sie Fahrrad fahren?**

PATIENT: Das hat auch wieder mit dem Verkehr zu tun. Der ist stärker direkt nach der Arbeit, weil die Leute nach Hause fahren. Oh, und manchmal muss ich mich beeilen, bevor es dunkel wird, dann dehne ich mich vorher nicht ausreichend. Dann habe ich am nächsten Tag Schmerzen.

THERAPEUT: **Ich werde das unter Frage 5 nach den körperlichen Wahrnehmungen eintragen. Vorher hatten Sie auch schon etwas darüber gesagt,**

dass Sie sich richtig müde fühlen. Ich werde dies auch notieren. Was ist mit Frage 4? Irgendwelche unangenehmen Gedanken?

PATIENT: Manchmal fühle ich mich gedrängt, wenn ich abends noch etwas zu tun habe. Aber ich kann nicht behaupten, dass es unangenehme Gedanken sind. Es sei denn, Sie meinen damit »Ich beeile mich besser, sonst komme ich zu spät«.

THERAPEUT: **Herr Bauer, Sie haben das wirklich gut gemacht.**

BEACHTEN SIE → *Da CRA ein grundsätzlich positiver Ansatz ist, sollten Sie die negativen Konsequenzen eines Verhaltes mit dem Patienten nicht zu ausführlich besprechen.*

Identifizierung positiver Konsequenzen von abstinenzorientiertem Verhalten

CRA basiert auf der theoretischen verhaltenstherapeutischen Annahme, dass mit dem Substanzkonsum maladaptives Verhalten »gelernt« wurde und folglich auch »verlernt« werden kann. Gesundes, abstinenzorientiertes Verhalten kann stattdessen eingeführt werden. Um diesen Prozess zu ermöglichen, sollte der Patient dabei unterstützt werden, positive mit dem erwünschten Verhalten assoziierte Verstärker zu erkennen. Im Weiteren kann sich dann ein Gespräch darüber anschließen, wie sich der Patient mit dem erwünschten Verhalten häufiger befassen kann.

Der letzte Teil des Dialoges stellt dar, wie der Therapeut dem Patienten helfen kann, alle positiven Konsequenzen seines abstinenzorientierten Verhaltens zu erkennen.

THERAPEUT: **Herr Bauer, lassen Sie uns nun weitermachen mit der letzten Spalte der Tabelle: »Langfristige positive Konsequenzen«. Das sollte leicht für Sie sein. Fangen Sie an und beginnen Sie am Anfang und arbeiten sich nach unten durch.**

PATIENT: Ich fühle mich besser, wenn ich Fahrrad fahre. Ich würde auch sagen, dass mein Verhältnis zu Regina dadurch besser wird. Ich lass den Dampf auf meinem Fahrrad ab, sodass ich ihr gegenüber nicht so gereizt bin. Ist es das, wonach Sie fragen?

THERAPEUT: **Ja, genau. Machen Sie weiter. Ich werde Ihnen helfen, wenn Sie stecken bleiben.**

PATIENT: Nun, Fahrradfahren macht, dass ich abnehme, und es ist auch gut für meinen Blutdruck. Ich habe immer gesagt, es hilft mir, Stress abzubauen und mich besser zu fühlen. Rechtliche Vorteile kann ich mir nicht vorstellen. Und ich bin mir nicht sicher, wie es mir bei der Arbeit helfen kann.

THERAPEUT: Sagten Sie nicht früher einmal, es würde Ihnen helfen zu entspannen und den Druck bei der Arbeit zu vergessen?

PATIENT: Ja, das ist richtig. Ich vermute, es hilft mir bei der Arbeit, mein Temperament unter Kontrolle zu halten. Das Einzige, was mir dann noch einfällt, ist, dass es mir hilft, gelegentlich andere Leute zu treffen.

THERAPEUT: Großartig. Das ist sicherlich ein Gewinn. Ich vermute, die meisten dieser Menschen sind fit?

PATIENT: Das stimmt. Die meisten begeisterten Fahrradfahrer sind sehr gesund. Ich weiß nicht, warum ich darüber nicht nachdenke, wenn ich trinke.

THERAPEUT: Das ist eine wichtige Frage, die Sie da ansprechen. Seien Sie sicher, wir kommen darauf zurück. Aber, können Sie sich irgendwelche finanziellen Vorteile vorstellen?

PATIENT: Ich musste anfangs eine ganze Menge Geld in die Ausrüstung investieren, aber auf einen Tag bezogen ist es sicherlich billiger als Trinken.

THERAPEUT: Lassen Sie mich noch gerade zum Schluss einen möglichen rechtlichen Vorteil erwähnen. Es besteht keine Gefahr, dass Sie auf dem Weg vom »Brauhaus« nach Hause mit dem Auto angehalten werden, wenn Sie statt ins »Brauhaus« zu gehen Fahrrad fahren.

PATIENT: Richtig!

Es ist wichtig, dass der Therapeut jeden Punkt ausführlich bearbeitet, sodass keine Fragen mehr darüber offen sind, was der Patient als positiv verstärkend erlebt. Verhalten oder Aktivitäten, die in verschiedenen Lebensbereichen des Patienten positiv verstärkend wirken, sind wahrscheinlich gut geeignet, mit dem unerwünschten Konsumverhalten zu konkurrieren.

ANHANG 1. A

Verhaltensanalyse für Trinkverhalten (Assessment zu Beginn der Behandlung)

Trigger		**Verhalten**	**Kurzfristige positive Konsequenzen**	**Langfristige negative Konsequenzen**
Extern	**Intern**			
Mit wem sind Sie gewöhnlich zusammen, wenn Sie trinken?	Was denken Sie gewöhnlich, kurz bevor Sie trinken?	Was trinken Sie gewöhnlich?	1. Was mögen Sie am Trinken? (mit wem)	Was sind die negativen Folgen von Trinken in den folgenden Bereichen? Zwischenmenschlich
Wo trinken Sie gewöhnlich?	Was nehmen Sie gewöhnlich körperlich wahr, kurz bevor Sie trinken?	Wie viel trinken Sie gewöhnlich?	2. Was mögen Sie am Trinken? (wo)	Körperlich
Wann trinken Sie gewöhnlich?	Was nehmen Sie gewöhnlich emotional wahr, kurz bevor Sie trinken?	Über welche Zeit hinweg trinken Sie gewöhnlich?	3. Was mögen Sie am Trinken? (wann)	Emotional
			Was sind angenehme Gedanken, während Sie trinken?	Rechtlich
			Was sind angenehme körperliche Wahrnehmungen, während Sie trinken?	Arbeit
				Finanzen
			Was sind angenehme emotionale Wahrnehmungen, während Sie trinken?	Andere

ANHANG 1.B

Verhaltensanalyse für Trinkverhalten (Assessment zu Beginn der Behandlung)

Trigger **Extern**	 **Intern**	**Verhalten**	**Kurzfristige positive Konsequenzen**	**Langfristige negative Konsequenzen**

Mit wem sind Sie gewöhnlich zusammen, wenn Sie trinken?
`Mario und Axel`
	Was denken Sie gewöhnlich, kurz bevor Sie trinken?
	`ich kann meinen Chef nicht ertragen`
	`er behandelt mich nicht gerecht`
		Was trinken Sie gewöhnlich?
		`Bier`
			1. Was mögen Sie am Trinken?
			`mit Mario und Axel`
			(mit wem)
			`sie hassen meinen Chef auch. Wir lästern über ihn`
				Was sind die negativen Folgen von Trinken in den folgenden Bereichen?

Wo trinken Sie gewöhnlich?
`im Brauhaus`
	Was nehmen Sie gewöhnlich körperlich wahr, kurz bevor Sie trinken?
	`Schütteln`
		Wie viel trinken Sie gewöhnlich?
		`5-6 Flaschen à 0,33l`
			2. Was mögen Sie am Trinken?
			`im Brauhaus`
			(wo)
			`es ist nahe bei der Arbeit`
				Zwischenmenschlich
				`Regina wird sauer, wenn ich das Abendessen verpasse`

Wann trinken Sie gewöhnlich?
`3 Abende`
	Was nehmen Sie gewöhnlich emotional wahr, kurz bevor Sie trinken?
	`verärgert`
	`minderwertig`
	`verlegen`
		Über welche Zeit hinweg trinken Sie gewöhnlich?
		`etwa 2 Stunden`
			3. Was mögen Sie am Trinken?
			`nach der Arbeit`
			(wann)
			`es ist eine gute Zeit zu entspannen`
				Körperlich
				`Glas an der Hand zerbrochen musste genäht werden`

			Was sind angenehme Gedanken, während Sie trinken?
			`ich bin kein schlechter Kerl`
			`mein Chef ist ein Idiot`
				Emotional
				`ich bekomme schlechte Laune, wenn Regina sauer auf mich ist, weil ich spät nach Hause komme`

			Was sind angenehme körperliche Wahrnehmungen, während Sie trinken?
			`ich mag den Geschmack von Bier`
			`es ist entspannend`
				Rechtlich
				`zweimal mit Alkohol am Steuer erwischt`

			Was sind angenehme emotionale Wahrnehmungen, während Sie trinken?
			`weniger Sorgen`
			`es ist entspannend`
				Arbeit
				`von der Arbeit ferngeblieben wegen des Nähens`

				Finanzen
				`Praxisgebühr, Medikamente selbst bezahlt`
				`Regina hat Fehlstunden`

				Andere

ANHANG 1.C

Verhaltensanalyse für abstinenzorientiertes Verhalten (.......................................)

(Verhalten / Aktivität)

Trigger – Extern	Trigger – Intern	Verhalten	Kurzfristige positive Konsequenzen	Langfristige negative Konsequenzen
Mit wem sind Sie gewöhnlich zusammen, wenn Sie .... ? (Verhalten / Aktivität)	Was denken Sie gewöhnlich, kurz bevor Sie .... ? (Verhalten / Aktivität)	Was ist Ihr abstinenzorientiertes Verhalten / Aktivität?	1. Was mögen Sie nicht am .... (Verhalten / Aktivität) ? .... (mit wem)	Was sind die negativen Folgen von .... ? (Verhalten / Aktivität) in den folgenden Bereichen? .... Zwischenmenschlich
Wo machen Sie gewöhnlich .... ? (Verhalten / Aktivität)	Was nehmen Sie gewöhnlich körperlich wahr, kurz bevor Sie .... ? (Verhalten / Aktivität)	Wie oft machen Sie gewöhnlich .... ? (Verhalten / Aktivität)	2. Was mögen Sie nicht am .... (Verhalten / Aktivität) ? .... (wo)	.... Körperlich .... Emotional
Wann machen Sie gewöhnlich .... ? (Verhalten / Aktivität)	Was nehmen Sie gewöhnlich emotional wahr, kurz bevor Sie .... ? (Verhalten / Aktivität)	Wie lange dauert gewöhnlich Ihr .... ? (Verhalten / Aktivität)	3. Was mögen Sie nicht am .... (Verhalten / Aktivität) ? .... (wann)	.... Rechtlich .... Arbeit
			Was sind unangenehme Gedanken, während Sie .... ? (Verhalten / Aktivität)	.... Finanzen .... Andere
			Was sind unangenehme körperliche Wahrnehmungen, während Sie .... ? (Verhalten / Aktivität)	
			Was sind unangenehme emotionale Wahrnehmungen, während Sie .... ? (Verhalten / Aktivität)	

ANHANG 1.D

Verhaltensanalyse für abstinenzorientiertes Verhalten (Radfahren – wochentags)

(Verhalten / Aktivität)

Trigger		Verhalten	Kurzfristige positive Konsequenzen	Langfristige negative Konsequenzen
Extern	Intern			
Mit wem sind Sie gewöhnlich zusammen, wenn Sie Rad fahren ? (Verhalten / Aktivität) niemand	Was denken Sie gewöhnlich, kurz bevor Sie Rad fahren ? (Verhalten / Aktivität) es wird mir helfen zu entspannen	Was ist Ihr abstinenzorientiertes Verhalten / Aktivität? Radfahren	1. Was mögen Sie nicht am Radfahren (Verhalten / Aktivität) allein ? (mit wem) grüble mehr über meine Sorgen	Was sind die negativen Folgen von Radfahren (Verhalten / Aktivität) in den folgenden Bereichen? Zwischenmenschlich Beziehung zu Regina besser, hilft mir, Leute zu treffen
Wo machen Sie gewöhnlich Radfahren ? (Verhalten / Aktivität) in der Nähe meiner Wohnung (auf der Hauptstraße)	Was nehmen Sie gewöhnlich körperlich wahr, kurz bevor Sie Rad fahren ? (Verhalten / Aktivität) weniger angespannt, ruhiger	Wie oft machen Sie gewöhnlich Rad fahren ? (Verhalten / Aktivität) zwei Wochentage nachmittags	2. Was mögen Sie nicht am Radfahren (Verhalten / Aktivität) Hauptstraße ? (wo) Verkehr	Körperlich Gewichtsreduktion, gut für den Blutdruck
Wann machen Sie gewöhnlich Radfahren ? (Verhalten / Aktivität) direkt nach der Arbeit, wenn ich rechtzeitig und direkt nach Hause gehe, ich sehe andere Fahrradfahrer	Was nehmen Sie gewöhnlich emotional wahr, kurz bevor Sie Rad fahren ? (Verhalten / Aktivität) aufgeregt glücklich	Wie lange dauert gewöhnlich Ihr Radfahren ? (Verhalten / Aktivität) eine Stunde	3. Was mögen Sie nicht am Radfahren (Verhalten / Aktivität) nach der Arbeit ? (wann) starker Verkehr wird dunkel (muss mich beeilen)	Emotional reduziert Stress, ich fühle mich besser, hilft, zu entspannen und den Druck bei der Arbeit zu vergessen
			Was sind unangenehme Gedanken, während Sie Rad fahren ? (Verhalten / Aktivität) ich beeile mich lieber, sonst wird es zu spät	Rechtlich kann nicht wegen Trunkenheit am Steuer erwischt werden
			Was sind unangenehme körperliche Wahrnehmungen, während Sie Rad fahren ? (Verhalten / Aktivität) wund, müde	Arbeit hilft mir, mein Temperament unter Kontrolle zu halten
			Was sind unangenehme emotionale Wahrnehmungen, während Sie Rad fahren ? (Verhalten / Aktivität) Autofahrer machen mich wütend	Finanzen billiger als Trinken Andere

Das Abstinenz-Konto

Das Abstinenz-Konto ist ein Verfahren, das CRA von den meisten anderen suchtspezifischen Behandlungsprogrammen unterscheidet. Grundlage hierbei ist die Annahme, dass ein Patient erfolgreicher in einem Behandlungsprogramm gehalten werden kann, wenn man ihn nicht mit zu strengen Regeln, Ansprüchen oder angstbesetzten Perspektiven überfordert. Die Intervention des Abstinenz-Kontos soll den Patienten motivieren, sich zu einer vorher vereinbarten Zeit durchgängiger Abstinenz zu verpflichten. Es wird bei allen Patienten eingesetzt, unabhängig davon, ob ihr langfristiges Ziel Abstinenz oder Verringerung von Suchtmittelkonsum ist.
Ein konzeptionelles Verständnis des Abstinenz-Kontos ist erforderlich, um diesen Behandlungsprozess angemessen durchzuführen. Die meisten bislang entwickelten Alkoholbehandlungsprogramme sehen Abstinenz als einziges suchtmittelbezogenes Ziel an. Aus der Patientenperspektive bedeutet dies einen vollständigen Konsumverzicht auf Dauer. Diese auch ängstigende Vorstellung können viele Patienten nur schwer akzeptieren, insbesondere diejenigen, die nicht davon überzeugt sind, dass sie in erster Linie ein Suchtproblem haben. Das Abstinenz-Konto spielt hier eine wichtige Rolle. Es geht das Ziel einer dauerhaften Abstinenz sachte an und gibt dem Patienten Zeit, sich an dieses Ziel zu gewöhnen. So trägt es auch dazu bei, Ängste abzubauen, und hilft ferner einigen Patienten, sich langsam an die Vorstellung zu gewöhnen, ein Suchtproblem zu haben. Die Vorzüge eines Abstinenz-Kontos sollten dem Patienten dargestellt werden, um seine Motivation zu steigern.

Vorteile des Abstinenz-Kontos

Die Intervention des Abstinenz-Kontos dient darüber hinaus vielen weiteren nützlichen Zielen:

- Es gibt Ihnen die Möglichkeit, zum Patienten ein positives Verhältnis aufzubauen, während Sie ihm helfen, die Ernsthaftigkeit seines Problems zu erkennen.

- Es ermöglicht Ihnen, mit dem Patienten zusammen ein gemeinsames Ziel zu definieren, das dieser für angemessen, passend und erreichbar hält. Es bringt den Patienten nicht in einen stärkeren Widerstand.
- Es ebnet den Weg für die Einführung von Disulfiram (siehe auch Kapitel »Einsatz von Disulfiram«).
- Ein »time out« vom Trinken ermöglicht es dem Patienten zu erleben, wie sich Abstinenz subjektiv anfühlt. Typischerweise fokussiert dies die Aufmerksamkeit automatisch auf positive Veränderungen bezüglich kognitiver, emotionaler und körperlicher Symptome.
- Die Intervention Abstinenz-Konto unterbricht aktiv alte Gewohnheiten und Konsummuster und ermöglicht es dem Patienten, konsumbezogene Verhaltensweisen durch neue positive Bewältigungsstrategien zu ersetzen.
- Durch die Definition von begrenzten Abstinenzzeiten und dem Erreichen der selbst definierten Ziele erlernen die Patienten Eigenständigkeit und Kontrolle.
- Die Verwirklichung von kurzzeitigen Zielen führt zu einer Erfahrung direkten und mehrmaligen Erfolges, die dann motivierend wirkt und Selbstvertrauen verstärkt.
- Abstinenz-Konto demonstriert den Veränderungswillen des Patienten nach außen, was in der Folge Vertrauen und Unterstützung von Familienmitgliedern auslöst.
- Die demonstrierte Veränderungsbereitschaft kann sich auch positiv auf rechtliche Aspekte auswirken.
- Schwierigkeiten oder Rückfälle können genutzt werden, um zusätzlichen Hilfebedarf festzustellen.

Einführung des Abstinenz-Kontos

Die Intervention Abstinenz-Konto besteht aus zwei Phasen: In der ersten Phase soll der Patient dazu gebracht werden, sich auf eine begrenzte Abstinenzzeit festzulegen, die dann einem imaginären Konto an Abstinenzzeit gutgeschrieben wird. Anschließend wird in der zweiten Phase eine Strategie ausgearbeitet, das Ziel zu erreichen. Folgende Schritte sind in der ersten Phase durchzuführen:

- Sichten Sie die Assessment-Informationen des Patienten, damit Sie wissen, ob der Patient kürzlich zurückliegende Abstinenzperioden hatte. Sollte dies der Fall sein, ermitteln Sie die durchschnittliche Länge einer solchen Abstinenzperiode. Diese Information mag im späteren Behandlungsprozess nützlich sein, wenn der Patient zögert, eine angemessen lange Abstinenzzeit zu akzeptieren.
- Aktualisieren Sie aus den Assessment-Informationen Ihr Wissen um die patientenspezifischen Gründe für die Behandlung. Diese Information könnte als Anreiz in den Behandlungsprozess eingebracht werden.
- Schlagen Sie dann dem Patienten vor, eine begrenzte Zeit an Abstinenz zu sammeln. Erwähnen Sie hierbei mehrere der oben aufgeführten Vorzüge eines Abstinenz-Kontos.
- Schlagen Sie als Nächstes eine Abstinenzzeit von 90 Tagen vor. Erklären Sie, dass die positiven Konsequenzen einer Abstinenz am besten innerhalb eines solchen Zeitraumes zur Wirkung kommen. Darüber hinaus sollten Sie ebenfalls erwähnen, dass die ersten 90 Tage mit einem besonders hohen Rückfallrisiko belastet sind, sodass eine feste Zusage für 90 Tage Abstinenz ein ausgezeichneter Start wäre.
- Wenn der Patient 90 Tagen nicht zustimmen möchte, verhandeln Sie abwärts. Ihr Ziel sollte sein, eine Zeit zu finden, die der Patient als Herausforderung erlebt, die er jedoch auch erreichen kann.
- Versuchen Sie immer wieder, den Patienten unter Bezug auf frühere Abstinenzperioden oder durch Aufzeigen seiner individuellen Gründe für die aktuelle Behandlung zu einer Abstinenzzusage zu motivieren.

In dem folgenden Beispiel kommt ein Patient mit einem moderaten, jedoch chronischen Alkoholproblem zum ersten Mal in Behandlung. Er wird von seiner Frau begleitet.

THERAPEUT: **Herr Arnold, nach dem, was ich aus Ihren Informationen zu Beginn der Behandlung und aus Ihrer Verhaltensanalyse weiß, scheint es so, als hätten Sie bereits versucht, eine längere Zeit lang abstinent zu bleiben. Ist das richtig?**

PATIENT: Ja, aber in letzter Zeit habe ich zu viel getrunken.

THERAPEUT: **Und Sie haben mir ebenfalls gesagt, dass dies vor kurzem von Ihrem Sohn zum Thema gemacht wurde. Offensichtlich hat er angekün-**

digt, dass er sonntags nicht mehr mit seiner Familie kommen wird, wenn Sie weiter trinken und so weitermachen wie bisher. Das muss ein richtiger Schlag für Sie gewesen sein.

PATIENT: Das war es, das hat mich wirklich getroffen. Ich persönlich glaube, er bauscht die ganze Sache auf.

THERAPEUT: **Das mag so sein. Aber für uns ist wichtig, dass Sie hier sind und dass Sie entschieden haben, etwas gegen Ihren Alkoholkonsum zu tun. Nun, es scheint auch so, als hätten Sie keinen richtig langen Zeitraum durchgängig auf Alkohol verzichtet. Was würden Sie sagen, wenn ich Ihnen dabei helfen würde?**

PATIENT: Ich bin nicht sicher, vielleicht sollte ich versuchen, für eine Zeit lang trocken zu bleiben.

BEACHTEN SIE → *Der Therapeut bezieht sich auf Assessment-Informationen, um die typische Länge eines kürzlich aufgetretenen Abstinenzintervalls bei dem Patienten sowie die Gründe für seinen aktuellen Wunsch nach Behandlung zu ermitteln. Diese Informationen werden möglicherweise benötigt, um den Patienten zu ermutigen, sich auf die Zusage für eine angemessene Abstinenzzeit einzulassen. In dem Fallbeispiel erwähnt der Patient selbst die Möglichkeit einer konsumfreien Zeit, sodass der Therapeut diese Idee unterstützen wird, indem er einige der damit verbundenen Vorteile anspricht. Er wird dann standardmäßig einen Abstinenzversuch über 90 Tage vorschlagen.*

THERAPEUT: **Es scheint so, als wären Sie wirklich motiviert, einige Veränderungen in Ihrem Leben zu machen und über Ihr Handeln Kontrolle zu gewinnen. Es wäre eine gute Gelegenheit für Sie zu erleben, wie sich Abstinenz für Sie anfühlt. Es wäre auch eine gute Möglichkeit für Sie, neue Bewältigungsstrategien auszuprobieren und auch unter Suchtmittelfreiheit Veränderungen im Denken und im Fühlen zu erleben. Und natürlich werden Sie auch mehr Selbstvertrauen bekommen, wenn Sie hierbei erfolgreich sind. Ich vermute, Ihre Frau wird sich auch richtig freuen, wenn Sie sich eine Auszeit vom Trinken nehmen. Aus diesen Gründen macht eine begrenzte Zeit der Abstinenz durchaus Sinn. Und wenn man berücksichtigt, wie entschlossen Sie gerade sind, würde ich glauben, Sie würden keine Schwierigkeiten haben, für mindestens 90 Tage abstinent zu bleiben.**

PATIENT: Nun, ich weiß nicht. Das ist länger, als ich gedacht habe. Ich glaube nicht, dass das geht.

THERAPEUT *(Blickrichtung zur Ehefrau):* **Frau Arnold, was glauben Sie? Glauben Sie nicht, dass Ihr Mann für 90 Tage abstinent bleiben kann, wenn er es wirklich will?**

EHEFRAU: Ich glaube, das muss er selbst entscheiden. Aber ich wäre froh, wenn er so lange abstinent bleiben würde.

THERAPEUT: **Herr Arnold, was glauben Sie? Wollen Sie es einmal versuchen? 90 Tage sind kurz verglichen mit dem ganzen Leben. All die Vorteile, die Sie von einem abstinenten Leben hätten, würden während einer Periode von 90 Tagen klar und deutlich werden. Und zudem ist das Rückfallrisiko in den ersten drei Monaten besonders hoch, sodass ich mich mit 90 Tagen am besten fühlen würde. Was glauben Sie?**

BEACHTEN SIE → *Aus den Assessment-Informationen weiß der Therapeut, dass dieser Patient in letzter Zeit keine längeren Abstinenzzeiten hatte. Deshalb wird der Patient vermutlich einem Versuch über 90 Tage nicht zustimmen. Trotzdem wird der Therapeut dies unter Verweis auf die Vorzüge eines dreimonatigen Zeitraumes vorschlagen. Sein Hauptziel ist dabei, ausreichend Verhandlungsspielraum zu haben.*

PATIENT: Ich glaube nicht, dass ich mich auf 90 Tage einlassen möchte, vergessen Sie es.

THERAPEUT: **Sie scheinen sich jetzt wirklich unbehaglich zu fühlen. Es tut mir leid, wenn ich zu sehr drängle. Was würden Sie sagen, wenn wir uns auf 60 Tage einigen würden? Das würde immer noch ausreichen, viele der Veränderungen wahrzunehmen.**

PATIENT: Ich weiß nicht. Ich bin mir nicht sicher, ob ich wirklich ein Problem mit Alkohol habe und ob ich für zwei Monate hier in Behandlung bleiben möchte.

THERAPEUT: **Ich verstehe, dass Sie bezüglich der Behandlung Vorbehalte haben. Das alles ist völlig neu für Sie. Wie wäre es zunächst mit 30 Tagen? Ein Monat sollte nicht zu schwierig sein. Wäre es nicht schön, einen Monat Abstinenz in der Tasche zu haben, sodass Sie mit einem guten Gefühl Ihren Sohn und seine Familie zum Mittagessen einladen könnten?**

PATIENT: Gut, ich denke, 30 Tage gehen in Ordnung.

THERAPEUT *(Blick zur Ehefrau):* **Was glauben Sie, Frau Arnold?**

EHEFRAU: Gut, 30 Tage sind wirklich ein guter Anfang.

BEACHTEN SIE → *Der Therapeut verknüpft das Ziel von 30 Tagen mit dem, was der Patient als für sich motivierend beschrieben hat: Das Aufrechterhalten der Kontakte mit seinem Sohn und seinen Enkelkindern. Wenn sich der Patient nicht auf 30 Tage hätte festgelegen können, hätte der Therapeut den Verhandlungsprozess fortgesetzt. Der Therapeut würde als Nächstes über drei Wochen verhandeln, dann über zwei und letztendlich auch über einen Tag.*

Planung einer zeitbegrenzten Abstinenz

Wenn der Patient sich auf einen abstinenten Zeitraum eingelassen hat, wird als Nächstes erarbeitet, wie er dieses Ziel erreichen kann. Die wichtigsten Aspekte dieser zweiten Phase sind:

- Stellen Sie sicher, dass die nächste Sitzung nur wenige Tage später stattfindet. Hat der Patient erst einmal einem Abstinenzversuch zugestimmt, dann ist es erforderlich, ihm rasch die Fähigkeiten zu vermitteln, um hierbei erfolgreich zu sein.
- Erlauben Sie dem Patienten nicht einfach das anzuwenden, was er in der Vergangenheit schon versucht hat. Stellen Sie heraus, dass diese Planungen bislang nicht sehr erfolgreich gewesen sind.
- Erarbeiten Sie mit dem Patienten, in welchen Situationen in den nächsten Tagen die größte Rückfallgefahr besteht. Beziehen Sie sich hierbei auf die Verhaltensanalyse des Patienten, um seine Trigger für Suchtmittelkonsum erneut durchzusprechen. Vergewissern Sie sich erneut, dass der Patient das Konzept von Triggern verstanden hat und sich an seine eigenen spezifischen Trigger erinnert. Stellen Sie sicher, dass alle Trigger angesprochen wurden.
- Helfen Sie dem Patienten, einen spezifischen Plan zu entwickeln, der auf alternativen Handlungen beruht, die in Risikosituationen mit dem unerwünschten Konsumverhalten konkurrieren können.
- Wenn ein detaillierter Plan ausgearbeitet ist, bitten Sie den Patienten zusätzlich, einen Sicherheitsplan zu entwickeln.

- Wenn notwendig, erinnern Sie den Patienten an seine Gründe für die Behandlung.
- Verstärken Sie den Patienten, wann immer es möglich ist.

Die aufgeführten Punkte werden im Folgenden durch die Fortsetzung des Gesprächs zwischen Herrn Arnold und seinem Therapeuten dargestellt.

THERAPEUT: Ich freue mich, dass Sie sich entschieden haben, 30 Tage Abstinenz zu sammeln. Das ist ein gutes Ziel. Aber, nachdem Sie in der Vergangenheit Probleme hatten, abstinent zu bleiben, wie wollen Sie Ihr Ziel erreichen?

PATIENT: Ich denke, ich werde einfach nicht trinken. Wenn ich nicht trinken will, dann mache ich es auch nicht.

THERAPEUT: Ich bin sicher, dass Sie beinahe jedes vernünftige Ziel erreichen können, aber realistisch gesehen waren Sie in der Vergangenheit nicht besonders erfolgreich bei dem Versuch, ohne Alkohol auszukommen. Abstinent zu bleiben ist keine einfache Aufgabe. Sich auf Ihre Willensstärke zu verlassen hat Sie bislang nicht abstinent bleiben lassen.

PATIENT: Nun, nicht für lange Zeit. Aber diesmal möchte ich es wirklich. Ich möchte aufhören. Ich kann nicht so weitermachen wie bisher. Meine Familie wird mich sonst verlassen.

THERAPEUT: Ich würde Ihnen gerne mit all meinen Möglichkeiten helfen. *(Blick zur Ehefrau)* **Frau Arnold, sind Sie nicht auch hier, um Ihrem Mann nach Kräften zu helfen?**

EHEFRAU: Ja, ich liebe ihn und ich würde ihm gerne helfen.

BEACHTEN SIE → *Während des Gesprächs wendet sich der Therapeut nur dann der Ehefrau zu, wenn er sich ganz sicher ist, dass sie eine unterstützende und fürsorgliche Bemerkung machen wird. Häufig führt dies zu einer weiteren Verstärkung des Patienten.*

THERAPEUT: Gibt es irgendwelche anderen Möglichkeiten, wie Sie Ihr Ziel von 30 Tagen Abstinenz erreichen können?

PATIENT: Ich weiß nicht genau, ich vermute, ich müsste direkt von der Arbeit nach Hause gehen und dort bleiben. Ich werde den ganzen Alkohol aus meiner Wohnung entfernen, dass ich nicht in Versuchung komme.

THERAPEUT: Hat das in der Vergangenheit funktioniert?

PATIENT: Nicht wirklich, aber ich war bislang auch noch nie in einer Therapie.

THERAPEUT: Herr Arnold, Sie haben jetzt einige wichtige Dinge zu erledigen. Sie haben mich davon überzeugt, dass Sie wirklich zur Veränderung bereit sind, und Sie wissen, wenn Sie dies tun, wird Ihre Familie bei Ihnen bleiben. Und Ihre Ehefrau hat hier klar gesagt, dass sie Sie hundertprozentig unterstützen wird. Sie haben eine erste gute Idee, wie Sie das anfangen könnten. Sie wissen, dass Sie direkt von der Arbeit nach Hause gehen und dass Sie den gesamten Alkohol aus Ihrer Wohnung entfernen müssen. Ich möchte gerne noch etwas länger mit Ihnen darüber sprechen, was Sie sonst noch tun können, damit Sie die beste Aussicht auf Erfolg haben. Ist das für Sie in Ordnung?

PATIENT: Ich denke, das wird nicht schaden.

THERAPEUT: Okay, was wir wirklich als Erstes machen sollten, ist, einen Termin für die nächste Sitzung zu vereinbaren, möglichst in den nächsten Tagen. Ich würde nicht gerne eine ganze Woche warten, weil es einige wichtige Dinge gibt, die Sie möglichst schnell lernen sollten. Aus diesem Grunde werden wir uns bei der nächsten Sitzung mit Problemlösestrategien beschäftigen. Das wird Ihnen die Möglichkeit geben, für bestimmte Situationen, beispielsweise wenn Sie Suchtdruck bekommen, eine Lösung zu finden.

PATIENT: Ich hoffe, es hilft.

THERAPEUT: Ich denke schon, aber wir werden es erst dann wissen, wenn wir es versucht haben. Wollen wir die erste Sitzung über Problemlösestrategien nächsten Freitagnachmittag machen?

PATIENT: Warum nicht.

BEACHTEN SIE → *Sobald der Patient eine Motivation zur Veränderung zeigt, sollten Sie schnellstmöglich mit der Vermittlung von CRA-Techniken beginnen. Es ist jedoch ebenso wichtig, den Patienten nicht mit zu vielen Neuigkeiten zu überfordern. Zunächst sollte der Therapeut sicherstellen, dass die nächste Sitzung mit dem Patienten abgesprochen wird, in der ihm Fähigkeiten vermittelt werden, die er für dauerhafte Veränderungen benötigt. Für die Zwischenzeit wird der Therapeut eine einfache vorübergehende Lösung erarbeiten, indem er ein Verhalten aufbaut, das mit dem unerwünschten Konsumverhalten konkurriert. Er hat dem Patienten zudem verdeutlicht, dass es nicht ausreichend ist, sich auf »alte Strategien« zu verlassen, um Verhalten zu verändern.*

THERAPEUT: **Nun, für die Zwischenzeit sollten wir zumindest einige Handlungen finden, die mit Ihrem Trinkverhalten konkurrieren, bzw. die sich auf Ihr Trinkverhalten störend auswirken. Herr Arnold, welche von den Konsumsituationen, die Sie in Ihrer Verhaltensanalyse beschrieben haben, ist Ihrer Meinung nach die gefährlichste, bis wir uns Freitag treffen?**

PATIENT: Vermutlich jeden Tag auf dem Weg von der Arbeit nach Hause am Supermarkt anzuhalten. Ich gehe dann mit dem Bier immer direkt nach Hause und fange an zu trinken.

THERAPEUT: **Gut. Erinnern Sie sich noch an die Trigger, die Sie für diese Art von Trinkepisode aufgeschrieben haben?**

PATIENT: Einige davon. Sobald ich den Laden und die Bierreklame im Schaufenster sehe, ist die Entscheidung gefallen. Ich fange an, darüber nachzudenken, wie gut das erste kalte Bier schmeckt.

THERAPEUT: **Richtig, Sie hatten tatsächlich alle diese Trigger aufgeschrieben: den Anblick des Ladens, die Bierreklame im Schaufenster und auch die Gedanken darüber, wie das Bier schmecken wird. Wie ist es mit den Gefühlen, die Sie als Trigger genannt hatten?**

PATIENT: Oh ja, ich halte immer an den Tagen dort an, wenn ich mich so richtig erschöpft fühle.

THERAPEUT: **Genau, wenn Sie nun also nach Hause fahren und diese Trigger bemerken, dann werden Sie wissen, dass Sie unbedingt schnell handeln müssen, oder der Alkohol gewinnt. Welchen der Trigger bemerken Sie zuerst?**

PATIENT: Das Erschöpfungsgefühl. An mehreren Tagen in der Woche bin ich total erschöpft. Das ist der Anfang.

THERAPEUT: **Lassen Sie uns einen anderen Weg finden, wie Sie mit der Erschöpfung umgehen können. Aber zuerst müssen wir noch einmal zurückgehen zu dem Laden auf dem Weg nach Hause, weil Sie gerade gesagt haben, die Entscheidung zu trinken ist gefallen, wenn Sie den Laden sehen.**

PATIENT: Nun, das ist einfach. Ich kann einfach eine andere Strecke nach Hause fahren. Es gibt eine Reihe von Wegen, um von der Arbeit nach Hause zu kommen.

BEACHTEN SIE → *Der Therapeut geht die Trigger für Trinkverhalten durch, die in der Verhaltensanalyse des Patienten aufgeführt sind. Er vergewissert sich erneut, dass der Patient das Konzept von Triggern verstanden hat und dass er sich erinnert, was seine spezifischen Trigger sind. Der Therapeut fährt dann damit fort, alternative Verhaltensweisen zu erarbeiten, bis alle potenziellen Trigger angesprochen wurden.*

THERAPEUT: Okay, dann fahren Sie jetzt eine andere Route nach Hause. Aber was passiert, wenn Sie sich wirklich müde fühlen? Das ist Ihr frühester Trigger für Trinkverhalten.

PATIENT: Ich vermute, ich werde das überstehen.

THERAPEUT: Vielleicht kann ich Ihnen etwas mehr als das vorschlagen. Können Sie mir sagen, warum Sie trinken, wenn Sie so müde werden?

PATIENT: Es macht mich wacher, ich fühle mich lebendiger.

THERAPEUT: Gibt es etwas anderes, was Sie wacher macht und was Sie mehr belebt? Trinken Sie Kaffee, oder weckt Sie ein zügiger Spaziergang auf?

PATIENT: Ich trinke keinen Kaffee und ich hasse Spaziergänge. Das ist langweilig. Aber manchmal gehe ich nach Hause und arbeite im Garten. Das hält mich für eine Weile munter.

THERAPEUT: Großartig, dann könnten wir doch vereinbaren, dass Sie jeden Abend in Ihrem Garten arbeiten, zumindest bis wir uns am Freitag wieder sehen.

PATIENT: Sicher, es sind nur einige Tage und es gibt eine Menge zu tun.

THERAPEUT: Wie ist es mit einem Sicherheitsplan für den Fall, dass es regnet?

PATIENT: Ich glaube, ich kann dann in der Garage herumwerkeln. Ich habe schon seit längerem vor, ein Regal aufzubauen.

THERAPEUT: Gut, lassen Sie uns nun zusammenfassen. Sie fahren einen anderen Weg nach Hause, sodass Sie den Laden vermeiden. Und wenn Sie zu Hause angekommen sind, dann arbeiten Sie im Garten. Wenn es regnet, bauen Sie ein Regal in Ihrer Garage auf.

PATIENT: Sicher, das kann ich so machen.

THERAPEUT: **Es ist ein guter Anfang auf dem Weg zu Ihrem Ziel, für 30 Tage abstinent zu bleiben.**

Wie oben bereits aufgeführt, hat der Therapeut zwei wichtige Aufgaben zu erfüllen. Zum einen muss er den Patienten dazu bringen, einer zeitlich befristeten Abstinenz zuzustimmen, zum anderen muss er mit dem Patienten eine spezielle Strategie entwickeln, das Ziel auch zu erreichen. Patienten leisten meist beim zweiten Teil Widerstand in dem Glauben, dass es ihnen relativ leichtfällt, für nur wenige Tage abstinent zu bleiben. Sie sollten jedoch sehr nachdrücklich darauf bestehen, einen konkreten Plan zu entwickeln, weil viele Patienten entgegen ihrer Einschätzung Schwierigkeiten haben werden, den Konsum einzustellen. Beachten Sie, dass der Therapeut als zusätzliches Hindernis das schlechte Wetter antizipiert. Die Erarbeitung zumindest eines Notfallplans deutet dem Patienten auch schon die Notwendigkeit an, zu planen und mit potenziellen Hindernissen umzugehen. Erinnern Sie sich daran, dass Sie bewirken müssen, dass der Patient möglichst früh in der Behandlung Erfolge erlebt, sodass die Behandlungsmotivation nicht abfällt.

Umgang mit ablehnenden Patienten

Ein anderes Beispiel der Intervention Abstinenz-Konto folgt. Der Patient steht der Behandlung deutlich ablehnend gegenüber und hat ein gravierendes Alkoholproblem. Er kam durch richterliche Auflagen in die Behandlung. Ungeachtet dessen müssen die gleichen zwei Bestandteile der Intervention umgesetzt werden. Der Patient muss dazu gebracht werden, einer Abstinenzperiode zuzustimmen, und es muss ein Plan entwickelt werden, wie er das gesetzte Ziel erreichen kann. Letzteres wird in dem nun folgenden Dialog dargestellt.

Beachten Sie, dass Sie bei der Aufzählung von Vorteilen einer Abstinenzperiode nur solche Dinge vorbringen sollten, von denen Sie glauben, dass sie für den Patienten motivierend wirken. Es macht keinen Sinn, eine lange »Liste von Vorteilen« abzuarbeiten, wenn es klar ist, dass der Patient diese nicht als relevant ansieht. Beachten Sie ebenfalls, dass während des Verhandlungsprozesses für eine Abstinenzperiode bei schwierigen Patienten der Therapeut kontinuierlich auf die patientenspezifischen Motivatoren Bezug nehmen muss. Auf diese Weise wird eine Auseinandersetzung über das Ausmaß des Trinkproblems auf ein Minimum reduziert, und der Anreiz für Veränderungen wird mit dem Patienten auf einem für ihn Sinn machenden Niveau erarbeitet.

THERAPEUT: **Guten Tag, Herr Fuchs, wie geht es Ihnen heute?**

PATIENT: Nicht schlecht, und Ihnen?

THERAPEUT: **Sehr gut. Lassen Sie uns anfangen und darüber sprechen, warum Sie hier sind und wie ich Ihnen helfen kann.**

PATIENT: Nun, ich bin hier, weil ich zum dritten Mal mit Alkohol am Steuer erwischt worden bin, und das unter Bewährung. Wenn ich nicht komme, geht es in den Knast.

THERAPEUT: **In Anbetracht der Tatsache, dass Sie drei Mal erwischt worden sind, scheint es klar zu sein, dass Ihr Konsum Ihnen beträchtliche juristische Probleme eingebracht hat. Die Angaben in Ihrem Assessmentbogen zeigen auch, dass der Alkohol Ihnen auch in anderen Bereichen Ihres Lebens Schwierigkeiten eingebracht hat.**

PATIENT: Ich trinke nicht mehr, als ich vertragen kann. Und die meisten meiner Probleme kommen daher, dass ich Pech hatte, nicht vom Trinken.

THERAPEUT: **Nun, eine Menge Leute trinken, aber nicht alle enden damit, dass sie drei Mal wegen Alkohol am Steuer erwischt wurden und dass sie möglicherweise ins Gefängnis gehen müssen. Es scheint eher Ihr Problem zu sein als Pech.**

PATIENT: Nun, ich bin hier? Also, was muss ich tun?

THERAPEUT: **Sie müssen überhaupt nichts tun, wenn Sie es nicht wollen. Ich bin nur hier, um Ihnen zu helfen, wenn ich kann. Lassen Sie mich eine einfache Frage stellen. Glauben Sie, dass Ihr Alkoholkonsum ein Problem ist?**

PATIENT: Nicht wirklich.

THERAPEUT: **Glauben Sie, dass der Richter denkt, Sie hätten ein Problem mit Trinken und Autofahren?**

PATIENT: Na sicher, ich ging fast in den Knast.

THERAPEUT: **So, dass zumindest in Bezug auf das Rechtsystem Ihr Alkoholkonsum ein Problem ist?**

PATIENT: Ja, das gebe ich zu.

BEACHTEN SIE → *Der Therapeut verschwendet weder Zeit noch Energie damit, mit dem Patienten darüber zu diskutieren, ob er ein Trinkproblem hat oder nicht. Stattdessen nimmt er zur Kenntnis, dass die Motivation des Patienten für die Behandlung darin besteht, rechtliche Konsequenzen zu vermeiden. Er wird deshalb mit Anreizen auf juristischem Gebiet arbeiten. Es scheint für den Patienten relativ leicht zu sein, in diesem Kontext ein Label für sein Trinkverhalten zu akzeptieren. Zu diesem Zeitpunkt des Behandlungsprozesses reicht es dem Therapeuten, die Notwendigkeit einer zeitlich begrenzten Abstinenz einzuführen.*

THERAPEUT: Was sollen wir nun damit machen? Wollen Sie für eine Weile aufhören?

PATIENT: Vermutlich, es ist Teil meiner Bewährungsauflagen, aber ich trinke immer noch. Sie wissen es nicht. Sie werden es ihnen nicht sagen, oder?

THERAPEUT: Unsere Sitzungen sind vertraulich. Aber ich möchte Ihnen auch sagen, dass ich hier bin, um Menschen zu helfen, mit dem Alkohol aufzuhören, nicht um das System zu betrügen. Es sieht so aus, als hätten Sie ein Problem mit Alkohol, also ist mein bester Rat, mit dem Trinken aufzuhören, zumindest für eine kurze Zeit, sodass wir Ihre Situation besser einschätzen können.

PATIENT: Was ist eine »kurze Zeit«?

THERAPEUT: Das können wir gemeinsam entscheiden. Aber lassen Sie mich Ihnen erstmal einige Gründe dafür nennen, warum es in der Regel Sinn macht, für eine begrenzte Zeit suchtmittelfrei zu sein, auch wenn eine dauerhafte Abstinenz nicht Ihr Ziel ist.

PATIENT: Was soll daran gut sein?

THERAPEUT: In Ihrem Falle wird es Ihrer Familie und dem Gericht zeigen, dass Sie ernsthaft vorhaben, einige Veränderungen in Ihrem Leben vorzunehmen. Der Richter scheint in Situationen wie Ihrer Abstinenz positiv zu bewerten.

BEACHTEN SIE → *Der Therapeut führt nur solche Vorteile auf, von denen er glaubt, dass sie für den Patienten wichtig sind.*

PATIENT: Ich weiß, ich habe auch schon darüber nachgedacht. Also, was meinen Sie mit »kurze Zeit«?

THERAPEUT: **Wie wäre es mit 90 Tagen? 90 Tage Abstinenz gegen 90 Tage im Gefängnis?**

PATIENT: Auf keinen Fall. Ich bin nicht gekommen, um aufzuhören. Ich habe wirklich kein Problem.

THERAPEUT: **Nun, vielleicht nicht, aber ich schlage all meinen Patienten vor, dass sie für 90 Tage aufhören. Viele Menschen finden heraus, dass Dinge viel besser laufen, wenn sie mit dem Trinken aufhören. Und wenn nicht, können Sie jederzeit wieder mit dem Trinken anfangen. Aber 90 Tage sind mit Sicherheit eine kritische Zeit, weil die meisten Rückfälle während der ersten drei Monate stattfinden. Nebenbei, glauben Sie nicht, dass 90 Tage Abstinenz notwendig sind, um wirklich Ihre Familie und den Richter zu überzeugen, dass Sie es jetzt ernst meinen?**

PATIENT: Ich werde nicht 90 Tage aufhören. Ich trinke ohnehin nicht so viel.

BEACHTEN SIE → *Der Therapeut schlägt zunächst einen relativ langen Abstinenzzeitraum vor und begründet diesen. Er weiß aus Erfahrung, dass er herunterhandeln muss.*

THERAPEUT: **Nun, wenn Sie nicht zu viel trinken, dann sollte es doch leicht sein, für eine Weile aufzuhören. Wie wäre es mit einem Versuch über 60 Tage?**

PATIENT: Das ist immer noch zu lang. Ich möchte nicht darüber verhandeln, vollständig aufzuhören. Wie ich Ihnen bereits sagte, ich habe kein Problem.

THERAPEUT: **Das mag wahr sein, aber das Gericht sieht das sicherlich anders. Und ich denke, es könnte für Sie eine gute Möglichkeit sein, zumindest für einen Monat aufzuhören. Einfach auch, um sich selbst zu vergewissern, dass Sie kein Problem haben.**

PATIENT: Was meinen Sie damit, »mich zu vergewissern, dass ich kein Problem habe«? Ich habe keines. Ich kann aufhören, wenn ich möchte. Ich möchte einfach nicht.

THERAPEUT: **Nun, warum hören Sie mit dem Trinken nicht für zwei Wochen auf, und dann können wir hier über Ihre Erfahrungen während der Abstinenzzeit sprechen. Ich könnte dann einen günstigen Bericht an Ihren Bewährungshelfer schreiben. Nur zwei Wochen, jeder kann für zwei Wochen abstinent bleiben, glauben Sie nicht?**

PATIENT: Okay, ich werde es tun, aber nur, um Ihnen zu zeigen, dass ich es kann. Ich weiß, Sie glauben mir nicht, aber ich kann es.

THERAPEUT: Wer weiß, vielleicht fühlen Sie sich körperlich und gefühlsmäßig sogar besser, wenn Sie aufhören. Es wird Ihnen sicherlich nicht schaden.

BEACHTEN SIE → *Nur in Fällen, in denen Sie der Überzeugung sind, dass der Patient abstinent bleiben sollte, setzen Sie die Intervention des Abstinenz-Kontos ein. Es ist im Rahmen der Behandlung wichtiger, einen Patienten zu binden als ihn abzuschrecken.*

Der Therapeut bezieht sich im Fallbeispiel auf zwei Motivatoren, den Patienten zu einer Abstinenzzeit von zwei Wochen zu bringen: Er nimmt wahr, dass der Patient wirklich glaubt, er könne aufhören, und dass dieser es ihm beweisen möchte. Gleichzeitig teilt er dem Patienten mit, dass bei zwei Wochen Abstinenz ein günstiger Bericht an den Bewährungshelfer geschrieben werden könnte. Verwenden Sie spezifische Motivatoren, um einen Patienten in die gewünschte Richtung zu lenken.

Vermeidung von Konfrontation während der Entwicklung eines Behandlungsplans

Sehr schnell besteht die Möglichkeit, bei einem schwierigen Patienten in einen Machtkampf zu geraten. Da dies zu nichts führt, sollte der Therapeut möglichst eine direkte Konfrontation vermeiden und stattdessen einen spezifischen und durchführbaren Plan erarbeiten, wie der Patient eine kurze Zeit der Abstinenz erreichen könnte. Das folgende Beispiel bezieht sich inhaltlich weiter auf den Fall des Herrn Fuchs.

THERAPEUT: Herr Fuchs, gewöhnlich sehe ich neue Patienten in den ersten 14 Tagen zweimal pro Woche. Schaffen Sie das?

PATIENT: Auf keinen Fall, ich habe mir bei der Arbeit extra freigenommen, um hierher zu kommen. Weitere Fehlzeiten kann ich mir nicht leisten.

THERAPEUT: Das heißt, ich werde Sie bis nächste Woche nicht sehen. Ich möchte Ihnen aber helfen, Ihr Ziel von zwei Wochen Abstinenz zu erreichen. Lassen Sie uns die kommende Woche durchsprechen und sehen, wie wir Ihre Chancen erhöhen können.

BEACHTEN SIE → *Der Therapeut versucht erfolglos, den Patienten zu zwei*

Sitzungen pro Woche einzuladen. Er vertieft dies nicht weiter, weil es bei der Persönlichkeit des Patienten in diesem frühen Stadium der Behandlung in einem Machtkampf enden würde. Aus demselben Grund wird er auch nicht weiter auf frühere erfolglose und vage Versuche des Patienten eingehen, seinen Alkoholkonsum einzuschränken. Stattdessen präsentiert er sich einfach als Verbündeten des Patienten, sein Ziel zu erreichen.

PATIENT: Wenn ich sage, ich werde aufhören, dann werde ich es tun!

THERAPEUT: Da stimme ich Ihnen zu, ich weiß, dass Sie es tun können. Ich möchte Ihnen hierbei lediglich helfen. Können Sie mir eine Situation beschreiben, die voraussichtlich in dieser Woche auftreten wird und die für Sie mit einem großen Risiko einhergeht, Alkohol zu trinken?

PATIENT: Wenn meine Freundin sich dabei verspätet, mich von der Arbeit abzuholen. Manchmal warte ich 30 Minuten, dann werde ich sauer und gehe einfach in die Kneipe nebenan. Zum Teufel, ich hasse es, wenn sie sich verspätet!

THERAPEUT: Und wenn ich mich richtig erinnere, haben wir bereits eine Verhaltensanalyse für diese Trinkepisode ausgefüllt.

PATIENT: Wir werden das doch jetzt nicht noch mal machen, oder?

THERAPEUT: Ich glaube nicht, dass das notwendig ist. Ich möchte nur sichergehen, dass Sie sich an die Trigger für Ihren Alkoholkonsum in dieser Situation erinnern.

PATIENT: Das ist leicht, ich verliere die Geduld. Ich gehe immer trinken, wenn ich die Geduld verliere.

THERAPEUT: Sie haben Recht, Sie haben Ärger als Trigger aufgeschrieben. Erinnern Sie sich auch noch an einige Gedanken, die Sie für diese Episode aufgeschrieben haben?

PATIENT: Ja, natürlich, ich denke, das waren Dinge wie »Ich kann es nicht glauben, dass sie sich schon wieder verspätet. Ich werde mir besser ein Bier holen, um mich zu beruhigen«.

THERAPEUT: Und Sie fühlen sich auch körperlich unbehaglich?

PATIENT: Auf jeden Fall, manchmal kann ich nicht still sitzen, und meine Hände zittern.

THERAPEUT: Sie haben ein gutes Gedächtnis. Ich werde deshalb die übrigen Trigger nicht mit Ihnen durchgehen, weil Sie Ihnen offensichtlich

sehr klar sind. Also, Ihre Freundin holt Sie jeden Tag nach der Arbeit ab. Manchmal verspätet sie sich, und bevor sie ankommt, gehen Sie weg und trinken. Wie können Sie mit diesem Problem umgehen? Was könnten Sie tun, statt in die Kneipe zu gehen und zu trinken?

BEACHTEN SIE → *Der Therapeut führt die Möglichkeit eines alternativen Verhaltens ein. Dies ist erforderlich, weil der Patient seine erste Sitzung zu Problemlöseverfahren erst in einer Woche hat.*

PATIENT: Ich müsste mich nicht in erster Linie auf sie verlassen, wenn ich meinen Führerschein wiederbekommen würde.

THERAPEUT: Das ist richtig. Der beste Weg, dies zu erreichen, ist abstinent zu bleiben und zu zeigen, dass Sie verantwortlich handeln können. Aber das ist ein langfristiges Ziel. Wie können Sie aber nun das Problem jetzt lösen?

PATIENT: Ich kenne jemanden, der wohnt in meiner Nähe. Vielleicht könnte der mich mitnehmen.

THERAPEUT: Das scheint eine gute Lösung zu sein. Zum jetzigen Zeitpunkt scheint das auf jeden Fall besser zu sein als neue Möglichkeiten zu suchen, mit Ihrem Ärger über die Freundin umzugehen. Wir können dies später tun. Wenn Sie das Problem mit dem Bekannten lösen, haben Sie eigentlich gar keinen Grund mehr, sich über die Verspätung Ihrer Freundin zu ärgern. Glauben Sie, dass der das für Sie tun wird?

PATIENT: Ja, er beklagt sich ständig über zu wenig Geld, für ein bisschen Benzingeld wird er das schon machen.

THERAPEUT: Besteht die Möglichkeit, dass sich der Bekannte verspäten wird, sodass Sie wieder damit enden, ärgerlich zu werden und Alkohol zu trinken?

PATIENT: Eigentlich nicht, wir hören bei der Arbeit gleichzeitig auf. So weit ich weiß, fährt er immer direkt nach Hause.

THERAPEUT: Lassen Sie uns einen kleinen Notfallplan machen, nur sicherheitshalber. Nehmen Sie einfach an, aus irgendwelchen Gründen kann er noch nicht nach Hause fahren, wenn Sie mit der Arbeit fertig sind. Stellen Sie sich vor, Sie werden dann ärgerlich. Was könnten Sie tun, außer in die Kneipe zu gehen, um sich zu beruhigen?

PATIENT: Hm, es gibt einen Mitarbeiterraum, den könnte ich ausprobieren. Ich denke, da ist ein Fernseher drin. Ich denke, ich könnte dort eine Zigarette rauchen und warten.

THERAPEUT: Das hört sich gut an.

BEACHTEN SIE → Der Therapeut bittet den Patienten nicht nur, einen Notfallplan zu entwickeln, sondern er spricht auch direkt den Trigger Ärger an. Der Plan, eine ärgerliche Reaktion auf die Verspätung der Freundin zu verhindern, scheint in diesem Falle als eine vorübergehende Lösung angemessen. Es wäre natürlich besser, mit dem Patienten eine Möglichkeit zu entwickeln, mit aufkommendem Ärger umzugehen.

THERAPEUT: Okay, lassen Sie uns diesen Plan für die nächste Woche ausprobieren. Wir werden dann mit einem Problemlösetraining weitermachen, sodass Sie bessere Möglichkeiten lernen können, mit Ärger umzugehen, ohne zu trinken.

Der Therapeut weicht dem aggressiven Stil des Patienten bei verschiedenen Gelegenheiten dadurch aus, dass er an dem zunächst dringlichsten Problem sachlich weiter arbeitet: Die Reduktion der Wahrscheinlichkeit, dass der Patient vor seiner nächsten Therapiesitzung erneut Alkohol trinken wird. Durch die Vermeidung einer direkten Konfrontation wird es ihm möglich, mit dem Patienten einen passenden Plan für die anstehende Woche zu erarbeiten. Beachten Sie, dass der Therapeut den Patienten nicht zu Aussagen überredet, dass er den Rest seines Lebens abstinent leben werde. Eine solche Vorgehensweise würde nur dazu führen, dass der Patient vorzeitig abbricht oder ein Ziel formuliert, auf das er eigentlich nicht zuarbeiten möchte. Der Patient war definitiv nicht bereit, für eine längere Zeit seinen Alkoholkonsum einzustellen. Oft setzen Patienten ihre Behandlung nicht fort, weil Sie die Botschaft erhalten, dass sie nie wieder konsumieren dürfen. Behandlungsprogramme verlieren hierdurch sehr schnell ihre Effektivität. Die Intervention Abstinenz-Konto des CRA kann gegen diese Entwicklung schützen.

Einsatz von Disulfiram

CRA schult den Patienten darin, Ressourcen in seiner Umgebung so einzusetzen, dass sie einen gesunden Lebensstil fördern. Einige Menschen kann die Einnahme von Disulfiram (Antabus) darin unterstützen. Disulfiram ist ein Medikament, das eingenommen wird, um einen Patienten vom Alkoholkonsum abzuschrecken. Bei geregelter Einnahme werden nur selten Nebenwirkungen beobachtet, sofern der Patient keinen Alkohol zu sich nimmt. Konsumiert jedoch ein auf Disulfiram eingestellter Patient Alkohol, dann tritt eine sogenannte Disulfiram-Alkohol-Reaktion (DAR) auf. Durch Blockierung des hepatischen Enzyms Acetaldehyd-Dehydrogenase sammelt sich im Körper Acetaldehyd, das Zwischenprodukt im hepatischen Ethanolabbau, an und bewirkt, dass der Patient extrem unangenehme Nebenwirkungen erfährt, die es ihm unmöglich machen, angenehme Effekte eines Alkoholkonsums zu erleben.

Diese Medikation ist insbesondere für die Patienten sinnvoll, die wiederholt erfolglos versucht haben, den Alkoholkonsum einzustellen, für Patienten, die im Falle eines fortgesetzten Alkoholkonsums sehr ernsthafte Konsequenzen zu erwarten haben, für Patienten, die sehr impulshaft trinken, sowie für Patienten, für die eine Vielzahl von Triggern besteht. Die Behandlung mit Disulfiram ist ein optionaler Teil der CRA-Behandlung, der sich auf den Behandlungsprozess einiger Patienten positiv auswirken kann.

Indikationsstellung für Disulfiram

Im Folgenden wird ein Gespräch zwischen einem Therapeuten und einem Patienten mit einem schweren Alkoholproblem dargestellt. Konsumbedingte Probleme im medizinischen, beruflichen und sozialen Bereich haben den Patienten veranlasst, in Behandlung zu gehen. Nehmen Sie an, dass der Therapeut bereits das Konzept des Abstinenz-Kontos eingeführt hat und dass der Patient seine Zustimmung für 30 Tage Abstinenz gegeben hat. Der Dialog beginnt damit, dass der Therapeut den Patienten befragt, mit welchen Strategien er sein Ziel erreichen möchte. Beachten Sie die einzelnen Schritte, welche unter »Planung einer zeitbegrenzten Abstinenz« (siehe Kapitel »Das Abstinenz-Konto«) strukturiert dargestellt wurden.

THERAPEUT: **Herr Lenz, ich möchte Ihnen so gut helfen, wie ich kann, damit Sie Ihr Ziel von 30 Tagen Abstinenz erreichen. Sie sagten, dass Sie es in der Vergangenheit einmal zehn Tage lang geschafft haben, nicht zu trinken. Dies war Ihnen nur dadurch möglich, dass Sie im Krankenhaus waren. Deshalb frage ich Sie, wie Sie es wohl anstellen wollen, für 30 Tage abstinent zu bleiben, wenn Sie bei der Arbeit sind, zu Hause oder in der Stadt und nicht eingesperrt in einem Krankenhaus? Was sagen Sie dazu? Wie wollen Sie es anstellen, abstinent zu bleiben?**

PATIENT: Ich denke, ich werde einfach nicht trinken.

THERAPEUT: **Okay, aber ich bin mir sicher, dass Sie dabei einige Hilfe brauchen. Wir sollten uns möglichst schnell wieder treffen, damit ich Ihnen einige wichtige Dinge hierzu vermitteln kann.**

PATIENT: Ja, sicher, ich kann am Mittwoch um die gleiche Zeit kommen. Ist das in Ordnung?

THERAPEUT: **Ja. In der Zwischenzeit lassen Sie uns schauen, was für Sie die größte Herausforderung sein wird, die Sie bestehen müssen, um die nächsten Tage abstinent zu bleiben. In welcher Situation ist Ihrer Meinung nach die Versuchung zu trinken für Sie am größten?**

PATIENT: Nun, ich bin nicht sicher, ob ich das einordnen kann. Ich vermute, nach der Arbeit ist es am schlimmsten, aber manchmal brauche ich auch am Morgen etwas, um in Schwung zu kommen. Und neulich in der Mittagspause, da sind wir auch alle kurz weg auf ein Bier gegangen.

BEACHTEN SIE → *Der Therapeut spricht zunächst den Termin für eine Folgesitzung ab, dann versucht er, die gefährlichste Rückfallsituation des Patienten zu identifizieren. In diesem Beispiel wird deutlich, dass mehrere Risikosituationen und auch mehrere Trigger existieren.*

THERAPEUT: **Das wird nicht leicht sein. Es würde wirklich viel helfen, wenn Sie jetzt einen speziellen Plan hätten, nach dem Sie vorgehen könnten. Ich wünsche Ihnen, dass Sie es schaffen, abstinent zu bleiben. Aus diesem Grunde müssen wir einen Plan entwickeln, der auf mehr baut als Ihren Willen zur Abstinenz.**

PATIENT: Nun, ich könnte den gesamten Alkohol aus meiner Wohnung entfernen. Und ich könnte auch selbst mit dem Auto zur Arbeit fahren und direkt von der Arbeit nach Hause kommen.

THERAPEUT: Haben Sie sich jemals selbst gesagt, »ich gehe einfach direkt von der Arbeit nach Hause, ich gehe nicht noch etwas trinken«?

PATIENT: Tausend Mal.

THERAPEUT: Und was passierte dann?

PATIENT: Na ja, es ist direkt nach der Arbeit, es ist heiß, ... Baugewerbe, verstehen Sie ...?

THERAPEUT: Und Sie fangen dann an zu trinken.

PATIENT: Naja, Sie wissen, wie das ist: Steht da plötzlich einer mit einer Kühlbox in seinem Lkw, da denkt man ja nicht lange nach. Da haben wir uns eben jeder zwei Bier genehmigt. Und wenn ich dann mal angefangen habe, kann ich nicht mehr aufhören.

THERAPEUT: Was Sie mir da gerade erzählen, bedeutet doch, dass Sie einen Plan haben, aber Sie wissen genau, dass er nicht funktionieren wird. Und Sie haben keine Ahnung, wie Sie für die nächsten 30 Tage abstinent bleiben können. Andererseits haben Sie mir eine Zusage für 30 Tage Abstinenz gegeben.

PATIENT: Ich muss. Ich möchte bei meiner Familie bleiben. Meine Frau wird mich rausschmeißen, und ich möchte auch meinen Job behalten. Und ich möchte auch nicht sterben. Mein Arzt sagt, wenn ich auf diese Weise weitertrinke, schaufle ich mir mein eigenes Grab.

Der Therapeut stellt sehr deutlich heraus, dass der Patient trotz seiner positiven Vorsätze ohne einen zuverlässigen Plan nur eine sehr geringe Chance hat, sein Ziel einer 30-tägigen Abstinenz zu erreichen. Beim Versuch, einen spezifischen Plan zu erarbeiten, wird deutlich, dass der Einsatz von Disulfiram eine sinnvolle Ergänzung im Behandlungsplan wäre. Zum einen erwartet der Patient ernste Konsequenzen für den Fall, dass er weiter trinkt. Zum anderen hat er viele erfolglose Versuche unternommen, seinen Alkoholkonsum zu kontrollieren. Außerdem wird deutlich, dass es unmöglich sein wird, alle Trigger zu benennen und konkurrierende Verhaltensweisen zu erarbeiten, insbesondere weil der Patient so oft und in so vielen verschiedenen Situationen trinkt.

Einführung von Disulfiram als eine effektive Behandlungskomponente

Im weiteren Verlauf des Gesprächs wird der Therapeut vorschlagen, Disulfiram im Behandlungsplan zu berücksichtigen. Folgende basale Fakten sollten in dem Gespräch vermittelt werden:

- Disulfiram wirkt bezogen auf den Alkoholkonsum stark aversiv, weil es nach Einnahme von Alkohol zu erheblichen körperlichen Beschwerden kommt.
- Der aversive Effekt von Disulfiram hält bis zu zwei Wochen nach der letzten Einnahme an.
- Es gibt viele Vorteile, die für eine Einnahme von Disulfiram sprechen (siehe im Folgenden »Vorteile von Disulfiram«).
- Die Medikation mit Disulfiram ist nur ein Teil der Behandlung. In weiteren Therapiesitzungen wird auf andere Problembereiche fokussiert.
- Die Behandlung mit Disulfiram hat beste Aussicht auf Erfolg, wenn eine weitere geschulte Person in die Behandlung mit einbezogen wird. Diese Person sollte an der nächsten Sitzung teilnehmen.

THERAPEUT: **Herr Lenz, Sie möchten gerne für 30 Tage abstinent bleiben und Sie haben mir dies verbindlich zugesagt, jedoch ohne einen Plan, wie Sie das erreichen wollen. Wie wäre es, wenn ich Ihnen sagen würde, dass Sie etwas tun könnten, etwas ganz Spezielles, um für die nächsten 30 Tage abstinent zu bleiben? Sie arbeiten doch im Baugewerbe. Sie wissen, wie wichtig es ist, das richtige Werkzeug zu haben, um eine gute Arbeit zu machen. Ich habe ein solches Werkzeug für Sie. Wären Sie bereit, ein solches Werkzeug einzusetzen, das Ihnen hilft, abstinent zu bleiben, damit Sie Ihr Ziel erreichen können?**

PATIENT: Sie meinen so was wie Valium?

THERAPEUT: **Nein, nicht wie Valium. Valium würde Ihnen nicht wirklich helfen. Es könnte Ihnen sogar schaden, weil Valium so ähnlich wirkt wie Alkohol. Und ich denke, es wäre absoluter Unsinn, wenn Sie von Valium abhängig würden und es dann an Stelle von Alkohol benutzen würden.**

PATIENT: Ich glaube, damit haben Sie Recht. Beim letzten Mal gab mir der Arzt Librium. Ich nahm es und trank darauf Alkohol. Es hat bewirkt, dass ich noch mehr trinken wollte.

THERAPEUT: Ich würde Ihnen auch niemals Librium verschreiben wollen. Nun, zurück zu Ihrem Wunsch, für 30 Tage abstinent zu bleiben. Wie wäre es, wenn ich Ihnen sagen würde, dass ich Ihnen eine kleine Tablette geben könnte. Wenn Sie diese Tablette jeden Tag nehmen, wird sie Ihnen helfen, abstinent zu bleiben, weil sie es Ihnen unmöglich macht, die angenehmen Wirkungen von Alkohol zu erleben. Sie würden niemals einen »Kick« bekommen, weil Sie nach dem Konsum von Alkohol sehr schnell sehr unangenehme Wirkungen verspüren würden.

PATIENT: Wie bitte? Wenn ich diese Tablette nehme, kann ich alles trinken, was ich möchte, und werde nicht betrunken?

THERAPEUT: Nein, wenn Sie diese Tablette nehmen und darauf Alkohol trinken, dann wird Sie das sehr, sehr krank machen. Es wird bewirken, dass Sie erbrechen müssen, es wird Schwindel verursachen, Sie werden kaltschweißig, Sie bekommen Kälteschauer.

PATIENT: Hört sich übel an.

THERAPEUT: Genau das ist die Idee dahinter. Man nennt das Medikament deshalb auch »Aversivum«. Und was wir damit bewirken wollen, ist, Sie abzuschrecken, weiter Alkohol zu trinken. Und da wir bislang keinen realistischen anderen konkreten Plan haben, würde ich befürworten, das Disulfiram einzusetzen. Es wird Ihnen sicher dabei helfen, abstinent zu bleiben, denn wenn Sie unter Disulfiram Alkohol trinken, dann bekommen Sie erhebliche Beschwerden.

PATIENT: Das heißt, ich kann überhaupt nichts trinken?

THERAPEUT: Richtig.

PATIENT: Ist es so, als wenn ich zu viel getrunken hätte?

THERAPEUT: Nun, ähnlich, aber es kann noch deutlich schlimmer werden.

PATIENT: Muss ich die Tablette jeden Tag einnehmen?

THERAPEUT: Sie sollten das Medikament für die 30 Tage einnehmen, für die Sie mir Ihre Zusage gegeben haben, abstinent zu bleiben.

PATIENT: Nun, nehmen wir an, ich nehme das Medikament, aber nach drei Tagen möchte ich unbedingt trinken und kann nichts dagegen machen. Was wird geschehen?

THERAPEUT: Das ist eine sehr gute Frage. Wenn Sie mit der Medikamenteneinnahme aufgehört haben, verbleibt das Medikament noch etwa 7 bis 14 Tage in Ihrem Körper. Wenn Sie dem Suchtdruck nicht widerstehen können, wenn Sie sich entscheiden zu trinken und wenn Sie dann damit aufhören, das Disulfiram einzunehmen, dann werden Sie immer noch für mindestens ein bis zwei Wochen das Medikament in Ihren Körper haben. Das bedeutet, dass Sie nicht sicher Alkohol konsumieren können. Es besteht immer die Möglichkeit, dass Sie nach dem Alkoholkonsum die unangenehmen Wirkungen bekommen.

PATIENT: Das heißt, auch wenn ich das Medikament absetze, muss ich weiter eine Zeit lang abstinent bleiben?

THERAPEUT: Ja, das ist richtig. Sie haben natürlich jederzeit die Möglichkeit, die Behandlung abzubrechen, wenn Sie das wollen. Aber wenn Sie sich dazu entschließen, würde ich Sie bitten, mir zuerst Bescheid zu sagen. Denken Sie dran, wir treffen uns ein- oder zweimal pro Woche während der nächsten 30 Tage. Auch wenn wir Probleme in anderen Bereichen bearbeiten werden, können Sie mir jederzeit mitteilen, dass Sie mit dem Disulfiram aufhören wollen.

BEACHTEN SIE → *Der Therapeut erklärt, wie Disulfiram als Aversivum wirkt und weist zusätzlich darauf hin, dass diese Wirkung bis zu zwei Wochen nach letzter Medikamenteneinnahme anhalten kann. Er stellt ebenfalls deutlich heraus, dass Disulfiram nur ein Teil des Gesamtbehandlungsplans ist. Der Therapeut macht dann weiter mit der Intervention Abstinenz-Konto, einen Notfallplan vorzubesprechen. Der Therapeut weist darauf hin, dass er informiert werden möchte, wenn der Patient entscheidet, das Disulfiram abzusetzen.*

PATIENT: Ich habe noch nie ein solches Medikament genommen. Ich weiß gar nicht, wie es sein wird zu wissen, dass ich nicht trinken kann.

THERAPEUT: Ich kann Ihre Sorgen gut verstehen. Lassen Sie mich einige Vorteile von Disulfiram aufzählen. Das wird Ihnen wahrscheinlich helfen, zu verstehen, warum sich der Aufwand lohnt. Zunächst einmal wird sich die Einnahme von Disulfiram auf das Vertrauen zwischen Ihnen und Ihrer Frau auswirken, weil Ihre Frau weiß, dass Sie das Medikament nehmen. Ihrem Chef wird dieser Plan ebenfalls gut gefallen, weil Sie versuchen, etwas sehr Konkretes gegen Ihren Alkoholkonsum zu machen. Sie machen nicht einfach nur Lippenbekenntnisse, Sie nehmen tatsäch-

lich ein Medikament ein, das Ihnen helfen wird, vom Alkohol wegzukommen, sodass Sie Ihre Arbeit besser machen können. Die Einnahme von Disulfiram hat auch den Vorteil, dass Sie nicht impulshaft trinken können. Da das Disulfiram noch längere Zeit nach der letzten Einnahme nachwirkt, werden Sie die Entscheidung zu trinken mehrere Tage vor dem eigentlichen Alkoholkonsum treffen müssen. Das allein wird Ihnen schon helfen, Ihren Suchtdruck zu kontrollieren. Zusätzlich wird es Ihnen helfen, bei mir in Behandlung zu bleiben, sodass Sie weiter an Ihren anderen Problemen arbeiten können. Und letztlich hat das Medikament kaum Nebenwirkungen, sofern Sie keinen Alkohol trinken.

BEACHTEN SIE → *Der Therapeut fokussiert auf die wichtigsten Vorteile einer Disulfiram-Behandlung (siehe im Folgenden »Vorteile von Disulfiram«).*

THERAPEUT: Haben Sie noch irgendwelche Fragen?

PATIENT: Nein, eigentlich nicht. Das Ganze klingt ziemlich furchterregend.

THERAPEUT: Nun, das gilt auch für die Tatsache, dass man vom Alkoholkonsum sterben kann.

PATIENT: Nun, ich werde es versuchen. Für 30 Tage.

THERAPEUT: Gut, dann möchte ich jetzt, dass Ihre Frau hereinkommt, damit Sie an der Behandlung mitarbeiten kann. Die Behandlung mit Disulfiram funktioniert am besten, wenn jemand Ihnen das Medikament gibt und Ihnen auch dafür dankt, dass Sie es einnehmen. Ich möchte gerne, dass Ihre Frau das übernimmt.

BEACHTEN SIE → *Eine Beschreibung der eigentlichen Prozedur der Disulfiram-Vergabe wird auf S. 98 ff. dargestellt.*

Vorteile von Disulfiram

Eine Möglichkeit, einen Patienten zur Einnahme von Disulfiram zu bewegen, ist, ihm die vielen Vorteile dieser Behandlung aufzuzählen:

Reduktion von Ärger und Sorgen von Familienangehörigen: Die Einnahme von Disulfiram in der im Fallbeispiel Lenz beschriebenen Art und Weise vermindert Sorgen von Familienangehörigen bezüglich künftiger Trinkepisoden. Diskutieren Sie mit dem Patienten, ob der Lebensgefährte oder ein naher Angehöriger jemals besorgt war, wenn er die Wohnung verließ, auch wenn er gar nicht vor hatte zu trinken. Erklären Sie, dass Familienangehörige deutlich entspannter und besser in der Lage sind, in einem positiven Sinne zu interagieren, wenn die Ängste reduziert werden, dass der Patient möglicherweise die Wohnung verlassen und Alkohol konsumieren könnte.

Verstärkung von Vertrauen zwischen Patient und Familienmitgliedern: Die Einnahme von Disulfiram zeigt den Angehörigen, dass der Patient sich dazu ernsthaft verpflichtet, mit dem Trinken aufzuhören. Bei häufig fehlender Vertrauensbasis ist dies für die Angehörigen oft ein wichtiges Signal, insbesondere wenn in der Therapie über Beziehungsprobleme gesprochen werden soll. Sprechen Sie mit Patient und Angehörigen, wie oft Versprechungen gemacht und nicht gehalten wurden. Wenn der Patient aber Disulfiram einnimmt, ist dies ein konkreter Beweis dafür, dass er nachprüfbar daran mitwirkt, Abstinenz zu erreichen.

Verringerung der Gefahr von »Ausrutschern«: Die Einnahme von Disulfiram vermindert die Wahrscheinlichkeit, dass ein Patient einen entmutigenden »Ausrutscher« erlebt, der den Behandlungsprozess beeinträchtigen könnte. Auch kann ein »Ausrutscher« den Regelübertretungseffekt (Marlatt & Gordon 1985) auslösen und zu negativen Konsequenzen führen. Der Regelübertretungseffekt (Abstinence Violation Effect, AVE) tritt auf, wenn Patienten rückfällig werden und sich dann die Haltung einstellt, man könne genauso gut weitertrinken, weil man »sowieso schon alles falsch gemacht habe«. Beachten Sie auch, dass manche Patienten sich nicht vorstellen können, dass sie Möglichkeiten zur Steuerung ihres Trinkverhaltens haben, wenn der Rückfall stattgefunden hat. Aus diesem Grunde sollten »Ausrutscher« möglichst aktiv vermieden werden.

Ansprache vieler Trigger für Konsumverhalten: Bevor ein Patient die Möglichkeit hat, basale CRA-Techniken zu erlernen, helfen ihm die meisten Therapeuten dadurch, dass sie alternative Verhaltensweisen erarbeiten, die mit dem Konsumverhalten interferieren. Dies erweist sich jedoch dann als schwierig, wenn ein Patient viele verschiedene Trinkepisoden und zahllose Trigger beschreibt. Die Einnahme von Disulfiram ist eine Möglichkeit, gleichzeitig alle Rückfallsituationen mit einer Intervention zu beeinflussen.

Bessere Fortschritte in den Therapiesitzungen: Ein mit Disulfiram behandelter Patient hat genügend Gelassenheit, sich konstruktiv mit seinen aktuellen Problemen auseinanderzusetzen. Er kann ohne Angst vor einem schnellen Rückfall seine Trinkmuster beurteilen und sie in Beziehung zu Belastungen und angespannten Situationen stellen. Vollständige Abstinenz ist auch die beste Voraussetzung, um angemessene Entscheidungen für das eigene Leben zu treffen.

Vermehrtes Vertrauen auf andere Coping-Strategien: Wie bereits beschrieben, schützt die Einnahme von Disulfiram vor impulshaftem Trinken durch eine über die Medikamenteneinnahme hinausgehende Wirksamkeit. Nehmen Sie an, dass ein Patient durch den Konsum von Alkohol gewöhnlich Gefühle von Angst und Unruhe lindert. Wenn dieser Patient Disulfiram nimmt, ist dies keine weiter verfügbare Coping-Strategie. Stattdessen ist er gezwungen, alternative Handlungsweisen zu entwickeln, um Stresssituationen auszuhalten.

Stärkung des Selbstbewusstseins: Ein Patient unter Disulfiram kann nicht spontan trinken. Dies eröffnet ihm die sichere Möglichkeit zu erfahren, dass Suchtdruck typischerweise nach einiger Zeit auch ohne Konsum abklingt. Dieser Erfolg wird den Patienten positiv verstärken, er wird auch mehr Zuversicht in seine Fähigkeiten erlangen, persönliche Probleme zu kontrollieren oder zu lösen. In der Folge wird Alkohol in seiner Wichtigkeit relativiert werden.

Reduktion täglicher quälender Entscheidungen: Disulfiram macht die Entscheidung bezüglich einer weiteren Abstinenz dadurch einfacher, dass der Patient diese nur einmal am Tag treffen muss, und zwar dann, wenn er die Tablette einnimmt. Viele Patienten berichten, dass sie mehrmals am Tag mit sich ringen, ob sie trinken wollen oder nicht. Dieses häufige Grübeln nimmt dem Patienten viel von seiner Energie und drängt ihn im ungünstigen Fall sogar zum Trinken, nur damit das Grübeln ein Ende hat.

Mehr Möglichkeiten für positive Verstärkung: Wenn Disulfiram im Rahmen einer speziellen Prozedur mit einer beteiligten Person eingenommen wird, ist dies für den Patienten eine tägliche Erinnerung an sein Versprechen, das Trinkverhalten zu verändern. Es besteht auch die

Möglichkeit kontinuierlicher positiver Verstärkung durch die diese Person.

Bessere Möglichkeiten zur Wahrnehmung von Frühwarnzeichen: Wenn ein Patient die Einnahme von Disulfiram plötzlich ablehnt, gibt dies der beteiligten Person einen deutlichen Hinweis auf einen geplanten Rückfall. Die Weigerung des Patienten, das Disulfiram weiter einzunehmen, ist eines der häufigsten und offensichtlichsten Frühwarnzeichen eines drohenden Rückfalls. Interventionen, die in einer solchen bedrohlichen Situation vor einem Rückfall schützen können, werden im Rahmen der Therapie erarbeitet.

Einbeziehung des Hausarztes

Der Einsatz von Disulfiram sollte erst dann begonnen werden, wenn der Patient eine spezielle Einverständniserklärung unterschrieben hat, die in klarer und verständlicher Weise auf die Gefahren des Alkoholkonsums unter Disulfiram hinweist (siehe Anhang 2. A). Auch sollte – wenn nötig – ein Hausarzt kontaktiert werden, der den Patienten untersuchen und das Medikament verordnen kann. Ist der Therapeut selbst befugt, Medikamente zu verordnen, steht dem nichts im Wege. Vor der Einbeziehung eines Hausarztes sollte eine schriftliche Entbindung von der Schweigepflicht vorliegen. In den meisten Fällen ist es sinnvoll, dem Hausarzt nach einem Telefonat einen schriftlichen Bericht (siehe Anhang 2. B) zukommen zu lassen, aus dem hervorgeht, dass die Effekte und Konsequenzen einer Disulfiram-Behandlung mit dem Patienten ausführlich erörtert wurden. Es sollte auch erwähnt werden, dass die Behandlung mit Disulfiram nur ein Teil des gesamten psychotherapeutischen Behandlungsprogramms darstellt.

Ablehnung einer Disulfiram-Behandlung

Therapeuten werden manchmal mit Patienten konfrontiert, für die Disulfiram geeignet erscheint, die jedoch die Einnahme des Medikaments kategorisch ablehnen. In dem im Folgenden dargestellten Dialog führt ein Therapeut die zweite Phase der Intervention Abstinenz-Konto durch: Planung einer zeitbegrenzten Abstinenz (siehe Kapitel »Das Abstinenz-

Konto«). Obwohl es deutlich wird, dass der Patient ein geeigneter Kandidat für die Behandlung mit Disulfiram ist, ist er unbeirrbar davon überzeugt, ohne Medikation Abstinenz aufrechterhalten zu können. Auch nachdem er über die Vorteile einer Disulfiram-Behandlung informiert wurde, hält er an dieser Einstellung fest. Gemäß des CRA-Grundsatzes, das Gegebene zu akzeptieren, vermeidet der Therapeut es, in einen Machtkampf zu geraten. Er schlägt dem Patienten vor, einen Vertrag zu unterschreiben, in dem er sich einverstanden erklärt, einen Versuch mit Disulfiram zu machen, wenn er nach einem Monat es nicht geschafft hat, abstinent zu werden.

THERAPEUT: Großartig, Herr Sander, ich freue mich, dass Sie zugestimmt haben, für 30 Tage mit dem Alkoholkonsum aufzuhören. Bevor Sie heute gehen, lassen Sie uns für die nächsten Tage einen neuen Termin machen. Es gibt einige Dinge, die ich Ihnen erklären möchte, die es Ihnen leichter machen werden, abstinent zu bleiben. Aber bis dahin lassen Sie uns besprechen, was in der nächsten Woche für Sie die schwierigste Situation sein wird, wenn es darum geht, nicht zu trinken.

PATIENT: Ja, es ist eine schwierige Woche für den Anfang, denn in dieser Woche gibt es ein Fußballspiel und einen Betriebsausflug. Bei solchen Gelegenheiten trinke ich eigentlich immer. Und weil es gerade so heiß ist, gehen wir auch abends nach der Arbeit noch einen trinken.

THERAPEUT: Erinnern Sie sich daran, was wir über die Trigger für das Konsumverhalten erarbeitet haben?

PATIENT: Ja, Freunde sind die stärksten Trigger. Und wir sind die meiste Zeit zusammen, wir arbeiten ja auch zusammen.

THERAPEUT: Was haben Sie also für einen Plan, um sicherzustellen, dass Sie nicht trinken? Ich kann mir vorstellen, dass es nicht realistisch ist, dass Sie vollständig den Kontakt zu Ihren Arbeitskollegen abbrechen, auch wenn sie Ihre stärksten Trigger sind.

BEACHTEN SIE → *Der Therapeut hat zunächst erwähnt, dass er möglichst bald einen zweiten Gesprächstermin absprechen möchte, und ging dann dazu über, mit dem Patienten die riskantesten Rückfallsituationen und die wichtigsten Trigger anzusprechen. Wegen des ausgedehnten Alkoholkonsums und der Vielzahl von unvermeidbaren Triggern wird es sehr schwer werden, konkurrierendes Verhalten einzuführen. Dies veranlasst den Therapeuten, die Möglichkeit einer Disulfiram-Behandlung anzubieten.*

PATIENT: Ich werde einfach nicht trinken. Wenn ich sage, dass ich aufhören werde, dann werde ich es auch tun. Ich bin dafür bekannt, dass ich meine Versprechen halte.

THERAPEUT: **Haben Sie jemals in der Vergangenheit gesagt, »ich werde mit dem Trinken aufhören«, und haben es dann nicht geschafft?**

PATIENT: Mehrfach.

THERAPEUT: **Mehrfach. Was ist also – verglichen mit früher – heute der Unterschied? Wie wollen Sie es diesmal schaffen, abstinent zu bleiben, wenn es doch all die anderen Male schiefgegangen ist?**

PATIENT: Ich denke, ich muss einfach aufhören. Ich gehe einfach früh von der Arbeit nach Hause. Und vielleicht erzähle ich meinen Kollegen, dass mir der Arzt gesagt hat, dass ich mit dem Trinken aufhören muss.

THERAPEUT: **Denken Sie, dass das ausreichen wird, ich meine, mit den Kollegen? Denken Sie, dass sie darauf hören würden, was ihr Arzt sagt?**

PATIENT: Nun, es sind meine Freunde, ich hoffe.

BEACHTEN SIE → *Der Therapeut fokussiert darauf, wie gering die Wahrscheinlichkeit ist, dass der Patient bezüglich seines Abstinenzvorsatzes erfolgreich sein wird, wenn er nichts an seinem bisherigen Verhalten ändert.*

THERAPEUT: **Das hoffe ich ebenfalls. Aber was ist, wenn es nicht funktioniert? Wie wäre es, wenn ich Ihnen sagen würde, dass es eine andere Möglichkeit gibt, eine Art Werkzeug. Ein Werkzeug, das Ihnen helfen wird, mit dem Trinken aufzuhören?**

PATIENT: Klingt gut.

THERAPEUT: **Haben Sie jemals etwas von Antabus gehört? Das ist eine ...**

PATIENT: Ist das nicht die Tablette, die einen krank macht und von der man sich übergeben muss?

THERAPEUT: **Es wird Sie krank machen, wenn Sie trinken, während Sie die Tabletten einnehmen.**

PATIENT: Da war einer auf Arbeit, der war auf Disulfiram eingestellt und dem ging es echt schlecht. Nein, das möchte ich nicht.

THERAPEUT: **Nun, das ist nur aufgetreten, weil er getrunken hat. Sehen Sie, ich glaube nicht ...**

PATIENT: Nein, ich möchte diese Tablette nicht nehmen.

THERAPEUT: Aber Herr Sander, Sie scheinen mir zu vernünftig zu sein, als dass Sie auf Disulfiram Alkohol trinken würden. Und wie Sie schon sagten, Sie wollen wirklich aufhören. Also, warum versuchen Sie es nicht einfach? Eine regelmäßige Medikation mit Antabus wird Sie dagegen absichern, dass Sie bei plötzlich auftauchendem Suchtdruck diesem nachgeben. Das allein wird das Vertrauen Ihrer Partnerin und die Beziehung zu ihr verbessern. Und vielleicht entspannt sich auch Ihre berufliche Situation, wenn Ihr Chef weiß, dass Sie einen Abstinenzversuch unternehmen und dies mit einer Medikation unterstützen. So war es jedenfalls bei anderen Patienten. Und in der Zwischenzeit könnten wir intensiv mit der Behandlung beginnen und an einigen Ihrer anderen Probleme arbeiten.

BEACHTEN SIE → *Der Therapeut erinnert den Patienten an seine Beweggründe, abstinent zu bleiben, informiert ihn über einige der Vorteile von Disulfiram und stellt heraus, dass die Behandlung mit Disulfiram nur ein Teil des Gesamtbehandlungsplanes ist.*

PATIENT: Nein, ich werde es lieber selbst versuchen. Ich glaube schon, dass das, was Sie sagen, Sinn macht. Aber ich glaube, dass ich es dieses Mal auch ohne »Krücke« schaffe.

THERAPEUT: Gut, das heißt, Sie werden jetzt für 30 Tage abstinent bleiben. Sie werden keinen weiteren Alkohol trinken, in welcher Form auch immer.

PATIENT: Das habe ich gesagt.

THERAPEUT: Okay, ich denke, es ist wirklich sehr wichtig für Sie, Disulfiram zu nehmen. Aber ich werde Ihre Entscheidung akzeptieren – für zunächst einen Monat.

PATIENT: Also werden wir es jetzt für 30 Tage ohne Disulfiram versuchen?

THERAPEUT: Richtig. Natürlich möchte ich, dass wir uns in einigen Tagen treffen, damit Sie mir erzählen können, wie es Ihnen geht.

PATIENT: Was ist, wenn ich doch etwas trinke?

THERAPEUT: Dann sollten wir vielleicht doch für 30 Tage Disulfiram ausprobieren. Nur für 30 Tage. Wenn Sie es dann nicht weiter nehmen möchten oder wenn es irgendwelche Probleme gibt, können Sie einfach

aufhören. Aber 30 Tage Ihres Lebens ist nichts verglichen mit den vielen Tagen, die Sie bereits getrunken haben. Es ist nur eine sehr kleine Investition in Ihre Zukunft.

PATIENT: Okay, so können wir das machen. Ich denke immer noch, dass ich alleine aufhören kann.

THERAPEUT: **Wie wäre es, wenn wir darüber einen Vertrag machen? Ich möchte nur, dass wir nicht irgendwann irgendwelche Missverständnisse haben. Ist das für Sie in Ordnung?**

PATIENT: Sie meinen aufzuschreiben, dass ich die nächsten 30 Tage nicht trinken werde und dass ich, wenn ich es doch tue, das Medikament nehme?

THERAPEUT: **Das ist im Wesentlichen richtig. Aber erinnern Sie sich. Sie, und nur Sie, haben sich für diesen Fall entschlossen, Disulfiram zu nehmen. Ich werde Sie zu keiner Zeit dazu zwingen.**

PATIENT: Okay, damit kann ich leben.

BEACHTEN SIE → *Weil der Patient kategorisch ablehnt, sich zum aktuellen Zeitpunkt auf Disulfiram einstellen zu lassen, stimmt der Therapeut einem zeitlich begrenzten Abstinenzversuch ohne Disulfiram zu. Er bringt jedoch den Patienten dazu, einen Vertrag zu unterschreiben, in dem er der Einnahme von Disulfiram zustimmt, wenn er eigenständig keine Abstinenz erreicht. Es ist selbstverständlich, dass der Therapeut den Patienten auch ohne Disulfiram weiterhin unterstützt.*

THERAPEUT: **Gut, lassen Sie uns nun versuchen, eine Möglichkeit für Sie zu erarbeiten, wie Sie bis zu unserem nächsten Treffen abstinent bleiben können. Beim nächsten Mal können wir anfangen, verschiedene Problemlösetechniken zu erlernen, die Ihnen in der Zukunft helfen werden. Aber zunächst, was müssen Sie in der nächsten Woche anders machen, um die Chance zu erhöhen, dass Sie Erfolg haben? Denken Sie an die Situation, in der Sie große Gefahr laufen zu trinken, und denken Sie an die Trigger, über die wir früher gesprochen haben. Und wir müssen auch daran denken, einen Sicherheitsplan zu machen.**

Der Therapeut ist nun in einer sehr günstigen Position. Wenn der Patient abstinent bleibt, kann der Therapeut mit diesem Erfolg arbeiten. Wenn der Patient konsumiert, kann er ihm aufzeigen, wie schwierig es ist, ohne »Hilfe« abstinent zu bleiben. An diesem Punkt sollte der Therapeut dann den schriftlichen Vertrag nutzen, um den Patienten an sein Ziel der Abstinenz und an die Möglichkeit der Disulfiram-Behandlung zu erinnern.

Unterstützung der beteiligten Person

Auch wenn ein Patient nicht bereit ist, Disulfiram einzunehmen, ist es trotzdem wichtig, so früh wie möglich eine nahestehende Person in das Behandlungsprogramm zu integrieren (siehe Kapitel »Paartherapie«). In dem folgenden Dialog spricht der Therapeut mit der Ehefrau von Herrn Sander über ihre wichtige Rolle bei dem Versuch ihres Mannes, abstinent zu werden. Er verwendet dabei viel Zeit dazu, über Disulfiram zu sprechen, weil er glaubt, dass es in diesem Fall eine große Hilfe wäre. Der Therapeut gibt einen Überblick darüber, wie Disulfiram wirkt, und führt die vielen Vorteile auf. Während er dies macht, schätzt er ab, ob die Ehefrau geeignet ist, die Funktion des Antabus-Coaches zu übernehmen. Er ist auch daran interessiert, ob die Ehefrau an einer Fortsetzung der Beziehung interessiert ist und ob sie in der Lage ist, unterstützend und motivierend zu wirken. Wenn sie geeignet erscheint, wird er später kurz beschreiben, wie sie ihrem Mann das Disulfiram anbieten könnte. Er bittet auch dringend darum, dass sie selbst das Thema »Disulfiram« nicht mit ihrem Ehemann bespricht, sondern dies dem Therapeuten überlässt.

THERAPEUT: Frau Sander, ich wollte heute mit Ihnen über den Alkoholkonsum Ihres Ehemannes sprechen. Vielleicht können Sie und ich gemeinsam versuchen, ihm zu helfen, mit dem Problem besser umzugehen. Würden Sie mit mir darüber sprechen? Es ist offensichtlich, dass Ihr Mann in der Vergangenheit erhebliche Probleme mit Alkohol hatte und dass Ihnen dies eine Menge Ärger bereitet hat.

EHEFRAU: Wissen Sie, ich glaube, mein Mann ist schon immer alkoholabhängig gewesen. Sein Vater ist an seiner Alkoholabhängigkeit gestorben. Er ist ein guter Vater und er liebt die Kinder, aber wenn er trinkt, ist er unerträglich. Wir streiten uns immer. Wenn er nicht endlich damit aufhört, werde ich ihn verlassen. Ich kann es einfach nicht mehr ertragen.

THERAPEUT: Das klingt so, als hätten Sie in der Vergangenheit mit Ihrem

Mann eine Menge Schwierigkeiten gehabt. Es gibt mehrere Möglichkeiten, wie wir damit gemeinsam umgehen können. Zunächst ist es wichtig, dass Sie aktiv an der Behandlung mitwirken. Ein Teil der Behandlung könnte ein spezielles Verfahren sein, das Ihrem Mann helfen würde, abstinent zu bleiben. Sie wissen, alkoholabhängige Menschen können oft für kurze Zeit aufhören zu trinken, aber sie fangen letztendlich immer wieder an. Das Ganze endet dann damit, dass sie sich schuldig fühlen, und manchmal sind sie dann noch gereizter als in der Zeit, bevor sie aufgehört hatten. Das Ganze kann sich immer weiter verschlimmern und zuspitzen. Haben Sie das bei Ihrem Mann über die Jahre beobachtet?

EHEFRAU: Oh ja, ich weiß genau, was Sie meinen. Ich glaube, dass er wahrscheinlich gerne aufhören möchte, aber er macht es einfach nicht.

THERAPEUT: Es scheint so, als wenn er es nicht könnte. Aber sind Sie noch immer bereit, Ihrem Mann zu helfen? Ich weiß, es ist nicht direkt Ihr Problem. Aber Sie sind schon so lange mit ihm zusammen, und er kümmert sich um die Kinder. Mit Sicherheit wird Ihre Entscheidung einen entscheidenden Einfluss auf das Leben von Ihnen beiden haben. Sind Sie sich wirklich sicher, dass Sie an der Behandlung mitarbeiten möchten?

EHEFRAU: Ja, ich bin bereit zu helfen.

BEACHTEN SIE → *Der Therapeut versucht, sich mit der Ehefrau des Patienten zu verbünden, weil er den Eindruck hat, dass sie in dem weiteren Therapieprozess eine wichtige Rolle spielen wird. Er prüft ebenfalls, ob sie geeignet ist, die Aufgabe des Antabus-Coaches zu übernehmen. Sie scheint immer noch daran interessiert, die Ehe fortzusetzen und bereit zu sein, ihrem Mann zu helfen, abstinent zu werden.*

THERAPEUT: Ich möchte Ihnen als Erstes etwas über ein Medikament erzählen, das »Disulfiram« genannt wird. Haben Sie jemals etwas von Disulfiram oder Antabus gehört?

EHEFRAU: Nein.

THERAPEUT: Im Grunde ist Disulfiram eine kleine Tablette, ungefähr so groß wie Aspirin. Wenn Ihr Mann diese Tablette jeden Tag einnimmt, dann kann er nicht mehr trinken, ohne richtig krank zu werden. Der

Vorteil von Disulfiram ist, dass Ihr Mann abgeschreckt wird, auch nur kleinste Mengen Alkohol zu trinken. Wenn er auch nur ein halbes Bier trinkt, wird er richtig krank. Disulfiram gibt Ihrem Ehemann die Möglichkeit, abstinent zu werden und lange genug in Behandlung zu bleiben, um einige seiner Probleme und Schwierigkeiten zu bearbeiten, die ihn an den jetzigen Punkt seines Lebens gebracht haben. Es würde sich auch direkt auf Ihre Beziehung auswirken, weil neues Vertrauen entstehen kann. Mit Sicherheit hat er Ihnen schon mehrfach versprochen, mit dem Trinken aufzuhören, aber auf lange Sicht ist daraus nichts geworden. Stimmt das?

EHEFRAU: Tausend Mal. Ich habe nicht das Gefühl, dass ich ihm glauben kann. Er sagt immer, er möchte mit dem Trinken aufhören, aber er tut es nie.

BEACHTEN SIE → *Der Therapeut stellt nun einige Vorteile einer Disulfiram-Behandlung dar (siehe oben).*

THERAPEUT: Möchten Sie ihm helfen? Möchten Sie ihm eine gute Chance bieten, abstinent zu bleiben?

EHEFRAU: Wie ich schon sagte, ich mache nahezu alles. Ich liebe ihn, wenn er nicht trinkt.

THERAPEUT: Ich habe ihn gefragt, ob er für 30 Tage abstinent bleiben möchte. Er möchte es für diese 30 Tage ohne weitere Hilfe versuchen. Er hat mir gesagt, dass er Disulfiram nehmen wird, wenn er es nicht schafft.

EHEFRAU: Glauben Sie wirklich, dass er abstinent bleiben wird?

THERAPEUT: Nun, ich weiß es wirklich nicht, aber ich würde es ihn gern versuchen lassen. Aber ich habe ihn gebeten, einen Vertrag zu unterschreiben, dass er Disulfiram nimmt, wenn er es nicht schafft. Wir machen das so häufiger. Ich mag Ihren Mann und ich würde ihm gern helfen, aber es macht keinen Sinn, ihn zu etwas zu drängen. Wenn er kommt und mir erzählt, dass er getrunken hat, dann benötige ich Ihre Hilfe. Sie sollen das werden, was wir einen »Antabus-Coach« nennen. Ich möchte nicht die Verantwortung an Sie abschieben, ich möchte Sie in dem Fall nur bitten, Ihren Mann zu unterstützen, das Disulfiram regelmäßig einzunehmen. Wir würden darüber sprechen, wie Sie ihm das Medikament jeden Tag geben würden.

BEACHTEN SIE→ *Der Therapeut verdeutlicht, dass die Ehefrau in ihrer Rolle als Antabus-Coach eine sehr wichtige Funktion hat: zu unterstützen. Gleichzeitig weist er darauf hin, dass es nicht ihre Aufgabe ist, sich schuldig oder verantwortlich zu fühlen, wenn ihr Ehemann erneut konsumiert.*

EHEFRAU: Also, wenn Mike zustimmt, das Medikament einzunehmen, möchten Sie, dass ich es ihm regelmäßig gebe. Und er wird nicht trinken, weil er richtig krank wird, wenn er es doch macht?

THERAPEUT: Genau. Ich würde Sie auch bitten, ihm das Disulfiram auf eine spezielle Art zu geben, und während Sie dies tun, ihm etwas zu sagen, was ihn unterstützt. Und ich würde mit Ihrem Mann besprechen, dass er hierauf liebevoll antworten soll. Aber kümmern Sie sich im Moment noch nicht um die Einzelheiten. Wir werden alle notwendigen Schritte vorbesprechen, wenn die Zeit gekommen ist.

EHEFRAU: Das klingt alles gut. Ich hoffe, er entscheidet sich, es einzunehmen.

THERAPEUT: Ich auch, aber wir müssen ihm etwas Freiraum geben. Und es ist sehr wichtig, dass ich das Thema »Disulfiram« mit ihm bespreche und nicht Sie. Gerade für den Fall, dass er ärgerlich wird, möchte ich, dass er diesen Ärger auf mich richtet. Ich möchte Sie nicht in eine Situation bringen, die für Sie unangenehm oder schwierig wird. Und in der Zwischenzeit werde ich Ihnen etwas Literatur über Disulfiram geben, in der die Vorteile noch einmal beschrieben sind. Nehmen Sie es mit nach Hause und lesen Sie es. Wenn die Zeit gekommen ist, werde ich Sie beide zu einem weiteren Training einladen.

Im vorliegenden Fall konnte der Therapeut sehr leicht einschätzen, dass die Ehefrau als Antabus-Coach infrage kommt, weil sie sich unterstützend zeigte und weil sie den Wunsch hatte, auch weiterhin mit ihrem Ehemann zusammenzuleben. Aus diesem Grunde beschrieb er ihr einige der wesentlichen Vorteile von Disulfiram und führte sie kurz in ihre möglicherweise künftige Rolle als Antabus-Coach ein. Hierbei ist unbedingt darauf zu achten, dass der Therapeut nicht zu viel Verantwortung für die Genesung des Patienten auf die Ehefrau überträgt. Stattdessen gibt er ihr einige praktische Beispiele dafür, wie sie in die Behandlung einbezogen werden könnte. Schließlich bittet er die Ehefrau dringend, die Möglichkeit einer Disulfiram-Behandlung nicht mit ihrem Ehemann zu besprechen. Der Therapeut möchte nicht riskieren, dass die Ehefrau in eine möglicherweise angreifbare Position gerät.

Das oben dargestellte Beispiel beinhaltet eine Einzelsitzung mit der Ehefrau des Patienten. Es besteht selbstverständlich auch die Möglichkeit, diese Therapiesitzung in gleicher Weise in Anwesenheit des Patienten durchzuführen. Ein Grund dafür, dass der Therapeut sich entschied, allein mit der Lebensgefährtin zu sprechen, war die Sorge, dass eine erneute ausführliche Diskussion über die Disulfiram-Behandlung in Anwesenheit des Patienten bei ihm den Eindruck hinterlassen hätte, dass seine Bemühungen, eigenständig ohne Disulfiram Abstinenz zu erreichen, unzureichend unterstützt werden. Schnell hätte dies der therapeutischen Beziehung schaden können.

Wiedereinführung des Disulfiram-Vertrages

Der nächste dargestellte Dialog findet zwischen dem Therapeuten und dem Ehepaar Sander statt. Herr Sander begann am vierten Tag wieder mit dem Trinken. Als er sich am fünften Tag meldete, wurde unverzüglich ein Termin für das Paar verabredet. Beachten Sie die Punkte, die zu Beginn der Sitzung bearbeitet werden sollten:

- Der Therapeut verstärkt den Patienten positiv dafür, dass er schnell nach einem Rückfall aktiv wurde.
- Der Therapeut erinnert den Patienten an seinen Disulfiram-Vertrag, den er in der vorhergehenden Sitzung unterschrieben hat.
- Der Therapeut bespricht die motivationalen Gründe des Patienten, jetzt sein Verhalten zu verändern.
- Der Therapeut erinnert den Patienten an einige der Vorteile einer Medikation mit Disulfiram.

THERAPEUT: **Herr Sander, ich bin wirklich hoch erfreut, dass Sie mich unmittelbar nach Ihrem Rückfall angerufen haben. Das zeigt wirklich Ihre Motivation und auch, dass Sie tatsächlich vorhaben, die Kontrolle über Ihr Leben wiederzuerlangen.**

PATIENT: Nun, das Ganze hat nicht funktioniert.

THERAPEUT: **Okay, aber Sie sind jetzt hier und haben auch Ihre Frau mit-**

gebracht. Wir sollten jetzt nicht zu sehr in die Vergangenheit schauen. Lassen Sie uns gemeinsam entscheiden, wie wir es besser hinbekommen, dass Sie beim nächsten Mal mehr Erfolg haben. Erinnern Sie sich noch an das letzte Mal, da haben Sie einen Vertrag mit mir gemacht, dass Sie Disulfiram einnehmen werden, wenn Sie mit dem Trinken weitermachen.

BEACHTEN SIE → *Der Therapeut verstärkt den Patienten dafür, dass er sich unmittelbar nach dem Rückfall gemeldet hat. Er geht danach jedoch in einer positiven Sichtweise voran, indem er vorschlägt, gemeinsam eine bessere Strategie zu erarbeiten. Er erinnert den Patienten dann an den Disulfiram-Vertrag.*

PATIENT: Disulfiram. Das war doch die Tablette, die einen krank macht.

THERAPEUT: **Wenn Sie trinken, ja. Und Sie sollten wissen, dass ich Ihrer Frau ebenfalls die Behandlung mit Disulfiram erklärt habe, als Sie vor einigen Tagen bei mir war.**

PATIENT: Oh, okay.

THERAPEUT: **Sie haben nun versucht, es allein zu schaffen, und Sie haben es etwa fünf Tage geschafft. Das ist ein guter Anfang, aber ich weiß, Sie können es besser.**

PATIENT: Es hat einfach nicht geklappt.

THERAPEUT: **Was glauben Sie wird geschehen, wenn Sie wieder trinken? Was ist mit Ihrer Arbeit? Und glauben Sie, dass sich Ihre Frau immer weiter mit Ihnen abrackern wird?**

BEACHTEN SIE → *Der Therapeut erinnert den Patienten an seine Gründe für seinen Wunsch nach Veränderung.*

PATIENT: Ich weiß, sie ist am Ende ihrer Kräfte. Ich glaube nicht, dass ich eine andere Wahl habe, als Disulfiram zu nehmen. Ich habe das auch schon mit meinem Hausarzt besprochen. Hier ist das Rezept.

THERAPEUT: **Ich finde, das ist die richtige Entscheidung. Ich würde vorschlagen, dass Sie jetzt gleich zur Apotheke gehen und das Rezept einlösen, sodass Sie die erste Dosis hier nehmen können, bevor wir heute die Behandlung beenden. Ich würde vorschlagen, dass wir mit einem Zeitraum von 30 Tagen beginnen. Wir können diese Zeit gut nutzen. Wir hatten vorher schon besprochen, dass uns ein Monat Abstinenz etwas**

Zeit geben wird, einige Probleme zwischen Ihnen und Ihrer Frau zu besprechen. Und es wird auch Ihren Chef freuen, von Ihrer Entscheidung zu hören.

Der Patient scheint medizinisch geeignet und jetzt auch bereit, Disulfiram einzunehmen. Der Therapeut entwickelt eine positive Perspektive, indem er den Patienten erneut daran erinnert, wie vorteilhaft es ist, Disulfiram einzunehmen. Gehen Sie jetzt davon aus, dass das Paar die Behandlung verlässt, das Rezept einlöst und dann zur Therapiesitzung zurückkehrt.

Der Antabus-Coach

Wenn ein Patient der Einnahme von Disulfiram zustimmt, müssen verschiedene Schritte unternommen werden, um sicherzugehen, dass er die Medikamente wie verordnet einnimmt. Wie bereits dargestellt, ist das Vorhandensein eines geeigneten Coaches eine wichtige Komponente der Disulfiram-Behandlung (Azrin et al. 1982). Der Coach kann eine beliebige beteiligte Person sein, die bereit ist, dem Patienten zu helfen. Typischerweise ist der Coach ein Lebensgefährte, ein Arbeitskollege, ein enger Freund, der Chef und gelegentlich auch Polizei oder Bewährungshelfer. Beide, Patient und Coach, müssen verstanden haben, dass die Rolle des Coaches nicht bestrafend, sondern unterstützend sein soll. Die Behandlung wird nicht erfolgreich sein, wenn der Coach einzig und allein als »Aufpasser« angesehen wird.

Mit diesem Grundkonzept im Hintergrund werden die unten aufgeführten Schritte im Rahmen der Sitzung durchgearbeitet, während der auch die erste Einnahme des Medikamentes erfolgt. Setzen Sie voraus, dass der Patient bereits medizinisch untersucht wurde und vom untersuchenden Arzt bescheinigt wurde, dass eine Disulfiram-Behandlung möglich ist.

- Wenn das Paar zum Behandlungstermin keine Tabletten mitbringt, werden sie losgeschickt, das Rezept in der Apotheke einzulösen.
- Der Therapeut betont gegenüber dem Coach, wie wichtig es ist, bei der Vergabeprozedur stark unterstützend einzuwirken.
- Der Therapeut weist das Paar darauf hin, wie wichtig es ist, die folgenden Schritte in genau der Reihenfolge wie beschrieben durchzuführen:

- Schauen Sie sich die Tablette genau an, um sicherzugehen, dass es sich um Disulfiram handelt. Geben Sie die Tabletten in ein durchsichtiges Glas. Beachten Sie, dass die Dosis variieren kann, abhängig vom Patienten. In Deutschland sind Tabletten zu 0,1 und 0,5 g im Handel. In den ersten drei Tagen der Behandlung sollten 0,5–1,0 g eingenommen werden, anschließend wird die Menge auf eine Erhaltungsdosis von 0,2–0,4 g reduziert.
- Füllen Sie eine geringe Menge Wasser in das Glas, bis es etwa halb voll ist.
- Warten Sie etwa eine Minute ab, bis sich die Tabletten aufgelöst haben. Zerdrücken Sie Reste mit einem Löffel.
- Rühren Sie die Lösung langsam, um sicherzugehen, dass sich das gesamte Disulfiram aufgelöst hat.
- Geben Sie das Glas dem Patienten und sehen Sie bei der Einnahme zu. Wenn Reste an der Innenwand des Glases hängen bleiben, füllen Sie mehr Wasser ein, rühren erneut um und bitten den Patienten, auch die Reste auszutrinken.
- Loben Sie den Patienten für die Einnahme und für das, was er erreicht hat, seit er die Entscheidung getroffen hat, mit dem Trinken aufzuhören.

- Der Therapeut formuliert unterstützende Kommentare für das Paar vor, die während der Vergabeprozedur abgegeben werden können.
- Der Therapeut bittet das Paar, in einem Rollenspiel die Vergabeprozedur zu üben, gibt eine Rückmeldung und eine positive Verstärkung.
- Patient und Coach werden gebeten, dem Therapeuten zu beschreiben, wie sie sich während der Vergabeprozedur fühlen.
- Der Therapeut bittet den Coach dann, die erste Dosis Disulfiram im Rahmen der oben vorbesprochenen Vergabeprozedur zu vergeben.
- Eine positive Rückmeldung und eine Verstärkung folgen.
- Es wird eine feste Zeit für die tägliche Vergabe des Disulfirams vereinbart. Es sollte eine Zeit sein, die das Paar typischerweise zusammen verbringt (zum Beispiel beim Frühstück oder vor dem Schlafengehen). Beide Personen sollten mit der Vergabezeit einverstanden sein.

- Das Paar wird gebeten, die Medikamente zu den folgenden Sitzungen mitzubringen, sodass die weitere Vergabe überwacht werden kann.

THERAPEUT: **Haben Sie das Disulfiram bekommen? Gab es Probleme?**

EHEFRAU: Alles in Ordnung.

THERAPEUT: **Ich freue mich, dass Sie sich an der Behandlung beteiligen. Kann ich die Medikamente einmal sehen? Ich möchte Ihnen zeigen, wie Disulfiram aussieht. Hier, das ist die Tablette, die Sie Ihrem Ehemann jeden Tag geben werden.**

BEACHTEN SIE → *Der Therapeut erklärt der Ehefrau, wie sie erkennen kann, dass es sich bei dem Medikament wirklich um Antabus handelt. Dies ist am einfachsten an der Rückseite des Blisters zu erkennen.*

THERAPEUT: **Lassen Sie uns nun die Vergabeprozedur besprechen, das heißt wie genau das Medikament verabreicht werden soll. Anschließend können Sie die erste Dosis einnehmen. Wenn Sie zwischendurch irgendwelche Fragen haben, dann fragen Sie einfach dazwischen. Wir werden das Ganze in einer positiven unterstützenden Weise vorbesprechen. Niemand wird hier versuchen, »Polizist« oder »Wachhund« zu spielen. Sie beide wollen die Prozedur lernen, weil Sie sich lieben und Sie füreinander sorgen wollen, und weil Sie wissen, dass dieses Verfahren geprüft und äußerst effektiv ist. Ich möchte, dass Sie das Disulfiram auf eine ganz spezielle Art und Weise einnehmen, eine Art, von der wir wissen, dass sie funktioniert.**

BEACHTEN SIE → *Das Paar muss verstanden haben, dass die Vergabeprozedur am effektivsten ist, wenn sie exakt wie beschrieben durchgeführt wird.*

THERAPEUT: **Herr Sander, Sie haben sich damit einverstanden erklärt, dass Ihre Frau als Ihr Antabus-Coach für Sie da ist. Stimmt das?**

PATIENT: Ja, sie wird kontrollieren, dass ich es einnehme.

THERAPEUT: **Sie wird Sie unterstützen, es einzunehmen. Bemerken Sie den Unterschied?**

PATIENT: Das klingt alles so, als wenn man mir nicht glaubt, dass ich es alleine nehmen kann.

THERAPEUT: **Nun ja, wir haben gelernt, dass, wenn eine Lebensgefährtin beteiligt ist, Sie dies unterstützen kann und es Ihnen gleichzeitig die Möglichkeit gibt, an Ihrer Beziehung zu arbeiten.**

EHEFRAU: Aber ich glaube nicht, dass ich ihm trauen würde, das Medikament allein einzunehmen.

THERAPEUT: Ich kann das in Anbetracht der Vorgeschichte gut nachvollziehen. Aber ich würde Sie bitten, Ihre Vorbehalte zunächst einmal für eine Weile wegzuschieben. Wir können später darüber sprechen. Während der Disulfiram-Vergabe ist es für Sie, Frau Sander, extrem wichtig, dass Sie unterstützend auftreten und immer daran denken, dass Ihr Mann versucht, etwas Neues zu tun, was für ihn sehr schwierig ist. Wenn er das Medikament nimmt, kann er nicht trinken. Er wird sehr krank werden, wenn er irgendetwas trinkt. Er legt sich damit sehr verbindlich fest. Ich werde Sie nun bitten, dass Sie sich ebenfalls sehr klar festlegen, ihn in einer positiven Weise zu unterstützen und nicht über irgendetwas Negatives zu sprechen. Wir können über diese negativen Dinge, die wegen seines Alkoholkonsums geschehen sind, später sprechen. Ist das für Sie nachvollziehbar?

EHEFRAU: Ja.

BEACHTEN SIE → *Der Therapeut wird das Misstrauen der Ehefrau zu einem späteren Zeitpunkt besprechen. Für die Disulfiram-Vergabe ist es jedoch sehr wichtig, dass diese in einer positiven und unterstützenden Atmosphäre durchgeführt wird.*

THERAPEUT: Gut, ich weiß, das Ganze ist zunächst einmal eine ungewöhnliche Situation für Sie beide, aber es wird sich auf lange Sicht auszahlen. Zunächst werde ich Sie *(Blick zu Herrn Sander)* jetzt bitten, Ihnen *(Blick zu Frau Sander)* das Disulfiram zu geben, sodass Sie einen Blick darauf werfen können. Gut. Nun geben Sie es in ein kleines Glas und geben etwas Wasser dazu. Lassen Sie das Glas eine Minute stehen und sehen Sie zu, wie sich die Tablette auflöst. Machen Sie nun weiter und zerdrücken Sie die Reste, die sich nicht aufgelöst haben, mit einem Teelöffel am Glasrand. Dann rühren Sie langsam um, sodass Sie sicher sind, dass sich alles aufgelöst hat. Lassen Sie uns nun die Unterhaltung einüben, die Sie haben werden. Ich würde Sie bitten, Ihren Mann direkt anzusehen, während Sie jetzt antworten, nicht mich. Schauen Sie Ihren Mann an und sagen Sie ihm, wie Sie sich fühlen. Sagen Sie etwas wie: »Ich bin dir wirklich dankbar, dass du das Disulfiram nimmst. Ich kümmere mich mit

darum und ich bin froh, dass du versuchst, mit dem Trinken aufzuhören«. Können Sie das jetzt tun, Frau Sander? Warum sehen Sie Ihren Mann nicht an und versuchen es?

EHEFRAU: Ich kann es nicht so sagen wie Sie. Mmh ... *(Blick zum Ehemann),* du weißt, ich bin wirklich froh, dass du trocken bleiben willst. Ich bin froh, dass du das Disulfiram nimmst und dass du versuchen möchtest, an unserer Beziehung zu arbeiten.

THERAPEUT: Das war ausgezeichnet. Erstens, Sie haben ihn angesehen. Sie waren sehr positiv, Sie haben ihm gesagt, was Sie fühlen. Sie haben das wirklich gut gemacht. Nun Herr Sander, tun Sie jetzt so, als hätte Ihre Frau Ihnen das Disulfiram gegeben. Spielen Sie dann, dass Sie das Glas austrinken, und dann üben Sie, Ihrer Frau dafür zu danken, dass Sie das Disulfiram zubereitet hat. Sie könnten zum Beispiel sagen: »Ich bin wirklich froh, dass du mich unterstützt und dass du mir bei dieser Therapie helfen möchtest. Das bedeutet mir eine Menge. Es ist mir sehr wichtig«. Können Sie das jetzt tun, Herr Sander? Sehen Sie Ihre Frau an und versuchen Sie es einfach.

PATIENT *(Blick zur Frau):* Ich bin froh, dass du dich entschieden hast, mir eine letzte Chance zu geben. Ich werde versuchen, dieses Mal wirklich trocken zu bleiben. *(Zum Therapeuten)* Was noch?

THERAPEUT: Das war wirklich gut. Was möchten Sie noch hinzufügen?

PATIENT: Ich bin froh, dass du mir das Antabus gibst.

THERAPEUT: Na bitte, perfekt. Das haben Sie ausgezeichnet gemacht, und es wird deutlich leichter gehen, wenn ich nicht zusehe. Sie haben Ihrer Frau gesagt, wie Sie sich fühlen und warum. Und Sie haben ihr gedankt, dass sie Ihnen das Disulfiram gibt.

BEACHTEN SIE → *Es ist wichtig, das Verhalten des Paares entsprechend anzupassen und beiden Partnern nach ihrem ersten Versuch eine Rückmeldung zu geben. Geben Sie positive Verstärkung, wann immer möglich, und korrigieren Sie das Verhalten, sofern notwendig.*

THERAPEUT: Frau Sander, wie war es für Sie, Ihren Mann anzusehen und ihm zu sagen, wie Sie sich fühlen?

EHEFRAU: Es fühlt sich wirklich gut an. Ich dachte, ich würde ärgerlich werden, aber stattdessen habe ich das Gefühl bekommen, dass es diesmal wirklich klappen könnte. Ich bin trotzdem noch nicht hundertprozentig überzeugt.

THERAPEUT: **Es ist gerade der erste Tag, der erste Schritt. Herr Sander, wie fühlt sich das für Sie an?**

PATIENT: Nun, ich fühle mich richtig gut. Als wenn wir es versuchen würden. Es gibt mir eine neue Chance. Und auch wenn ich weiß, dass sie mir noch nicht vollständig vertraut, ich weiß, dass sie sich besser fühlt, wenn sie mir das Disulfiram gibt.

THERAPEUT: **Prima. Ich hatte gehofft, dass Sie das Ganze so erleben würden. Später im Verlauf der Therapie möchte ich mich gerne mit Ihnen darüber unterhalten, warum Sie das Disulfiram nehmen und wie Sie sich fühlen, wenn Sie es nicht nehmen. Wichtig ist im Moment jedoch, dass Sie eine feste Tageszeit finden, zu der Sie immer das Medikament einnehmen. Versuchen Sie auch, es immer am selben Platz einzunehmen. Machen Sie ein positives tägliches Ritual daraus.**

EHEFRAU: Sicher, wir werden eine Zeit abmachen.

THERAPEUT: **Gut, gut für Sie und ...** *(Blick zu Herrn Sander)* **für Sie?**

PATIENT: Macht es einen Unterschied, ob ich es am Morgen oder am Abend nehme?

THERAPEUT: **Das macht keinen Unterschied, solange sie es regelmäßig tun, solange sie es nicht vergessen.**

PATIENT: Was meinst du? Sollten wir es am Abend machen, kurz vor dem Schlafengehen?

EHEFRAU: Ja, das könnte funktionieren.

BEACHTEN SIE → *Der Therapeut fragt das Paar über ihre Gefühle während der Vergabeprozedur und bittet sie, eine feste Zeit für das tägliche Ritual zu vereinbaren.*

THERAPEUT: **Okay. Lassen Sie uns weitermachen, da wir bislang ja nur einen Probelauf gemacht haben. Das Disulfiram ist vor Ihnen. Versuchen Sie, sich vorzustellen, dass ich nicht da bin. Sehen Sie sich bitte beide direkt an und machen Sie jetzt die gesamte Vergabe so, wie Sie es zu Hause tun werden.**

PATIENT: Sollten wir es nicht bis heute Abend aufschieben?

THERAPEUT: **Nein, machen Sie es jetzt sofort, probieren Sie es aus. Und**

dann bringen Sie die Tabletten zu jeder Sitzung mit, sodass ich sehen kann, wie Sie die Vergabe machen.

Es gibt keinen rationalen Grund, die Einnahme des Medikamentes hinauszuzögern, wenn die Zustimmung zuerst einmal gegeben wurde. Es empfiehlt sich, die erste Dosis vor Abschluss der Therapiesitzung zu geben. Es ist auch wichtig, dass das Disulfiram zu den nachfolgenden Sitzungen mitgebracht wird und in Anwesenheit des Therapeuten eingenommen wird. Es stellt sicher, dass der Patient wirklich das Medikament nimmt und dass er weiterhin bereit ist, es einzunehmen. Es gibt Ihnen darüber hinaus die Möglichkeit, die Vergabeprozedur zu beobachten, eine Rückmeldung und eine positive Verstärkung zu geben.

ANHANG 2.A

Antabus-Leitfaden für Patienten

Durch die Einnahme von Antabus soll der Abstinenzwunsch bei Alkoholabhängigkeit medikamentös unterstützt werden. In diesem Leitfaden finden Sie die wichtigsten Informationen bezüglich Wirkungsweise und Nebenwirkungen dieses Medikamentes.

Die Medikamenteneinnahme allein genügt jedoch nicht, um die bestehende Alkoholabhängigkeit ausreichend zu behandeln. Zusätzlich sollten in Abständen von zwei bis drei Wochen ambulante Gespräche mit einem Arzt, je nach Wunsch des Patienten als Einzel- oder auch Paargespräch, durchgeführt werden. Bezüglich der Paargespräche besteht die Möglichkeit, an einer mehrmonatig angelegten Paartherapie teilzunehmen. Dabei wird der Schwerpunkt auf eine Verbesserung der Partnerschaft im alltäglichen Umgang miteinander gelegt. Gezielt werden gemeinsame Ressourcen herausgearbeitet und deren Nutzung in der Partnerschaft trainiert.

Im Folgenden finden Sie die wichtigsten Informationen zu Antabus:

Wann wird Antabus verordnet? Antabus wird bei Alkoholmissbrauch und Alkoholabhängigkeit zur Unterstützung der Abstinenz eingesetzt.

Welche Substanz ist in Antabus enthalten? Antabus-Tabletten enthalten den chemischen Wirkstoff Disulfiram. Im Handel befinden sich zwei unterschiedliche Wirkstärken (0,1 g = »kleine Antabus-Tablette« und 0,5 g = »große Antabus-Tablette«).

Wie wirkt Antabus? Antabus unterbricht den Alkoholabbau in der Leber, sodass sich Zwischenprodukte (hauptsächlich Acetaldehyd) im Körper ansammeln. Diese Zwischenprodukte führen zu einer Alkoholunverträglichkeitsreaktion. Bei Alkoholkonsum, und zwar ab einer aufgenommenen Menge von 3 g reinem Alkohol, kommt es zu Übelkeit, Erbrechen, Gesichtsrötung, Herzklopfen, Durchfall, Schläfrigkeit, Schwindel, Kopfschmerzen, Blutdruckanstieg oder -abfall und Atemnot. Dies ist vergleichbar mit der körperlichen Reaktion eines Jugendlichen, der erstmalig zu viel Alkohol getrunken hat. Diese Alkoholunverträglichkeitsreaktion setzt binnen 8–15 Minuten nach Alkoholkonsum ein und dauert ca. 30–120 Minuten an.

Antabus ist *kein* Psychopharmakon und führt *nicht* zu einer Abhängigkeit!

Auf diese Weise soll eine Abneigung gegen Alkohol erzeugt und der Abstinenzwunsch bei Alkoholabhängigkeit unterstützt werden.

Wie wird Antabus eingenommen? Antabus wird regelmäßig einmal täglich eingenommen. Man lässt die Tabletten dabei in einem Glas Wasser zerfallen und trinkt die Dosis auf einmal aus. Die Einnahme kann morgens oder bei Auftreten von Müdigkeit auch abends erfolgen. Die Behandlung sollte so lange fortgesetzt werden, bis Abstinenz auch ohne medikamentöse Unterstützung möglich ist. In den ersten drei Tagen der Behandlung beträgt die Dosis 0,5–1,0 g. Anschließend wird die Menge auf eine Erhaltungsdosis von 0,2 bis 0,4 g reduziert. Unterbricht man die Antabus-Einnahme, lässt die Wirkung in der Regel innerhalb einer Woche nach. Teilweise kann die Alkoholunverträglichkeit jedoch bis zu zwei Wochen nach letzter Einnahme andauern.

Welche Nebenwirkungen hat Antabus?

Sehr häufig:

- Müdigkeit;
- unangenehmer Mundgeruch und Körpergeruch;
- Oberbauchbeschwerden;
- Schweregefühl im Kopf;
- Blutdruckabfall.

Gelegentlich:

- Reduktion der Sehschärfe und des Farbensehens;
- Verstopfung, Durchfall;
- Allergie;
- Kopfschmerzen;
- Polyneuropathie;
- Psychose;
- Anstieg der Leberenzyme und des Bilirubins.

Selten:

- Ataxie (Bewegungsstörung);
- Dysarthrie (Sprachstörung);
- Blutdruckanstieg bei hoher Dosierung.

Sehr selten:

- Leberversagen;
- Lactat-Azidose.

Kann Antabus gefährlich sein? Wenn nach einsetzender Alkoholunverträglichkeitsreaktion weiter Alkohol konsumiert wird, kann ein lebensbedrohlicher Zustand, das sogenannte Acetaldehyd-Syndrom, auftreten. Hierbei kam es in der Vergangenheit auch zu Todesfällen. Unter der Behandlung mit Antabus sowie bis zu zwei Wochen nach der letzten Einnahme muss *dringend* vor Alkoholkonsum gewarnt werden!

Wann darf Antabus nicht eingenommen werden? Bei Vorliegen folgender Erkrankungen darf keine Behandlung erfolgen:

- koronare Herzkrankheit (Erkrankung der Herzkranzgefäße);
- schwerwiegende Herzrhythmusstörungen;
- klinische manifeste Kardiomyopathie (Erkrankung des Herzmuskels);
- Durchblutungsstörungen des Gehirns;
- fortgeschrittene Arteriosklerose (Arterienverkalkung);
- Ösophagusvarizen (Krampfadern der Speiseröhre);
- Schwangerschaft;
- Thyreotoxikose (schwerwiegende Schilddrüsenfunktionsstörung).

Die gleichzeitige Einnahme anderer Medikamente muss mit dem Arzt besprochen werden!

Darf man während der Behandlung mit Antabus am Straßenverkehr teilnehmen? Während der ersten Behandlungstage sollten das Führen von Fahrzeugen, die Bedienung von Maschinen oder sonstige gefahrvolle Tätigkeiten unterbleiben.

Einverständniserklärung

Über die geplante Behandlung mit Antabus hat mich

Frau / Herr ....

in einem Aufklärungsgespräch ausführlich informiert.

Dabei konnte ich alle mir wichtig erscheinenden Fragen über Art und Bedeutung der Behandlung, über mögliche Risiken und Nebenwirkungen sowie über Behandlungsalternativen stellen.

Ich habe das Aufklärungsblatt gelesen und verstanden. Ich habe *keine weiteren Fragen*, fühle mich *genügend informiert* und willige hiermit nach *ausreichender Bedenkzeit* in die geplante medikamentöse Behandlung ein.

....

Ort, Datum, Uhrzeit

....

Unterschrift Patient / -in / gesetzlicher Vertreter / -in

ANHANG 2.B

Briefvorlage Antabus-Medikation

Sollte ein ärztlicher Therapeut die CRA-Behandlung durchführen, besteht die Möglichkeit, dass die Verordnung und die für die Behandlung erforderlichen Untersuchungen durch den Therapeuten erfolgen.

Für den Fall, dass ein nichtärztlicher Therapeut die Behandlung durchführt, ist eine Zusammenarbeit mit dem Hausarzt des Patienten erforderlich. Es empfiehlt sich eine erste telefonische Kontaktaufnahme, im Rahmen derer das Anliegen geschildert werden sollte. Das Telefonat ersetzt jedoch nicht die schriftliche Form. Dem Schriftstück sollte eine Kopie der Einverständniserklärung des Patienten beiliegen.

Im Folgenden finden Sie ein entsprechendes Beispiel:

Sehr geehrter Herr Dr. X,

Herr Y befindet sich zurzeit wegen seiner Alkoholabhängigkeit bei mir in psychotherapeutischer Behandlung. Im Rahmen der Behandlung ist deutlich geworden, dass Herr Y von einer Behandlung mit Disulfiram (Antabus) im Rahmen eines Gesamtbehandlungsplans profitieren könnte. Die tägliche Vergabe soll durch seine Ehefrau erfolgen. Herr Y und seine Ehefrau wurden ausführlich über die Wirkungen und Nebenwirkungen, insbesondere über die Disulfiram-Alkohol-Reaktion (DAR), aufgeklärt. Eine Kopie der schriftlichen Einverständniserklärung des Patienten liegt als Anlage bei.

Ich würde Sie bitten, den Patienten zu untersuchen, um festzustellen, ob eine Medikation mit Disulfiram medizinisch möglich ist.

Vor Beginn und während der Behandlung alle sechs Monate sind folgende Untersuchungen zu empfehlen: EKG, klinisch chemisches Labor, insbesondere GOT, GPT, GGT.

Ich bitte Sie, die Rezeptierung für Antabus 0,1 g (50 Tbl.) vorzunehmen.

Über den Verlauf der Behandlung werde ich Sie – vorbehaltlich des Einverständnisses des Patienten – weiter unterrichten.

Mit freundlichen Grüßen

Behandlungsplan

Bevor Sie mit dem Patienten einen Behandlungsplan entwickeln, sollten Sie sich bereits mit den Informationen aus dem Assessment auseinandergesetzt und eine vollständige Verhaltensanalyse durchgeführt haben. Ebenso sollten Sie das Abstinenz-Konto eingeführt und, sofern indiziert, mit dem Patienten über die Möglichkeit einer Behandlung mit Disulfiram gesprochen haben. Diese gründliche Vorbereitung ermöglicht es Ihnen, den Patienten unter Bezug auf seine eigenen Ziele und Verstärker durch den Prozess der Behandlungsplanung zu leiten. CRA bietet hierzu verschiedene Verfahren und Arbeitsblätter. Zentrale Instrumente sind hierbei das Arbeitsblatt »Zufriedenheitsskala« (siehe Anhang 3. A) und das Arbeitsblatt »Behandlungsziele« (siehe Anhang 3. C).

Zufriedenheitsskala

Beschreibung und Zielsetzung

Im ersten Schritt bei der Entwicklung des Gesamtbehandlungsplans wird der Patient gebeten, das Arbeitsblatt »Zufriedenheitsskala« (siehe Anhang 3. A) vollständig auszufüllen. Die Zufriedenheitsskala ist gegliedert in folgende zehn Lebensbereiche: Trinken/Abstinenz, Arbeit/Ausbildung, Umgang mit Geld, Sozialleben, persönliche Gewohnheiten, familiäre Beziehungen, juristische Angelegenheiten, Gefühlsleben, Kommunikation und allgemeine Zufriedenheit. Die Patienten werden gebeten, für jede Kategorie auf einer Skala von »1« (völlig unzufrieden) bis »10« (völlig zufrieden) einzuschätzen, wie zufrieden sie aktuell auf diesem Gebiet sind.

Das Arbeitsblatt liefert einige sehr wichtige Informationen:

- Es liefert eine »Baseline« vor der Therapie, die beschreibt, welche Lebensbereiche des Patienten am dringendsten einer therapeutischen Bearbeitung bedürfen.
- Es veranschaulicht dem Patienten, dass in speziellen Bereichen seines Lebens Veränderungen erforderlich sind.
- Es evaluiert den Fortschritt im Behandlungsprozess.

- Es hilft dem Patienten, problematische Lebensbereiche von nicht problematischen Lebensbereichen zu differenzieren.

Einführung der Zufriedenheitsskala

Der nun folgende Dialog zeigt, wie ein Therapeut die Zufriedenheitsskala in die Therapie einführt und dem Patienten das Grundprinzip erläutert. Die Anleitung zum Ausfüllen des Fragebogens wird zunächst sehr detailliert besprochen. Der Therapeut vergewissert sich dann nochmals, dass der Patient die Aufgabe verstanden hat, indem er die ersten Bereiche mit ihm gemeinsam bearbeitet. Die Verbindung zwischen Konsumverhalten und Unzufriedenheit in einzelnen Lebensbereichen können bei Bedarf mit dem Patienten herausgearbeitet werden.

THERAPEUT: **Herr Eich, um den optimalen Behandlungsplan für Sie erarbeiten zu können, müssen wir zunächst einige Arbeitsblätter ausfüllen. Das erste Arbeitsblatt nennt sich »Zufriedenheitsskala«. Der Zweck dieser Skala ist herauszufinden, wie zufrieden Sie zurzeit in all den verschiedenen Bereichen Ihres Lebens sind. Achten Sie darauf, dass sich dies nicht nur auf den Bereich Ihres Konsumverhaltens bezieht. Wir werden hierdurch herausbekommen, auf welchen Gebieten Sie Ihrer Meinung nach arbeiten müssen. Ich werde Sie zukünftig bitten, in jeder Therapiesitzung eine solche Zufriedenheitsskala auszufüllen, sodass wir den Behandlungsverlauf in jedem Gebiet verfolgen können. Macht das Ihrer Meinung nach Sinn?**

PATIENT: Ja, aber was soll ich jetzt tun?

THERAPEUT: **Dann mache ich jetzt weiter und erkläre Ihnen das ganz genau. Schauen Sie sich einmal dieses Arbeitsblatt an.**

BEACHTEN SIE → *Der Therapeut hat zunächst das Grundprinzip der Zufriedenheitsskala erklärt. Alles Weitere bezieht sich nun auf den Anhang 3. A.*

THERAPEUT: **Können Sie sehen, dass insgesamt zehn verschiedene Kategorien hier aufgelistet sind? Die ersten neun beziehen sich auf spezielle Lebensbereiche, sehen Sie zum Beispiel unter Nummer 2, »Arbeit/Ausbildung«, oder unter Nummer 4, »Sozialleben«. Die letzte Kategorie, die Nummer 10, heißt einfach »allgemeine Zufriedenheit«. Diese steht ganz zum Schluss der Tabelle, weil sie für Ihre Gesamtzufriedenheit in Ihrem**

Leben steht, sodass sie alle anderen darüber stehenden neun Skalen bei der Einschätzung der allgemeinen Zufriedenheit berücksichtigen sollen. Gehen wir jetzt zu den Einzelheiten, denken Sie immer daran, dass Sie ankreuzen sollen, wie zufrieden Sie aktuell, das heißt heute, auf jedem Gebiet sind.
Sie sehen hinter der Bezeichnung der Lebensbereiche eine sogenannte 10-Punktskala. Die Zahl »1« bedeutet, dass Sie aktuell völlig unzufrieden mit diesem Bereich Ihres Lebens sind. Das bedeutet, so unzufrieden, wie Sie sich überhaupt nur jemals vorstellen können. Wenn Sie dagegen eine »10« auf der anderen Seite der Skala ankreuzen, dann bedeutet dies, dass Sie aktuell völlig zufrieden mit diesem Gebiet Ihres Lebens sind. Mit anderen Worten, eine »10« bedeutet, dass dieser Bereich Ihres Lebens keinerlei Verbesserung oder Veränderung benötigt. Sie sind auf diesem Gebiet genau so, wie es ist, absolut zufrieden. All die Zahlen zwischen »1« und »10« bedeuten weniger starke Ausprägungen Ihrer Zufriedenheit oder Unzufriedenheit in diesem Gebiet. Wenn Sie ein Kreuz näher bei der »1« machen, bedeutet dies, dass Sie relativ unzufrieden sind. Kreuzen Sie dagegen näher bei »10« an, scheinen Sie mit dem Bereich Ihres Lebens eher zufrieden zu sein. Lassen Sie uns die erste Skala gemeinsam bearbeiten: »Trinken /Abstinenz«. Auf dieser Skala von »1« bis »10«: Was würden Sie ankreuzen? Wie zufrieden sind Sie aktuell mit diesem Teil Ihres Lebens?

PATIENT: Oh, ich vermute, ich würde hier eine »2« vergeben.

THERAPEUT: Nun, können Sie mir beschreiben, warum Sie sich entschlossen haben, eine »2« anzukreuzen, so, dass ich sicher sein kann, dass Sie das System verstanden haben?

PATIENT: Ich weiß nicht, wie ich mit diesem Teil meines Lebens umgehen soll. Ich bin verwirrt. Ich mag gerne trinken, aber seit ich das erste Mal meinen Führerschein abgeben musste, beunruhigt es mich immer, wenn ich ein Bier getrunken habe. Ich habe überhaupt keinen Spaß mehr daran. Aber wenn ich nicht trinke, nerven mich meine Freunde. Und dann fange ich an zu überlegen, ob sie wirklich meine besten Freunde sind oder nicht.

THERAPEUT: Das klingt so, als wenn Sie immer noch davon verwirrt sind zu sehen, was mit Ihnen geschieht, wenn Sie trinken.

PATIENT: Ich weiß nicht recht, ob ich verwirrt bin. Ich meine, ich weiß, dass ich mit dem Trinken aufhören muss. Zu viele unangenehme Dinge sind in letzter Zeit geschehen, und sie scheinen etwas mit meinem Alkoholkonsum zu tun zu haben. Aus diesem Grunde habe ich eine »2« angekreuzt. Ich muss auf diesem Gebiet irgendetwas verändern.

THERAPEUT: Wenn Sie eine »2« ankreuzen, bedeutet dies, dass Sie mit diesem Lebensbereich zum jetzigen Zeitpunkt fast so unzufrieden sind, wie Sie sich überhaupt vorstellen können. Stimmt das so?

PATIENT: Ja, würde ich sagen.

THERAPEUT: In einigen Minuten werden wir eine Reihe von Zielen auf diesen Gebieten erarbeiten und uns darüber intensiv unterhalten, wie Sie diese Ziele erreichen können. Aber zunächst sollten wir die weiteren Bereiche auf der Zufriedenheitsskala ankreuzen. Wie zufrieden sind Sie aktuell mit Ihrer Arbeitssituation?

PATIENT: Nicht richtig zufrieden, ich würde hier eine »3« ankreuzen.

THERAPEUT: Und weshalb haben Sie sich entschieden, eine »3« zu geben? Das bedeutet ja, dass Sie mit diesem Lebensbereich ziemlich unzufrieden sind.

BEACHTEN SIE → *Sie können zu diesem Zeitpunkt nicht wissen, ob der Patient mit seiner Arbeitssituation unzufrieden ist, weil er arbeitslos ist oder andere Gründe eine Rolle spielen. Es könnte auch sein, dass er seine Tätigkeit nicht mag, dass die Arbeitsbedingungen schlecht sind oder dass er mit seinem Gehalt unzufrieden ist. Um herauszufinden, ob der Patient diese Skala richtig bearbeitet hat, müssen Sie ihn fragen, woher seine Unzufriedenheit kommt. Warum dies notwendig ist, wird später beim Ausfüllen des Arbeitsblattes »Behandlungsziele« deutlich.*

PATIENT: Eigentlich bin ich unzufrieden mit meinem Gehalt, nicht mit meiner Arbeit. Ich müsste schon längst eine Gehaltserhöhung bekommen, aber ich traue mich nicht, das anzusprechen. Wissen Sie, es gibt Gerüchte bei der Arbeit, dass ich ein Alkoholproblem habe, wahrscheinlich wegen der vielen Fehltage.

THERAPEUT: Eine »3« bedeutet, dass die Arbeitssituation Sie sehr stark belastet. Ist das richtig?

PATIENT: Ja, das stimmt.

THERAPEUT: Es ist sehr interessant zu sehen, wie diese ersten beiden Bereiche auf der Zufriedenheitsskala in Beziehung stehen. Ich vermute, dass sich Ihre Arbeitsplatzsituation entspannen wird, wenn sich auch Ihre Konsumsituation verbessert.

BEACHTEN SIE → Nutzen Sie die Gelegenheit, die Verbindungen zwischen problematischem Konsumverhalten und der Zufriedenheit des Patienten mit anderen Lebensbereichen herauszustellen.

THERAPEUT: Machen Sie nun weiter und füllen Sie alle restlichen acht Skalen aus. Ich werde es mir dann ansehen, um sicherzugehen, dass ich dem folgen kann, was Sie mir erzählen.

BEACHTEN SIE → Sehen Sie nun Anhang 3. B als Beispiel für eine ausgefüllte Zufriedenheitsskala.

Wenn der Patient das erste Mal die Zufriedenheitsskala vollständig ausgefüllt hat, sollten Sie diese durchsehen und in ihrer Gesamtheit beurteilen. Manchmal verstehen die Patienten die Anleitung nicht richtig und kreuzen auf allen Skalen »1« an. Es ist unwahrscheinlich, dass ein Patient mit jedem Bereich seines Lebens völlig unzufrieden ist. Sollte dieser extrem seltene Fall auftreten, sollten Sie durch Problemlösestrategien (siehe Kapitel »Skills-Training«) dem Patienten helfen, Prioritäten zu setzen und die Bereiche zu benennen, an denen seiner Meinung nach als Erstes gearbeitet werden sollte. Gelegentlich kommt es auch vor, dass ein Patient in allen Bereichen eine »10« ankreuzt. Hier liegt die Vermutung nahe, dass es sich um eine Form von Widerstand handelt.

Einsatz der Zufriedenheitsskala während der Behandlung

Wie bereits oben aufgeführt, können die Informationen der ersten Zufriedenheitsskala bei der Erstellung des Behandlungsplans sehr nützlich sein. Dies wird noch deutlicher werden, wenn die Rolle der Zufriedenheitsskala beim Ausfüllen des Arbeitsblattes »Behandlungsziele« dargestellt wird (siehe S. 130). Wenn dann Ziele in den verschiedenen Lebensbereichen definiert sind, kann der Behandlungserfolg dadurch kontrolliert werden, dass der Patient zu Beginn einer jeden Therapiesitzung eine neue Zufriedenheitsskala ausfüllt. Unabhängig davon, ob die Skalenwerte in einem Lebensbereich steigen oder fallen, ist es notwendig, die Grün-

de für die Veränderung in der letzten Woche zu erarbeiten. Das für die Veränderungen ursächliche Verhalten kann dann entweder verstärkt werden, oder es werden Möglichkeiten gesucht, wie der Patient das ungünstige Verhalten einstellen kann.
Durch die Einführung der Zufriedenheitsskala zur Kontrolle des Behandlungsprozesses entstehen manchmal weitere Probleme, insbesondere könnte ein Patient im weiteren therapeutischen Verlauf bestimmte Lebensbereiche als unverändert oder verschlechtert wahrnehmen. Auch wenn dies darauf hinweisen könnte, dass auf diesen Gebieten kein Fortschritt erreicht wurde, gibt es andere mögliche Erklärungen. So besteht die Möglichkeit, dass sich mit zunehmendem Behandlungsfortschritt die Erwartungen des Patienten verändern, was zu einer Veränderung des Referenzpunktes (Anfangswert) führen kann. In der Konsequenz wird sich hierdurch die Beurteilung im gesamten Wertungssystem verschieben. Auch kann das veränderte Verhalten des Patienten unerwünschte oder unangenehme Reaktionen von nahen Bezugspersonen hervorrufen, was unter anderem zu einer vorübergehenden Zuspitzung von Beziehungsproblemen führen kann. Besprechen Sie diese möglichen Komplikationen mit dem Patienten möglichst früh im Behandlungsprozess, sodass er diese Reaktionen verstehen kann, sofern sie auftreten.

Behandlungsziele

Beschreibung und Zielsetzung

Im zweiten Schritt bei der Entwicklung eines Behandlungsplanes wird der Patient gebeten, das Arbeitsblatt »Behandlungsziele« (Anhang 3.C) auszufüllen. Auf diesem Arbeitsblatt finden sich dieselben zehn Lebensbereiche wieder, die bereits in der Zufriedenheitsskala verwendet wurden. Der Zweck des Arbeitsblattes ist es, den Patienten zu helfen, spezifische Ziele in jedem der problematischen Bereiche zu definieren und anschließend einen Plan zu erstellen, wie das unerwünschte Verhalten verändert werden kann.
Ein sehr wichtiger Vorteil dieses Arbeitsblattes ist, dass es den Substanzkonsum deutlich als nur eines von mehreren Problemfeldern herausstellt, die der Patient bearbeiten muss. Dies wird häufig im Verlauf des

therapeutischen Prozesses noch offensichtlicher, weil tiefer gehende Schwierigkeiten zutage treten können, wenn der Konsum eingestellt wird. Viele Patienten sind sich dieser Probleme bewusst und setzen den Konsum als Coping-Strategie ein.

Wesentliche Regeln zum Ausfüllen des Arbeitsblattes »Behandlungsziele«

Die Anleitung für das Ausfüllen des Arbeitsblattes steht im Einklang mit dem positiven Ansatz von CRA. Der Patient wird gebeten, folgende drei Grundregeln strikt einzuhalten, wenn er sich spezifische Ziele oder Aufgaben setzt:

- Formulierungen (Ziele, Aufgaben) sollten so kurz wie möglich gehalten werden, um Konfusion oder Verwechslung zu vermeiden.
- Ziele und Handlungsstrategien sollten immer in einer positiven Art und Weise formuliert werden. Dies bedeutet, dass immer darauf abgezielt werden soll, was und wie etwas erreicht werden soll. Es geht nicht um die Formulierung von negativen Zielen und Handlungsstrategien, das heißt was nicht gemacht oder verhindert werden soll.
- Es sollte immer über spezielles und damit messbares Verhalten gesprochen werden, sodass der Therapiefortschritt kontrolliert werden kann.

Verhaltenstherapeutische Strategien und Lernen am Modell können eingesetzt werden, um dem Patienten beim Ausfüllen des Arbeitsblattes zu helfen. Beginnen Sie am besten nicht mit dem Problemfeld, das den Patienten am stärksten belastet. Es ist eher sinnvoll, mit einer Kategorie der Zufriedenheitsskala zu beginnen, für die der Patient eine gewisse moderate Unzufriedenheit angegeben hat. Dies ermöglicht es dem Patienten, zunächst für überschaubarere Probleme praktische Ziele zu definieren und Lösungsmöglichkeiten zu entwickeln. Geben Sie dem Patienten mehrere Wahlmöglichkeiten und stellen Sie ihm frei, das Gebiet zu wählen, über das er am leichtesten sprechen kann.

Im Weiteren folgt jetzt die Fortsetzung des Gesprächs zwischen Herrn Eich und seinem Therapeuten. Die Zufriedenheitsskala wurde ausgefüllt, und die Grundregeln für das Festlegen von Therapiezielen wurden besprochen.

THERAPEUT: Wir können nun das Arbeitsblatt »Behandlungsziele« ausfüllen. Ich würde gerne mit Bereichen Ihrer Zufriedenheitsskala anfangen, die Sie relativ hoch bewertet haben. Wir sollten zuerst in leichteren Bereichen einige praktische Ziele setzen, die Ihnen am ehesten erreichbar erscheinen. Sie haben höhere Werte in den Gebieten »Umgang mit Geld«, »Sozialleben«, »persönliche Gewohnheiten« und »familiäre Beziehungen« angegeben. Welchen von diesen Bereichen würden Sie am liebsten als Erstes bearbeiten?

PATIENT: Wie wäre es mit »Sozialleben«? Was habe ich da angekreuzt?

THERAPEUT: Eine »6«. Das bedeutet, dass es einige Dinge in Ihrem »Sozialleben« gibt, mit denen Sie zufrieden sind, es gibt jedoch auch einige Dinge, mit denen Sie unzufrieden sind. Lassen Sie uns über die Dinge sprechen, mit denen Sie nicht zufrieden sind.

PATIENT: Das ist leicht. Ich habe keine feste Freundin und ich hätte gerne eine. Ich verabrede mich ab und zu, aber die meisten trinken ziemlich viel. Ich glaube, dass ich jemanden finden muss, der nicht trinkt oder zumindest nicht so viel.

THERAPEUT: Das ist ein guter Anfang. Können Sie mir in Ihren eigenen Worten sagen, was Ihrer Meinung nach ein erreichbares Ziel wäre, an dem Sie arbeiten könnten?

PATIENT: Ich habe einfach keine Lust mehr, mich mit Frauen zu verabreden, die die ganze Zeit trinken. Ich möchte das einfach nicht mehr.

THERAPEUT: Okay, bedenken wir noch einmal die drei Grundregeln und schauen einmal, ob wir Ihr Ziel noch ein bisschen feiner abstimmen müssen. Zunächst, Ihre Aussage war kurz. Regel 1 haben wir damit beachtet. Aber haben Sie es auch in einer positiven Art und Weise formuliert? Ich denke, Sie könnten es auch andersherum formulieren.

PATIENT: Ich weiß nicht, was Sie meinen.

THERAPEUT: Wie wäre es mit »ich möchte eine Frau kennenlernen, die nicht trinkt«?

PATIENT: Ah, ich verstehe. Es soll so klingen, als wenn ich etwas machen werde, und nicht, als wenn ich etwas nicht machen werde.

THERAPEUT: Genau. Aber bevor wir etwas in Ihrem Arbeitsblatt eintragen, sollten wir prüfen, ob auch Regel 3 beachtet wurde. Ist das Ziel genau ge-

nug formuliert? Mit anderen Worten, können wir überprüfen, ob Sie Ihr Ziel erreicht haben oder nicht? Vielleicht könnten Sie Zahlen benutzen.

PATIENT: Nun, ich kann wirklich nicht genau sagen, dass ich mich ein- oder zweimal pro Woche mit jemandem verabrede. Es könnte ja sein, dass ich jemanden frage, der aber nicht möchte. Dann würde ich mein Ziel nicht erreichen, aber es wäre nicht meine Schuld, oder?

THERAPEUT: Richtig. Aber welches Verhalten wäre denn von Ihnen beeinflussbar? Auf dieses Verhalten sollten wir das Ziel beziehen.

PATIENT: Ich denke, es wäre schon gut, wenn ich es schaffen würde, Frauen einzuladen, die nicht trinken. Das könnte mein Ziel sein. Dann wäre es auch unerheblich, ob sie mir einen Korb geben oder nicht.

THERAPEUT: Gute Idee. Formulieren Sie es jetzt in einer kurzen, positiven und überprüfbaren Art und Weise.

PATIENT: Ich werde eine Frau pro Woche, die nicht trinkt, ansprechen und einladen.

THERAPEUT: Großartig. Lassen Sie uns das hier unter Punkt 4 eintragen.

Der Therapeut hat das anfangs sehr vage Ziel des Patienten so angepasst, dass es den drei Grundregeln für das Festlegen von Zielen entspricht. Es ist wichtig, dem Patienten in diesem Prozess zu helfen, statt das Ziel für ihn zu formulieren. Verstärken Sie intensiv.

Erarbeitung einer angemessenen Intervention

Wenn erst einmal ein Ziel vom Patienten definiert wurde, dann helfen Sie ihm, einen vernünftigen Plan zu entwickeln, dieses Ziel zu erreichen. Die Grundregeln für die genaue Beschreibung der Intervention sind dieselben, die für die Festlegung von Zielen gelten: kurz, positiv, messbar. Obwohl einige Ziele mehr als eine Intervention erfordern, seien Sie vorsichtig, dass Sie den Patienten nicht mit zu vielen Aufgaben auf einmal überfordern. Achten Sie darauf, dass für jede Intervention ein Zeitfenster in der letzten Spalte des Arbeitsblattes »Behandlungsziele« (siehe Anhang 3.D) angegeben wird.

Es folgt jetzt die Fortsetzung des Gesprächs von Herrn Eich und seinem Therapeuten.

THERAPEUT: Der nächste Schritt wäre nun, herauszufinden, wie Sie es

schaffen können, Ihr Ziel zu erreichen. Wir können hierbei Dinge besprechen, die Sie selbst alleine machen können, wir können aber auch über Dinge sprechen, bei denen Sie vielleicht meine Unterstützung benötigen. Ich meine damit zum Beispiel etwas, was wir »Skills-Training« nennen oder irgendetwas anderes. Was denken Sie? Wie können wir sicherstellen, dass Sie es schaffen, Ihr Ziel zu erreichen?

PATIENT: Nun, zunächst einmal müsste ich damit aufhören, die ganze Zeit über in Kneipen zu verbringen. Das ist nicht der beste Platz, um jemanden zu finden, der nicht trinkt.

THERAPEUT: **Stimmt, was müssten Sie also tun?**

PATIENT: Ich weiß nicht genau. Ich weiß nicht, wo ich hingehen kann, um andere Frauen kennenzulernen.

THERAPEUT: **Dann sollten wir uns zunächst einmal die Aktivitäten, die Sie mögen und die nicht mit Alkoholkonsum einhergehen, anschauen und überlegen, ob eine davon Ihnen die Möglichkeit gibt, passende Frauen zu treffen. Hier haben wir Ihre Verhaltensanalyse für abstinenzorientierte Aktivitäten: Mittwochs Abendessen im Haus Ihres älteren Bruders. Erinnern Sie sich, was Sie darüber gesagt haben?**

PATIENT: Ja, mein Bruder, seine Frau und die Kinder mögen mich gern. Gewöhnlich spielen wir nach dem Abendessen Karten. Und mein älterer Bruder trinkt nicht, sodass ich dort auch nie trinke.

BEACHTEN SIE → *Der Therapeut bezieht sich auf die Verhaltensanalyse des Patienten für abstinenzorientiertes Verhalten (siehe Kapitel »Assessment«), um Möglichkeiten für abstinenzorientierte soziale Aktivitäten zu erarbeiten, bei denen der Patient möglicherweise Frauen treffen könnte.*

THERAPEUT: **Gibt es irgendeine Möglichkeit, diese Abendessen dazu einzusetzen, dass Sie eine Gelegenheit bekommen, eine neue Frau kennenzulernen?**

PATIENT: Vielleicht. Vor kurzem wollte mein Bruder eine Freundin seiner Frau mit einladen, aber ich hatte ihn gebeten, das nicht zu tun. Es macht mich nervös. Ich fühle mich dann wie bei einem Blind Date.

THERAPEUT: **Also möchten Sie nicht versuchen, das Abendessen bei Ihrem Bruder als eine Möglichkeit auszuprobieren, Ihr Ziel zu erreichen, nicht trinkende Frauen einzuladen?**

PATIENT: Das habe ich nicht gesagt. Ich denke, Sie haben Recht. Vor einigen Monaten hätte ich das bestimmt nie gewollt, aber heute denke ich über diese Dinge anders.

THERAPEUT: Prima, lassen Sie uns jetzt ein kurzes, positives und messbares Vorgehen formulieren.

BEACHTEN SIE → *Genau wie bei den Behandlungszielen sollte die Intervention kurz, positiv und messbar formuliert sein.*

PATIENT: Ich könnte zwei Dinge tun. Ich könnte sicherstellen, dass ich jeden Mittwochabend in die Wohnung meines Bruders gehe. Ich hatte in letzter Zeit einige Termine ausfallen lassen, weil ich zu viel getrunken hatte. Und dann kann ich sicherstellen, dass ich mit meinem Bruder und seiner Frau bespreche, dass ich daran interessiert wäre, Frauen kennenzulernen, die nicht trinken.

THERAPEUT: Der Plan klingt gut. Ich werde das jetzt hier aufschreiben. Wir müssen auch noch ein Zeitfenster festlegen. Wie oft wollen Sie das machen und für wie lange?

PATIENT: Ich werde es jede Woche tun, Mittwochabend. Und ich denke, ich werde zu dem Abendessen auf unbestimmte Zeit gehen.

THERAPEUT: Gut, und wie lange wollen Sie Ihren Bruder und seine Frau daran erinnern, dass Sie bemüht sind, Frauen ohne Alkoholproblem kennenzulernen?

PATIENT *(lachend):* Ich denke, es wird ziemlich eintönig für mich, sie jede Woche über Monate oder sogar für Jahre daran zu erinnern! Ich könnte mir vorstellen, dass Sie mich dann irgendwann nicht mehr einladen würden. Wie wäre es, wenn ich sie wöchentlich für einen Monat erinnern würde?

BEACHTEN SIE → *Anhang 3. D, Item 4, bezieht sich auf das oben dargestellte Beispiel.*

THERAPEUT: Perfekt, lassen Sie uns weitermachen. Sie sollten noch einen Notfallplan dafür machen, Frauen kennenzulernen, weil wir uns nicht ausschließlich darauf verlassen sollten, dass Ihr Bruder Sie mit wöchentlichen Einladungen unterstützt. Haben Sie irgendwelche anderen Ideen?

PATIENT: Manchmal gehe ich einfach in ein Café, um dort zu sitzen und ein Buch zu lesen. Ich habe das eigentlich bislang nur gemacht, um unter

Leute zu kommen. Ich könnte mir angewöhnen, Frauen anzusprechen, die dort ebenfalls alleine sitzen.

THERAPEUT: **Klingt gut, können Sie das etwas genauer beschreiben?**

PATIENT: Sicher, ich werde entweder am Samstag- oder Sonntagmorgen in das Café bei mir um die Ecke gehen und jedes Mal zumindest eine fremde Frau ansprechen.

THERAPEUT: **Und wie ist das mit dem Zeitfenster? Sie haben ja bereits etwas Neues mit Ihrem Bruder geplant. Wollen Sie erstmal zwei Wochen warten, bevor Sie mit dem zweiten Plan anfangen?**

BEACHTEN SIE → *Der Therapeut muss darauf achten, dass der Patient in der kommenden Woche nicht zu viele neue Interventionen beginnt.*

PATIENT: Nein, ich denke, ich kann das alles zusammen hinbekommen. Ich gehe sowieso schon jedes Wochenende in das Café. Es ist nur, dass ich es jetzt hinbekommen muss, eine Unterhaltung zu beginnen. Ich denke aber, dass ich das hinbekommen kann. Eigentlich habe ich damit bislang keine Probleme gehabt.

THERAPEUT: **Gut, aber Sie wissen, es ist noch ein langer Weg vom Beginn einer Unterhaltung bis hin zu Ihrem Ziel, jemanden einzuladen. Es muss in dem Gespräch eine Menge geschehen, bevor Sie eine Frau fragen können, ob sie mit Ihnen ausgehen möchte.**

PATIENT: Richtig, ich denke aber, meine Strategie ist, zunächst mit fremden Frauen nur eine Unterhaltung zu beginnen. Erst wenn es dann wirklich passt, würde ich sie fragen, ob wir uns wieder sehen wollen. Ich meine, ich würde sie natürlich nicht fragen, bevor wir nicht zunächst eine anständige Unterhaltung hatten. Und dann, wenn ich es so ganz zufällig erwähne, beispielsweise, dass wir uns später in der Woche noch einmal auf einen Kaffee treffen könnten, dann sieht es auch nicht gleich so aus wie eine große Sache.

THERAPEUT: **Okay, Sie haben mich überzeugt. Ich werde das auch auf Ihr Arbeitsblatt schreiben. Aber ich werde auch in Klammern notieren, dass wir Rollenspiele machen werden, wenn Sie nach einem Monat unzufrieden damit sind, wie die Unterhaltungen ablaufen.**

Wenn der Therapeut Sorge hat, dass der Patient nicht die sozialen Fähigkeiten hat, eine angemessene Unterhaltung zu beginnen und fortzusetzen, wird er den Patienten bitten, die Situation in einem Rollenspiel zu üben. Verhaltenstherapeutische Interventionen und eine angemessene Rückmeldung sind häufig in diesem Stadium der Behandlung entscheidend. Unabhängig davon ist es wichtig, gemeinsam mit dem Patienten bei der nächsten Sitzung die Umsetzung der geplanten Strategien zu überprüfen. Unvorhergesehene Schwierigkeiten können im Rollenspiel korrigiert werden.

Planung des Skills-Trainings

Es kommt oft vor, dass bei der Umsetzung von Behandlungsplänen oder bei spezifischen Interventionen Fähigkeiten vom Patienten verlangt werden, die er nicht besitzt. Früh im Behandlungsprozess reicht es dann aus, die erforderliche Intervention auf dem Arbeitsblatt »Behandlungsziele« (Anhang 3.D) zu notieren und ein Zeitfenster festzulegen, wann das Skills-Training erfolgen soll. Einige Therapeuten halten es für sinnvoll, hinter geplanten Interventionen in Klammern zu vermerken, ob hierzu eine direkte Unterstützung erforderlich ist, eine zielgerichtete verhaltenstherapeutische Intervention oder aber das vollständige Training einer neuen Fähigkeit. In dem nun fortgesetzten Dialog zwischen Herrn Eich und seinem Therapeuten wird ein zweites Problemfeld angesprochen. Hierbei wird es offensichtlich, dass der Patient ein Skills-Training benötigt. Achten Sie darauf, dass der Therapeut nun verstärkt Herrn Eich die Verantwortung dafür überträgt, Ziele festzulegen und eine entsprechende Intervention zu planen.

THERAPEUT: Ich werde Ihnen heute eine Kopie des Arbeitsblattes »Behandlungsziele« geben. Es soll Ihnen als Erinnerungshilfe dienen, sofern Sie es brauchen, sich zu erinnern, woran Sie arbeiten wollten und wie Sie geplant hatten, Ihre Ziele zu erreichen. Lassen Sie uns heute ein weiteres für Sie erreichbares Ziel festlegen. Welches von den höher bewerteten Gebieten wollen Sie als Nächstes bearbeiten?

PATIENT: Wie wäre es mit »familiären Beziehungen«?

THERAPEUT: Gute Wahl. Nun, heute würde ich Sie bitten, die Ziele möglichst komplett allein zu formulieren. Was würden Sie als Erstes tun?

PATIENT: Ich würde gerne über meine Beziehung zu meinem jüngeren

Bruder Oliver sprechen. Manchmal kommen wir ganz gut miteinander aus, manchmal ist es eine echte Katastrophe. Aber warten Sie ..., ich soll ein Ziel definieren.

THERAPEUT: **Richtig. Können Sie sich noch erinnern, wie dieses Ziel beschrieben sein soll?**

PATIENT: Kurz, positiv und spezifisch.

THERAPEUT: **Sehr gut. Und Sie erinnern sich, »spezifisch« bedeutet, es soll messbar sein.**

BEACHTEN SIE → *Der Therapeut vergewissert sich, dass der Patient sich an die drei Grundregeln für das Setzen von Zielen und für die Beschreibung spezifischer Interventionen erinnert.*

PATIENT: Ich würde sagen, dass mein Ziel sein soll, dass ich mit Oliver besser auskomme, aber dieses Ziel ist nicht richtig messbar.

THERAPEUT: **Aber es ist kurz und in einer positiven Art und Weise formuliert, also sind Sie auf dem richtigen Weg.**

BEACHTEN SIE → *Der Therapeut nutzt jede Gelegenheit, den Patienten positiv zu verstärken.*

PATIENT: Es ist dieses Mal wirklich schwierig, weil ich eigentlich erst das Ziel formulieren muss, Oliver zu sehen, bevor ich eines formulieren kann, wie ich mit ihm umgehen werde. Sehen Sie, in letzter Zeit habe ich vermieden, ihn zu treffen, weil er mich wegen meines Alkoholkonsums sehr bedrängt hat. Gleichzeitig bietet er mir aber immer, wenn wir zusammen sind, ein Bier an.

THERAPEUT: **Es ist sehr interessant, dass so viele von den anderen Problemen mit Ihrem Konsumverhalten zusammenhängen.**

BEACHTEN SIE → *Sie sollten die Verbindung zwischen dem Konsumverhalten des Patienten und den berichteten Problemen in anderen Bereichen so oft wie möglich herausarbeiten.*

THERAPEUT: **Glauben Sie denn jetzt, dass er damit aufhören wird, Sie zu bedrängen, wo Sie aktiv an Ihrem Alkoholproblem arbeiten?**

PATIENT: Nein, weil er weiter auf den »schrecklichen Dingen« herumreiten wird, die der Alkoholkonsum mit mir gemacht hat, und dass mein Leben verschwendet ist. Und dann wird er mir wieder ein Bier anbieten. Er hat es bis jetzt immer getan.

THERAPEUT: **Das klingt so, als müssten wir erarbeiten, wie Sie es hinbekommen können, Ihrem Bruder verständlich zu machen, dass Sie wirklich nicht mehr daran interessiert sind, Alkohol zu trinken, und dass er damit aufhören soll, ständig die Probleme der Vergangenheit herauszukramen.**

PATIENT: Aber ich habe das bereits mehrfach versucht. Es hat nicht funktioniert. Verstehen Sie mich nicht falsch. Oliver ist eigentlich ein guter Kerl. Es regt mich nur immer auf, wenn er mit diesen Sachen anfängt.

BEACHTEN SIE → *Zu diesem Zeitpunkt ist es dem Therapeuten klar, dass der Patient ein Skills-Training benötigt, um effektiv an seinem Ziel aus dem Bereich »familiäre Beziehungen« zu arbeiten. Abhängig von dem festgelegten Zeitfenster kann er jetzt entweder das Skills-Training einführen oder aber eine Therapiesitzung zu einem späteren Zeitpunkt verabreden. Dies sollte in der Spalte Interventionen auf dem Arbeitsblatt »Behandlungsziele« vermerkt werden, sofern die erforderlichen CRA-Techniken bislang nicht vermittelt wurden.*

THERAPEUT: **Ich weiß, dass Ihr Bruder Ihnen viel bedeutet. Deshalb ist es auch ein gutes Ziel zu lernen, besser mit ihm umzugehen, wenn er anfängt, Ihnen so zuzusetzen. Ich denke daran, Ihnen eine Technik zu zeigen, die speziell dafür entwickelt wurde, andere Menschen wissen zu lassen, dass man ernsthaft vorhat, keinen Alkohol mehr zu trinken. Sie sollten auch eine Technik lernen, wie man im Allgemeinen effektiver mit anderen Menschen kommuniziert. Deshalb kümmern Sie sich jetzt nicht darum, wie Sie Ihr Ziel erreichen können. Lassen Sie uns erst einmal weitermachen und das Ziel formulieren.**

BEACHTEN SIE → *Der Therapeut erwähnt, dass es wichtig ist, ein Ablehnungstraining und ein Kommunikationstraining durchzuführen. Er entscheidet jedoch, dass es zunächst wichtiger ist, ein eindeutiges Ziel zu definieren, bevor er dies ausführlicher erläutert.*

PATIENT: Okay. Das erste Ziel sollte damit zu tun haben, dass ich Oliver häufiger sehe. Ich könnte sagen, dass ich ihn einmal in der Woche abends einlade, um mit ihm fernzusehen.

THERAPEUT: **Ihr Ziel klingt gut, positiv und messbar, es ist hervorragend. Ich erinnere mich jedoch aus Ihrer Verhaltensanalyse daran, dass Fern-**

sehen eine Risikosituation für Alkoholkonsum für Sie ist. Habe ich das richtig in Erinnerung?

BEACHTEN SIE → *Der Therapeut verstärkt den Patienten und zieht dann relevante Informationen aus der Verhaltensanalyse hinzu.*

PATIENT: Eigentlich verbinde ich das Fernsehen mit dem Trinken nur dann, wenn ich Sport sehe. Mein Gott, wenn Fußball gezeigt wird, sind wir immer völlig betrunken.

THERAPEUT: Sie meinen wirklich, dass es eine gute Idee ist, als erste Aktivität mit Ihrem Bruder Fernsehen festzulegen? Es kann gut sein, dass er wieder versuchen wird, Sie zum Trinken zu verleiten.

PATIENT: Ich denke, das ist okay. Wenn ich alleine bin, dann sehe ich ohnehin schon fern, ohne zu trinken. Wie wäre es, wenn ich sicherstellen würde, dass wir nur in meiner Wohnung fernsehen, wo ich keinen Alkohol habe. Oliver würde nie etwas mitbringen. Er ist viel zu geizig.

THERAPEUT: So klingt es besser.

BEACHTEN SIE → *Anhang 3. D, Item 6.*

THERAPEUT: Wir sollten jetzt darüber sprechen, was Sie machen müssen, um Ihr Ziel zu erreichen.

PATIENT: Ich werde ihn heute Abend anrufen, da ich sowieso die ganze Zeit an ihn denke. Ich werde ihn fragen, welchen Abend er am liebsten fernsieht, und dann werde ich ihn einfach fragen.

THERAPEUT: Herr Eich, das haben Sie wirklich gut gemacht. Lassen Sie uns gleich weitermachen mit dem nächsten Ziel in diesem Bereich. Sie sagten, Sie wollen auch mit Oliver besser auskommen.

PATIENT: Ja, ich möchte nicht immer wieder mit ihm über meinen Alkoholkonsum streiten. Ich möchte nicht immer zuhören, wenn er mir erzählt, warum ich trinke. Und ich möchte mich mit ihm auch nicht immer laut streiten, wenn er versucht, mir ein Bier anzubieten.

Vereinfachung eines komplizierten Ziels

In der Regel beinhaltet ein definiertes Ziel eine Reihe von verschiedenen Teilzielen. Wenn ein solches Ziel angegangen werden soll, fühlt sich der Patient häufig überfordert, sodass Sie ihm helfen sollten, das Ziel in kleinere und besser erreichbare Teilziele aufzuschlüsseln. Auf diese Weise werden auch die notwendigen Interventionen klarer herausgearbeitet werden können. Der Therapeut hilft Herrn Eich in diesem Prozess.

THERAPEUT: Lassen Sie uns dieses komplexe Ziel am besten in zwei Teilziele zerlegen. Das erste Teilziel wäre, dass Sie Ihrem Bruder nicht immer dabei zuhören wollen, wenn er über Ihr Alkoholproblem spricht. Was könnten Sie in Bezug auf Ihr erstes Teilziel machen?

PATIENT: Ich würde gerne in der Lage sein, ihn ruhig darauf hinzuweisen, wenn er auf das Thema zu sprechen kommt.

THERAPEUT: Nun sind Sie hier in der Therapiesitzung. Wie war es noch mit den drei Grundregeln?

BEACHTEN SIE → *Der Therapeut versucht, die Antwort des Patienten in eine Form zu bringen, die den drei Grundregeln entspricht: kurz, positiv und messbar.*

PATIENT: Warten Sie, es ist kurz. Ich denke, es ist auch positiv, und ich hatte auch gesagt, ich werde es immer dann tun, wenn er das Thema zur Sprache bringt. Ja, es ist auch messbar.

THERAPEUT: Ich werde dies auf Ihrem Arbeitsblatt vermerken. Schauen wir nun, wie wir dieses Teilziel erreichen können.

PATIENT: Ich weiß einfach nicht, was ich sagen soll, weil – egal, was ich sage – es endet immer damit, dass wir uns streiten.

THERAPEUT: Das bedeutet also, dass wir unbedingt an Ihrer Fähigkeit arbeiten müssen, mit Ihrem Bruder verbindlich und durchsetzungsfähig zu sprechen. Das bedeutet, dass Sie einige Regeln lernen müssen und wir dann ein Rollenspiel machen. Ich werde das auf dem Arbeitsblatt in Klammern vermerken. Für das Zeitfenster sollten wir festlegen, dass wir das Kommunikationstraining nächste Woche beginnen. Wir sollten uns auch darauf festlegen, dass wir es einen Monat lang machen. Was würden Sie denn jetzt sagen, wie wir das zweite Teilziel erreichen können? Es bezieht sich darauf, dass Ihr Bruder Sie zum Alkoholkonsum verleitet.

PATIENT: Eigentlich ist es ganz einfach. Ich wäre gerne imstande, ihm zu sagen, dass ich nicht am Trinken interessiert bin. Und zwar für immer.

THERAPEUT: Gut, ich werde es auf dem Arbeitsblatt aufschreiben, genauso wie bei dem ersten Teilziel. Denken Sie, dass Sie hierzu einige praktische Übungen brauchen?

PATIENT: Mit Sicherheit.

THERAPEUT: **Nun, dann werden wir ein Ablehnungstraining durchführen. Es ist ein anderes Verfahren, aber dem Kommunikationstraining sehr ähnlich. Wir können beides in der gleichen Sitzung machen. Aus diesem Grund schreibe ich das gleiche Zeitfenster auf. Nun, das war eine ganze Menge für heute, oder?**

BEACHTEN SIE → *Anhang 3. D, Item 6. Der Rest des Arbeitsblattes »Behandlungsziele« wurde beispielhaft ausgefüllt.*

Obwohl in der Regel das Arbeitsblatt »Behandlungsziele« während der ersten beiden Therapiesitzungen ausgefüllt werden sollte, können Teile davon auch manchmal als Hausaufgabe mitgegeben werden. Sie sollten aber zumindest ein oder zwei Bereiche sehr intensiv durcharbeiten, sodass der Patient eine Vorstellung davon bekommt, wie er arbeiten soll. Achten Sie darauf, dass Sie den Patienten nicht dadurch überfordern, indem Sie zu viele Bereiche gleichzeitig bearbeiten. In dem dargestellten Beispiel wurde von einem Patienten mit einem hohen Funktionsniveau ausgegangen, der innerhalb der Sitzung gezeigt hat, dass er in der Lage ist, einen Großteil der Arbeit alleine zu machen. Aus diesem Grund wird der Therapeut dem Patienten eine umfangreiche Hausaufgabe mitgeben, beispielsweise für jedes nicht bearbeitete Problemfeld ein Ziel und eine Intervention zu formulieren. In der nächsten Sitzung wird er dies dann durchsehen und wenn nötig anpassen.

Das Arbeitsblatt »Behandlungsziele« sollte während des gesamten Behandlungsprogramms einmal pro Monat überprüft werden. Geben Sie dem Patienten immer eine positive Rückmeldung für Ziele, die er erreicht hat. Verstärken Sie ihn für seine Bemühungen. Wenn es Bereiche gibt, in denen der Patient seine Ziele über mehrere Wochen nicht erreicht, sollten die hierzu erarbeiteten Interventionen überprüft und eventuell angepasst werden. Diese Situation wäre auch eine gute Gelegenheit für den Patienten, neue Ziele zu formulieren.

Mögliche Probleme beim Ausfüllen des Arbeitsblattes »Behandlungsziele«

Der oben dargestellte Dialog zwischen Herrn Eich und seinem Therapeuten zeigt die meisten Schwierigkeiten, die beim Bearbeiten des Arbeitsblattes »Behandlungsziele« auftreten können:

- Die Anwendung der drei Grundregeln auf die Alltagsprobleme. Die meisten Patienten sprechen in einer vagen, negativen und nicht messbaren Art und Weise über ihre Probleme.
- Die Bestimmung von Zielen und Interventionen können zu komplex sein. Sie werden hierdurch schwer überschaubar und verwirrend.
- Wichtige Zwischenstufen auf dem Weg zum Ziel werden ausgelassen.
- Es werden Interventionen oder Umweltbedingungen einbezogen, die der Patient nicht vollständig kontrollieren kann.

Risikosituationen für Konsumverhalten werden nicht berücksichtigt.

Zusätzlich zu diesen allgemeinen Problemen werden Sie zeitweise mit Patienten arbeiten müssen, die nicht gewillt sind, an problematischen Bereichen zu arbeiten, die nicht direkt mit dem Konsumverhalten zu tun haben. Meist glauben diese Patienten, dass alle anderen Probleme automatisch verschwinden werden, wenn sie erst einmal ihren Konsum eingestellt haben. Obwohl Probleme nur sehr selten hierdurch gelöst werden, wird der Therapeut im Allgemeinen dem Patienten die Möglichkeit geben, dies durch eigene Erfahrung zu entdecken. Er wird aus diesem Grunde mit dem Patienten ausschließlich am Trinkproblem arbeiten.

ANHANG 3.A

Zufriedenheitsskala

Die vorliegende Skala dient dazu, Ihre aktuelle Zufriedenheit in zehn verschiedenen Lebensbereichen darzustellen. Ihre Aufgabe ist es, eine der Nummern (1–10) für jedes Gebiet anzukreuzen.

Die Zahlen auf der linken Seite der Skala bedeuten hierbei verschiedene Grade von Unzufriedenheit, während die Zahlen auf der rechten Seite der Skala verschiedene Grade von Zufriedenheit zum Ausdruck bringen. Fragen Sie sich selbst beim Ausfüllen der Skala für jeden Lebensbereich: »Wie zufrieden bin ich mit diesem Bereich meines Lebens?« Mit anderen Worten, markieren Sie auf der Skala von 1 bis 10 genau, wie zufrieden Sie am heutigen Tage mit dem entsprechenden Lebensbereich sind. Versuchen Sie hierbei, Gefühle von gestern auszuschließen, und konzentrieren Sie sich ausschließlich auf die aktuellen Gefühle. Versuchen Sie auch zu verhindern, dass die Ergebnisse auf einer Skala durch die Ergebnisse auf einer anderen Skala beeinflusst werden.

Lebensbereich	**völlig unzufrieden**									**völlig zufrieden**
1. Trinken/Abstinenz	1	2	3	4	5	6	7	8	9	10
2. Arbeit/Ausbildung	1	2	3	4	5	6	7	8	9	10
3. Umgang mit Geld	1	2	3	4	5	6	7	8	9	10
4. Sozialleben	1	2	3	4	5	6	7	8	9	10
5. Persönliche Gewohnheiten	1	2	3	4	5	6	7	8	9	10
6. Familiäre Beziehungen	1	2	3	4	5	6	7	8	9	10
7. Juristische Angelegenheiten	1	2	3	4	5	6	7	8	9	10
8. Gefühlsleben	1	2	3	4	5	6	7	8	9	10
9. Kommunikation	1	2	3	4	5	6	7	8	9	10
10. Allgemeine Zufriedenheit	1	2	3	4	5	6	7	8	9	10

Name: ....

Datum: ....

ANHANG 3.B

Zufriedenheitsskala

Die vorliegende Skala dient dazu, Ihre aktuelle Zufriedenheit in zehn verschiedenen Lebensbereichen darzustellen. Ihre Aufgabe ist es, eine der Nummern (1 – 10) für jedes Gebiet anzukreuzen.

Die Zahlen auf der linken Seite der Skala bedeuten hierbei verschiedene Grade von Unzufriedenheit, während die Zahlen auf der rechten Seite der Skala verschiedene Grade von Zufriedenheit zum Ausdruck bringen. Fragen Sie sich selbst beim Ausfüllen der Skala für jeden Lebensbereich: »Wie zufrieden bin ich mit diesem Bereich meines Lebens?« Mit anderen Worten, markieren Sie auf der Skala von 1 bis 10 genau, wie zufrieden Sie am heutigen Tage mit dem entsprechenden Lebensbereich sind. Versuchen Sie hierbei, Gefühle von gestern auszuschließen, und konzentrieren Sie sich ausschließlich auf die aktuellen Gefühle. Versuchen Sie auch zu verhindern, dass die Ergebnisse auf einer Skala durch die Ergebnisse auf einer anderen Skala beeinflusst werden.

Lebensbereich	**völlig unzufrieden**								**völlig zufrieden**
1. Trinken/Abstinenz	1	2	3	4	5	6	7	8	9	10
2. Arbeit/Ausbildung	1	2	3	4	5	6	7	8	9	10
3. Umgang mit Geld	1	2	3	4	5	6	7	8	9	10
4. Sozialleben	1	2	3	4	5	6	7	8	9	10
5. Persönliche Gewohnheiten	1	2	3	4	5	6	7	8	9	10
6. Familiäre Beziehungen	1	2	3	4	5	6	7	8	9	10
7. Juristische Angelegenheiten	1	2	3	4	5	6	7	8	9	10
8. Gefühlsleben	1	2	3	4	5	6	7	8	9	10
9. Kommunikation	1	2	3	4	5	6	7	8	9	10
10. Allgemeine Zufriedenheit	1	2	3	4	5	6	7	8	9	10

Name: Herr Eich

Datum: 1.6.2006

ANHANG 3.C

Behandlungsziele **Name:** **Datum:**

Problemfeld/Ziel	Intervention	Zeitfenster
1. In dem Lebensbereich Trinken/ Abstinenz würde ich gern ...		
2. In dem Lebensbereich Arbeit/ Ausbildung würde ich gern ...		
3. In dem Lebensbereich Umgang mit Geld würde ich gern ...		
4. In dem Lebensbereich Sozialleben würde ich gern ...		
5. In dem Lebensbereich Persönliche Gewohnheiten würde ich gern ...		

Problemfeld / Ziel	Intervention	Zeitfenster
6. In dem Lebensbereich Familiäre Beziehungen würde ich gern ...		
7. In dem Lebensbereich Juristische Angelegenheiten würde ich gern ...		
8. In dem Lebensbereich Gefühlsleben würde ich gern ...		
9. In dem Lebensbereich Kommunikation würde ich gern ...		
10. In dem Lebensbereich Allgemeine Zufriedenheit würde ich gern ...		

ANHANG 3.D

Behandlungsziele **Name:** Herr Eich **Datum:** 1.6.06

Problemfeld/Ziel	Intervention	Zeitfenster
1. In dem Lebensbereich Trinken/Abstinenz würde ich gern … abstinent bleiben für 90 Tage	(1) Wöchentlich zur Therapie. (2) Problemlösetraining (Schwierigkeiten, bei Problemen abstinent zu bleiben). (3) Ablehnungstraining. (4) Beginn mit tägl. Antabus (Bruder als Monitor), wenn ich in der nächsten Woche Alkohol trinke (Therapeut prüft dies beim nächsten Termin).	(1.6.-1.9.); wöchentl. (8.6.-8.7.) wöchentl. (8.6.-1.7.) Überprüfung 8.6.
2. In dem Lebensbereich Arbeit/Ausbildung würde ich gern … 5% mehr Lohn bekommen im nächsten Jahr.	(1) Nicht mehr krank melden, außer ich bin in richtiger Trinkphase. (2) Selbstsicherheitstraining (um Chef um Lohnerhöhung zu bitten). (3) Zum Chef gehen und um Gehaltserhöhung bitten.	(1.6.-1.12.) (1.11.-1.12.) 1.12.
3. In dem Lebensbereich Umgang mit Geld würde ich gern … lernen, mein Geld besser einzuteilen, sodass ich meine Rechnungen pünktlich bezahlen kann.	(1) Treffen mit meiner Schwägerin, die mir zeigen kann, wie sie das Geld für ihre Familie einteilt. (2) Herausfinden, wie viel Geld ich in der Regel pro Woche für Alkohol ausgebe, und bestimmen, wofür ich es jetzt verwenden könnte.	ca. 15.6. ca. 15.6.
4. In dem Lebensbereich Sozialleben würde ich gern … einmal pro Woche eine Frau einladen, die kein Alkoholproblem hat.	(1) Jeden Mittwoch zu meinem Bruder zum Abendessen gehen. (2) Bruder und Frau Bescheid sagen, dass ich eine Frau kennenlernen möchte, die nicht trinkt. (3) Jeden Sa. oder So. morgens ins Café gehen. (4) Jedes Mal mindestens eine fremde Frau ansprechen. (5) (wenn nötig Rollenspiel mit Therapeuten).	wöchentl. (1.6.-?) wöchentl. (1.6.-1.7.) wöchentl. (1.6.-?) wöchentl. (1.6.-1.7.) Überprüfung 1.7.
5. In dem Lebensbereich Persönliche Gewohnheiten würde ich gern … mein Auto innen und außen sauber halten, einmal pro Woche saugen und waschen, alle zwei Monate polieren.	(1) Problemlösetraining (um alle Hindernisse zu beseitigen, das Ziel zu erreichen). (2) (Verlaufskontrolle).	wöchentl. (8.7.-8.8.) 1.7.

Problemfeld / Ziel	Intervention	Zeitfenster
6. In dem Lebensbereich Familiäre Beziehungen würde ich gern ... A. Oliver einmal pro Woche zum Fernsehen einladen. B. lernen, ihn jedes Mal ruhig zu stoppen, wenn er anfängt, über die Probleme zu sprechen, die ich durch Alkohol habe. C. lernen, ihn jedes Mal ruhig zu stoppen, wenn er anfängt, mir Alkohol anzubieten, und ihm sagen, dass ich daran kein Interesse mehr habe.	A. (1) Oliver anrufen, an welchem Wochentag er am liebsten fernsieht. Verabreden. B. (1) (Kommunikationstraining). C. (1) (Ablehnungstraining).	1.6. alle 2 Wochen (1.6.-?) wöchentl. (8.6.-8.7.) wöchentl. (8.6.-8.7.)
7. In dem Lebensbereich Juristische Angelegenheiten würde ich gern ... A. keine weiteren Straftaten begehen. B. meine Geldstrafe bezahlen.	A. (1) Nur Auto fahren, wenn ich nichts getrunken habe. B. (1) [siehe Punkt 3: Finanzen]. (2) Mit dem gesparten Geld, das ich für Alkohol ausgegeben hätte, die Geldstrafe bezahlen.	(1.6.-?) 15.6. 1.7.
8. In dem Lebensbereich Gefühlsleben würde ich gern ... ein bis zwei männliche Freunde finden, die nicht täglich trinken.	(1) Eine Liste mit zehn Aktivitäten erstellen, die nichts mit Alkohol zu tun haben. (2) Eine neue Aktivität pro Woche ausprobieren. (3) (Problemlösetraining) für Schwierigkeiten, die bei den Aktivitäten auftreten könnten. (4) (Systematische Ermutigung und Verstärkung), um am Ball zu bleiben.	(1.6.-8.6.) (8.6.-8.8.) (8.6.-8.8.) (8.6.-8.7.)
9. In dem Lebensbereich Kommunikation würde ich gern ... lernen, mit meinen Eltern ruhig und freundlich zu sprechen, ohne zu streiten.	(1) (Problemlösetraining), um die zehn »sichersten« Gesprächsthemen zu finden. (2) (Kommunikationstraining), um zu lernen, ruhig das Thema zu wechseln, wenn ein Streit anfängt.	15.6. wöchentl. (22.6.-22.7.)
10. In dem Lebensbereich Allgemeine Zufriedenheit würde ich gern ... A. zufrieden sein mit meiner Leistung bei der Arbeit. B. einige engere Freunde haben, die nicht trinken. C. mich gut fühlen, wenn ich mich mit Eltern und Bruder treffe.	A. [siehe Punkt 2]. B. [siehe Punkt 4 und 8]. C. [siehe Punkt 6 und 9].	ca.1.12. ca.1.9. ca.1.8.

Skills-Training

Im Verlauf der letzten Jahrzehnte wurde das Skills-Training in die Behandlung von verschiedenen Substanzabhängigkeiten integriert, einschließlich Alkohol (Monti et al. 1989), Cannabis (Hawkins et al. 1989) sowie Kokainabhängigkeit (Childress et al. 1993). Seit seiner Entwicklung berücksichtigt das CRA das Skills-Training als eine unentbehrliche Behandlungskomponente. In diesem Kapitel wird eine Kombination des ursprünglichen CRA-Skills-Trainings in Kombination mit späteren Weiterentwicklungen dargestellt.

Kommunikationstraining

Ein fundamentales Defizit vieler alkoholabhängiger Patienten ist die Unfähigkeit, in einer positiven und effizienten Art und Weise zu kommunizieren. Interessanterweise ist es den meisten Personen nicht bewusst, dass sie diesbezüglich Schwierigkeiten haben. Aus diesem Grunde ist es oft notwendig, dem Patienten sein Problem dadurch näher zu bringen, dass beispielhaft Unterhaltungen durchgearbeitet werden, in denen das Verhalten zu aggressiv oder zu passiv gewesen ist. Motivieren Sie den Patienten, an diesem Verhalten zu arbeiten, indem Sie herausstellen, dass er seine Ziele besser erreichen kann, wenn er in einer positiven und bestimmten Art und Weise kommuniziert.

Auf CRA bezogen kann eine effektive Kommunikation auf drei Grundkomponenten zurückgeführt werden:

- Äußerung von Verständnis: Dies dient dazu, Gefühle, insbesondere Empathie, in die Diskussion einzubringen.
- Anteilige Übernahme von Verantwortung: Dies zeigt, dass der Patient bereit ist, eine aktive Rolle bei der Lösung eines speziellen Problems zu übernehmen.
- Abgabe eines Hilfsangebotes als letzte Möglichkeit, eine Unterhaltung zu verbessern.

Zusammengenommen übermitteln diese einzelnen Komponenten die Botschaft, dass eine Veränderung gewünscht wird in Verbindung mit der

Bereitschaft, sich an dem Veränderungsprozess aktiv zu beteiligen. Hieraus resultiert eine Abnahme der Verteidigungshaltung des Gesprächspartners und öffnet neue Wege zur Kommunikation.
In dem folgenden Dialog, einer Unterhaltung zwischen einem Therapeuten und der Patientin Frau Pirner, sollen alle drei Bestandteile dargestellt werden. Die Diskussion beginnt mit dem Wunsch der Patientin, ihren Freund darum zu bitten, zu einer der nächsten Therapiesitzungen mitzukommen. Sie ist ziemlich sicher, dass er dies ablehnen wird. Trotzdem sind sowohl Frau Pirner als auch der Therapeut überzeugt, dass die Beteiligung des Freundes an der Therapie sehr wichtig ist. Der Dialog beginnt damit, dass der Therapeut die Basiskommunikationsfähigkeiten von Frau Pirner im Rahmen eines Rollenspiels einschätzt. Schrittweise wird er die für CRA relevanten Komponenten einführen.

THERAPEUT: Lassen Sie uns ein Rollenspiel machen von der Unterhaltung mit Ihrem Freund, wie Sie ihn das erste Mal bitten, an einer Sitzung teilzunehmen. Ich werde die Rolle Ihres Freundes spielen. Fangen Sie an, ihn so zu fragen, wie Sie es gewöhnlich tun. Ich werde Ihnen dann einige Anregungen geben, wie Sie es eventuell etwas positiver formulieren können.

PATIENTIN: Gut. Paul, erinnerst du dich daran, dass ich dir erzählt habe, dass ich wegen meines Alkoholproblems zu einem Therapeuten gehe?

THERAPEUT *(Rollenspiel):* **Oh, wirklich! Schon wieder? Du gehst jetzt zu einem anderen Therapeuten? Nun, was sagt denn dieser?**

PATIENTIN: Eine Menge interessanter Dinge. Ich könnte mir vorstellen, dass es diesmal besser klappen könnte, aber ich brauche deine Hilfe.

THERAPEUT *(Rollenspiel):* **Was soll das denn! Will dein Doktor diesmal mich da hineinziehen?**

PATIENTIN *(Nebenbemerkung zum Therapeuten):* Oh, an dieser Stelle werde ich jetzt nervös.

THERAPEUT: Sagen Sie ihm einfach, was Sie von ihm möchten und warum das für Sie so wichtig ist. Ich werde Ihren Freund so spielen, dass er Ihnen nicht zu sehr zusetzt, sodass ich Ihnen einige andere wichtige Dinge zeigen kann.

BEACHTEN SIE → *Während des ersten Wortwechsels im Rollenspiel schätzt der Therapeut die basalen Kommunikationsfähigkeiten des Patienten ein. Er wird die spezifischen CRA-Interventionen nach und nach einführen.*

PATIENTIN: Ich würde dich bitten, für ein paar Therapiesitzungen mitzugehen. Es würde mir und auch unserer Beziehung helfen.

THERAPEUT *(Rollenspiel):* **Nun, für mich klingt das ziemlich albern, daraus eine große Sache zu machen. Ich weiß, dass wir sowieso nur eine Woche darüber sprechen werden. Gib's doch zu, für diese Art von Behandlung verlierst du doch ganz schnell die Begeisterung.**

PATIENTIN *(Nebenbemerkung zum Therapeuten):* Hilfe, an diesem Punkt kommt es normalerweise zu einem Streit.

THERAPEUT: Perfekt! Das ist also der Punkt, wo Sie etwas Neues ausprobieren sollten. Fangen Sie mit einer Bemerkung an, dass Sie ihn verstehen können. Wissen Sie, was ich meine? Erklären Sie, dass Sie verstanden haben, von welcher Seite er die Situation sieht. Es hilft meistens, sich vorzustellen, dass Sie selbst in einer ähnlichen Situation wären. Sie könnten das einfach mal erwähnen.

BEACHTEN SIE → *Der Therapeut führt die Möglichkeit ein, dass die Patientin eine Botschaft an den Gesprächspartner sendet, dass sie ihn versteht. Dies soll dem Freund das Gefühl geben, dass sein Zögern, in die Angelegenheit verwickelt zu werden, verstanden wird.*

PATIENTIN: Paul, ich kann verstehen, dass du skeptisch bist. Ich erinnere mich daran, dass ich auch immer skeptisch bin, wenn meine Freundin Katrin mir sagt, sie möchte abnehmen. Sie hat jede Diät versucht, von der sie gehört hat. Es ist wirklich schwer, jedes Mal mit ihr die Begeisterung aufzubringen, sobald eine neue Diät auf den Markt kommt.

PATIENTIN *(Nebenbemerkung zum Therapeuten):* Na großartig ... Er wird es nie machen wollen.

THERAPEUT: Aber wir sind noch nicht fertig. Sie haben einen guten Anfang gemacht. Ich kann Ihnen versichern, dass er jetzt etwas sorgfältiger zuhören wird, weil Sie ihm versichert haben, dass Sie versuchen zu verstehen, wie er sich fühlt. Es ist jetzt an der Zeit, einen Teil der Verantwortung für das Problem und für die Lösung zu übernehmen.

BEACHTEN SIE → *An diesem Punkt weist der Therapeut die Patientin an, die zweite Komponente für eine positive Kommunikation hinzuzufügen: Eine*

Äußerung, dass sie anteilig die Verantwortung übernimmt. Typischerweise mildert dies den Widerstand ab.

PATIENTIN: Einen Teil der Verantwortung? Ist es denn nicht alles meine Schuld?

THERAPEUT: Nun, ich könnte mit Ihnen darüber diskutieren, aber das bringt uns in der jetzigen Situation nicht weiter. Das Problem, mit dem wir aktuell umgehen müssen, ist Pauls Widerstand, Ihre Bemühungen, abstinent zu bleiben, ehrlich zu unterstützen, indem er an Ihrer Behandlung teilnimmt. Sie sollten auf keinen Fall anfangen, ihm vorzuwerfen, dass er Sie nie unterstützt. Ich kann mir vorstellen, dass Sie beide dies völlig unterschiedlich sehen.

PATIENTIN: Ich verstehe, was Sie meinen. Sie haben Recht. Wir waren schon an diesem Punkt. Gut, ich werde also versuchen, teilweise die Verantwortung für seine Einstellung zu diesem Thema anzunehmen. Wie wäre es damit: Paul, ich könnte mir vorstellen, dass es für dich leichter wäre zuzustimmen, wenn ich nicht schon mehrere Male eine Behandlung abgebrochen hätte. Aber es würde mir trotzdem eine Menge bedeuten, weil du mir viel bedeutest.

THERAPEUT: Wow, das war sehr originell. Sie haben für seine Sichtweise teilweise eine Verantwortung übernommen und sogar Ihre Gefühle mitgeteilt. Ausgezeichnet. Das Dritte, was Sie jetzt noch machen müssen, um die Unterhaltung in eine positive Richtung zu lenken, ist, eine Hilfe anzubieten. Könnten Sie sich etwas überlegen, was Sie ihm anbieten könnten zu tun? Etwas, was es ihm leichter machen würde, Ihrem Wunsch zuzustimmen?

PATIENTIN: Mal sehen, ich könnte ihm vielleicht anbieten zu fahren. Ich könnte bei ihm zu Hause vorbeifahren und ihn zur Sitzung mitnehmen. Und vielleicht könnte ich ihn nach der Stunde zu einem Kaffee oder Ähnlichem einladen.

THERAPEUT: Die Idee ist gut. Sie sollten beide etwas Nettes für sich tun.

Der Therapeut wird im weiteren Verlauf verschiedene Versionen des Rollenspiels durchspielen. Dies wird die Patientin darauf vorbereiten, angemessen auf mögliche Reaktionen ihres Freundes zu reagieren. Er bespricht dann, dass die Patientin in der kommenden Woche eine ähnliche

Unterhaltung mit ihrem Freund führt. Der Therapeut wird den Ausgang des Gesprächs in der nächsten Sitzung nachbesprechen.

Sie sollten beachten, dass neben den drei Interventionen viele andere individuelle Aspekte von Bedeutung sind, wenn ein Wunsch gegenüber einem anderen Menschen durchgesetzt werden soll.

Nahezu jede Art von Problemsituationen kann innerhalb der oben dargestellten Rahmenbedingungen zwischen zwei Personen effektiv diskutiert werden. Stellen Sie sicher, dass der Patient das Rollenspiel in verschiedenen Variationen durchspielt, damit ihm die Verallgemeinerbarkeit deutlich wird. Dann vereinbaren Sie als Hausaufgabe den Versuch einer positiven Konversation in der häuslichen Umgebung oder bei der Arbeit über ein vorher ausgewähltes Thema. Kontrollieren Sie den Verlauf in den folgenden Sitzungen.

Problemlösetraining

Das Problemlösen ist eine zweite Basisfähigkeit, die einem Patienten hilft, eine Vielzahl von schwierigen Verhaltensweisen oder Situationen zu lösen. Das Hauptziel des Problemlösetrainings für alkoholabhängige Patienten ist, ihm Strategien zu vermitteln, wie er mit schwierigen psychosozialen Situationen ohne Suchtmittelkonsum umgehen kann. CRA endet jedoch nicht mit der Einführung der Technik, sondern es soll dem Patienten helfen, seine Probleme – egal wie scheinbar unüberwindlich sie auch sind – als Probleme zu erfassen, die einer handhabbaren Lösung bedürfen. Hierbei ist das Problemlösetraining nicht auf konsumassoziierte Situationen eingeschränkt, sondern kann auf viele verschiedene Situationen und Probleme übertragen werden. Das Training bereitet den Patienten darauf vor, nach Abschluss der Behandlung autark zu handeln.

Schritte des Problemlösens

Für die Behandlung im Rahmen des CRA wurde das Konzept von D'Zurilla & Gottfried (1971) angepasst.

Folgende einzelne Schritte sind hierbei von Bedeutung:

Problemdefinition

- Beschreiben Sie das Problem so spezifisch wie möglich.
- Grenzen Sie andere sekundäre oder dazugehörige Probleme ab.

Generierung von Alternativen

- Entwickeln Sie durch Brainstorming potenzielle Lösungen.
- Kritisieren Sie keine der sich ergebenden Vorschläge.
- Entwickeln Sie möglichst viele Lösungsvorschläge.
- Bleiben Sie auf dem Problemgebiet.
- Beschreiben Sie die Lösungsmöglichkeiten möglichst genau.

Entscheidung für eine Lösung

- Streichen Sie alle Lösungen, mit denen Sie sich nicht wohlfühlen. Es bedarf hierfür keiner Erklärung.
- Bewerten Sie jede der verbliebenen Alternativen auf ihre Durchführbarkeit, durchdenken Sie auch die möglichen Konsequenzen.
- Entscheiden Sie sich für eine Lösung und beschreiben Sie genau, wie diese umgesetzt werden soll.
- Bedenken Sie mögliche Hindernisse bei der Durchführung der Lösung.
- Entwickeln Sie einen »Reserveplan«, um diese Hindernisse zu umgehen.
- Legen Sie fest, wie oft Sie die gewählte Lösung bis zur nächsten Sitzung durchführen werden.
- Entscheiden Sie, ob Sie auch eine zweite Lösung versuchen wollen.
- Durchlaufen Sie die Stufen 2 bis 6 für jede weitere zu berücksichtigende Lösung.

Einschätzung des Ergebnisses

- Besprechen Sie das Ergebnis in der nächsten Therapiesitzung und geben Sie ein Zufriedenheitsrating ab.
- Wenn notwendig, verändern Sie die Lösung.
- Wenn eine vollständig neue Lösung erforderlich ist, wiederholen Sie die Problemlöseprozedur.

Therapeuten vermitteln diese Informationen den Patienten in der Regel dadurch, dass sie ihm ein Arbeitsblatt (siehe Anhang 4.A) zur Verfügung stellen. Der Patient wird ermutigt, Fragen zu stellen. Wenn Sie den Prozess vollständig erklärt haben, sollten Sie zur Verdeutlichung der Problemlöseprozedur mit dem Patienten ein reales Problem bearbeiten.

Beginnen Sie damit, dass Sie den Patienten bitten, einige aktuell anstehende Probleme aufzuzählen, die er gerne bearbeiten möchte. Verwenden Sie für Anregungen bei Bedarf das Arbeitsblatt »Behandlungsziele« (siehe Anhang 3. D). Wählen Sie mit dem Patienten ein Problem aus, welches relativ spezifisch und unkompliziert erscheint. Veranschaulichen Sie dann Schritt für Schritt die Problemlöseprozedur anhand dieses Problems. Hierbei sollte der Patient die Schritte aktiv durchlaufen, Sie sollten großzügig unterstützen. Es empfiehlt sich, die Antworten Schritt für Schritt auf einem Flipchart oder einer Tafel festzuhalten.

Der nun folgende Dialog ist ein Beispiel für ein Problemlösetraining. Setzen Sie voraus, dass der Therapeut bereits die einzelnen Schritte der Technik dargestellt hat und dass er nun vorhat, ein aktuelles Problem mit dem Patienten durchzuarbeiten.

THERAPEUT: **Frau Meyer, vorhin sagten Sie, dass Sie beunruhigt seien über Ihre Einschlafstörungen. In der Vergangenheit haben Sie dann immer Alkohol getrunken, bevor Sie schlafen gegangen sind. Ist das ein Problem, an dem Sie arbeiten möchten?**

PATIENTIN: Ja, gerne. Ich habe immer Probleme mit dem Einschlafen, auch wenn ich trinke.

THERAPEUT: **Lassen Sie uns sichergehen, dass wir beide genau wissen, was das für Einschlafprobleme sind. Beschreiben Sie sie genau. Ich werde die wichtigsten Dinge an die Tafel schreiben.**

PATIENTIN: Ich kann einfach nicht einschlafen. Ich habe ständig irgendwelche Gedanken, die mir im Kopf herumgehen. Wenn ich erst einmal eingeschlafen bin, habe ich keine Probleme mehr. Aber ich habe das Gefühl, es dauert ewig. Ich kann einfach nicht entspannen.

THERAPEUT: **Das klingt so, als ginge es Ihnen vor dem Einschlafen immer sehr schlecht. Ich habe all die Dinge einmal aufgeschrieben. Können Sie das Problem noch irgendwie genauer beschreiben? Beispielsweise, wie oft die Einschlafstörungen auftreten?**

PATIENTIN: So ziemlich jede Nacht.

BEACHTEN SIE → *Der Therapeut hilft der Patientin, mit dem Schritt A anzu-*

fangen: Beschreibung des Problems. Bezug: Anhang 4. B für eine beispielhafte Flipchartpräsentation der Problemlösesitzung.

THERAPEUT: **Lassen Sie uns nun versuchen, irgendwelche offensichtlich damit in Zusammenhang stehenden Probleme zu finden. Gibt es irgendwelche Dinge, die direkt zu Ihrem Schlafproblem beitragen? Gibt es beispielsweise zu viel Lärm oder Licht?**

PATIENTIN: Nicht wirklich. Ich lebe allein, und in meinem Schlafzimmer ist alles so, wie ich es haben möchte.

THERAPEUT: **Beschreiben Sie mir doch mal, was Sie alles machen in der Zeit vom Abendessen bis Sie ins Bett gehen, einschließlich rauchen, trinken, essen und andere Aktivitäten.**

PATIENTIN: Gewöhnlich gehe ich nach der Arbeit am Imbiss vorbei und esse etwas, meist einen Hamburger und eine Cola. Ich gehe nach Hause, mache mir einen Becher Kaffee, sehe fern, bis die Nachrichten vorbei sind, und dann gehe ich etwa gegen 23 Uhr zu Bett. Ach ja, ich rauche etwa 10–15 Zigaretten. An einigen Abenden in der Woche gehe ich auch aus in eine Kneipe. Aber im Moment möchte ich ja nicht trinken, also bleibe ich einfach zu Hause.

THERAPEUT: **Gibt es noch andere Dinge, die Sie am Abend tun?**

PATIENTIN: Nein, nicht regelmäßig. Manchmal kommt ein Freund vorbei, aber seit ich mit dem Trinken aufgehört habe, kommt das nicht mehr oft vor.

THERAPEUT: **Es gibt da einige Dinge, die würde ich ganz gerne einmal herausstellen. Ihr Schlafproblem könnte zumindest teilweise mit Ihrem Lebensstil zu tun haben. Beides, Cola und Kaffee, enthalten Koffein. Koffein ist ein Stimulans. Zigaretten enthalten Nikotin, auch das ist ein Stimulans. Auch das abendliche Sitzen vor dem Fernseher fördert nicht gerade einen guten Nachtschlaf. Wir sollten dies im Hinterkopf behalten, wenn wir damit anfangen, mögliche Lösungen zu entwickeln. Ich werde dies unter dazugehörige Probleme auf dem Flipchart als Erinnerung aufschreiben.**

BEACHTEN SIE → *Der Therapeut hat beide Teilschritte von Schritt A durchgeführt. Er beginnt jetzt mit Schritt B: Generierung von Alternativen.*

THERAPEUT: **Der nächste Schritt soll nun sein, dass wir uns mögliche Lö-**

sungen einfallen lassen. Wie Sie sich vielleicht erinnern, habe ich das eben »Brainstorming« genannt. Lassen Sie uns einmal überlegen und sehen, was für eine lange Liste wir zusammenbekommen. Wie ich Ihnen eben schon erklärt habe, ist eine der wichtigsten Regeln von Brainstorming, dass jeder Vorschlag sowohl von Ihnen als auch von mir aufgeschrieben wird. Es spielt keine Rolle, ob es abwegig klingt oder nicht, es spielt auch keine Rolle, ob Sie das bereits erfolglos ausprobiert haben oder nicht. Darum werden wir uns später kümmern. Also keine Kritik zum jetzigen Zeitpunkt. Je mehr potenzielle Lösungen wir finden, umso besser. Lassen Sie uns aber versuchen, möglichst spezifisch zu bleiben. Damit meine ich, dass die Lösungen sich wirklich auf Ihr Schlafproblem beziehen sollen.

PATIENTIN: Ein Freund erzählte mir vor kurzem von einem besonderen Schlaftee, wie wäre es damit?

THERAPEUT: Gut. Schlaftee, das klingt gut für den Anfang. Was könnten Sie noch tun?

PATIENTIN: Ich vermute, Bewegung tut gut. Beispielsweise ein Spaziergang. Und ich denke, ich sollte auch am Abend weniger rauchen und Kaffee trinken.

THERAPEUT: Großartig, Sie haben es jetzt im Prinzip verstanden. Was noch?

PATIENTIN: Mir fällt nichts mehr ein, gibt es noch etwas anderes?

THERAPEUT: Da wir gerade dabei sind, Ideen zu entwickeln, werde ich noch einige Dinge ansprechen. Einige Menschen haben den Eindruck, dass sie gut entspannen können, wenn sie ein heißes Bad nehmen, oder wenn sie vor dem Zu-Bett-Gehen noch etwas in einem Buch lesen. Andere Patienten von mir haben gute Erfahrungen mit Entspannungsmusik oder Meditation gemacht. Könnten Sie sich vorstellen, irgendetwas davon zu machen?

PATIENTIN *(lacht):* Ja, ich könnte zum Beispiel trinken und eine Tablette Valium nehmen.

THERAPEUT: Ich bin ganz froh, dass Sie das sagen. Und, nur um Ihnen zu zeigen, dass auch dies eine Möglichkeit ist, lassen Sie uns dies auch mit aufschreiben. Ich hatte Ihnen ja gesagt, es wird noch nicht kritisiert.

PATIENTIN: Wie wäre es mit leiser Musik? Das könnte helfen.

BEACHTEN SIE → *Der Therapeut hat Schritt B (Generierung von Alternativen) vollständig durchgeführt und beginnt nun mit dem Schritt C: Entscheidung für eine Lösung.*

THERAPEUT: Nun wird es Zeit, einige Entscheidungen zu treffen. Sehen Sie einmal auf die Liste der möglichen Lösungen, die wir entwickelt haben. Fangen Sie nun einfach an und streichen alle die durch, von denen Sie denken, dass sie bei Ihnen nicht funktionieren werden, oder von denen Sie überzeugt sind, dass Sie sie auf keinen Fall machen werden. Denken Sie daran, dass Sie das machen können, ohne dafür eine Begründung abzugeben. Ich werde nicht nachfragen.

PATIENTIN: Ich glaube wirklich nicht, dass ich ein heißes Bad ausprobieren werde, das Buch oder die Meditation auch nicht. Und natürlich Alkohol und die Tablette Valium, dass sollte ich streichen.

THERAPEUT: Gut. Sehen Sie sich nun die verbliebenen Möglichkeiten an. Denken Sie darüber nach, wie es sein wird, einige von ihnen anzugehen. Denken Sie, Sie könnten das schaffen? Würde das funktionieren? Wenn nicht, streichen Sie weitere Möglichkeiten weg.

PATIENTIN: Ich denke, ich werde die Möglichkeit mit der Musik wegstreichen. Ich habe Schwierigkeiten damit, es hat etwas mit meiner Kindheit zu tun. Ich habe auch kein Geld, mir eine Entspannungs-CD zu kaufen.

THERAPEUT: Gut, nehmen Sie nun eine Lösungsmöglichkeit, die für Sie denkbar ist. Welche von den Möglichkeiten könnten Sie sich vorstellen, mehrmals in der Woche zu machen?

PATIENTIN: Ich könnte zum Beispiel diesen Schlaftee ausprobieren. Dann würde ich auch automatisch keinen Kaffee mehr trinken. Ich denke, ich werde den Kaffee nach dem Abendessen komplett weglassen.

THERAPEUT: Klingt gut. Beschreiben Sie nun genau, wie Sie es machen werden. Beispielsweise, wann wollen Sie den Tee kaufen?

PATIENTIN: Auf meinem Heimweg. Und ich werde den Tee auf mein Bett legen, damit ich immer daran erinnert werde, ihn zu benutzen.

THERAPEUT: Fällt Ihnen irgendetwas ein, was Sie daran hindern könnte, damit anzufangen, den Schlaftee zu benutzen bzw. den Kaffeekonsum zu reduzieren?

BEACHTEN SIE → *Der Therapeut versucht, Hinderungsgründe zu identifizieren, die mit dem erwünschten Verhalten interferieren könnten. Auf diese Weise können potenzielle Probleme im Vorfeld gelöst werden.*

PATIENTIN: Nein, ich habe genug Geld für Tee und ich habe ihn auch schon im Geschäft gesehen. Nein, ... es wird funktionieren.

THERAPEUT: Und was ist, wenn der Tee heute im Laden ausverkauft ist? Was ist Ihr Reserveplan?

PATIENTIN: Ich kenne noch einen anderen Teeladen auf der anderen Seite der Stadt, der hat auch ganz viele Sorten. Ich könnte dort anrufen und nachfragen, ob sie welchen haben. Ich weiß auch, dass sie zumindest entkoffeinierten Tee anbieten.

THERAPEUT: Gut, wie oft wollen Sie den Tee in der nächsten Woche verwenden?

BEACHTEN SIE → *Zunächst fragt der Therapeut nach einem Reserveplan, dann legt er mit der Patientin die Häufigkeit fest, mit der die Lösung in der nächsten Woche ausprobiert werden soll.*

PATIENTIN: Ich werde den Tee jeden Abend einnehmen. Nein, ich würde sagen, in der nächsten Woche fünf Mal. Und an diesen Abenden werde ich keinen Kaffee trinken. Ich bin wahrscheinlich dieses Wochenende nicht zu Hause, sieben Tage kann ich deshalb nicht einhalten.

THERAPEUT: Ich bin überzeugt, dass dies ein guter und solider Plan ist. Können wir es jetzt dabei belassen oder noch ein oder zwei weitere mögliche Lösungen hinzufügen?

PATIENTIN: Ich möchte wirklich noch mehr tun. Das mit dem Schlafen nervt mich wirklich unendlich. Wie wäre es, wenn ich nach dem Abendessen das Rauchen auf fünf Zigaretten pro Abend beschränke?

THERAPEUT: Haben Sie das Gefühl, dass Sie das schaffen können? Überlegen Sie mal für sich, nur fünf Zigaretten nach dem Abendessen. Ist das ein realistisches Ziel? Was wären die Folgen, wenn Sie den Konsum auf fünf Zigaretten reduzieren würden?

BEACHTEN SIE → *Der Therapeut durchläuft nun erneut die Stufen 2 bis 6 des Schrittes C: Entscheidung für eine weitere Lösung.*

PATIENTIN: Na ja, vielleicht sollte ich acht sagen, das klingt besser. Ich schätze, fünf Zigaretten kriege ich nicht hin.

THERAPEUT: Gut, jetzt kommt der Teil, dass Sie mir genau beschreiben, wie Sie das anstellen wollen.

PATIENTIN: Wenn ich nur acht Zigaretten von der Arbeit mit nach Hause nehme, dann werde ich auch nur acht Zigaretten rauchen. Ich habe schon oft darüber nachgedacht, es so zu machen.

THERAPEUT: Was könnte Sie daran hindern, nur acht Zigaretten täglich von der Arbeit mit nach Hause zu nehmen? Ich vermute, das ist das Schwierigste an Ihrer Lösung.

PATIENTIN: Stimmt, ich werde es in meinen Kalender schreiben und es jeden Abend überprüfen, bevor ich nach Hause gehe. Und wenn ich es mal vergessen habe, dann werde ich die übrigen Zigaretten meinem Nachbarn geben, sobald ich ihn sehe.

BEACHTEN SIE → *Der Therapeut ermutigt den Patienten, mögliche Hindernisse zu bedenken. Der Patient sollte auch an einen Reserveplan denken.*

THERAPEUT: Und wie oft wollen Sie in der nächsten Woche nach dem Abendessen nur acht Zigaretten rauchen?

PATIENTIN: Auch fünf Mal.

BEACHTEN SIE → *Erneut bespricht der Therapeut sehr verbindlich die Häufigkeit, mit der bis zur nächsten Therapiesitzung die neue Lösung ausprobiert wird.*

THERAPEUT: Viel Glück, Frau Meyer. Bei unserer nächsten Sitzung werden wir den letzten Teil des Problemlösens durcharbeiten, indem wir uns anschauen, wie die Lösungen in der letzten Woche funktioniert haben. Wenn Sie die Lösung ausprobiert haben und es hat funktioniert ... großartig! Aber vielleicht müssten wir sie noch etwas verändern, so, dass es besser klappt, aber kümmern Sie sich zum jetzigen Zeitpunkt nicht darum.

Es ist wichtig, die letzte Stufe D (Beurteilung des Ergebnisses) für die nächste Stunde anzukündigen. Achten Sie in dem Evaluationsprozess darauf, den Patienten für seine Bemühungen zu verstärken. Verändern Sie Lösungen, die nicht funktionieren oder bei denen der Patient große Schwierigkeiten hat, sie auszuführen. In dem Fall, dass Ihr Patient keine Anstrengungen unternommen hat, das Vorbesprochene durchzuführen, können Sie entscheiden, dies als Problem zu definieren, das therapeuti-

scher Aufmerksamkeit bedarf. In diesem Falle kann die gesamte Problemlöseprozedur hieran abgearbeitet werden.
Wenn Ihr Patient die Technik vollständig verstanden hat, sollten Sie ihn dazu auffordern, die gesamte Prozedur Schritt für Schritt mit einem neuen Problem durchzuarbeiten. Vor Abschluss der Behandlung sollte der Patient dieses Verfahren sicher beherrschen.

Ablehnungstraining

Das Ablehnungstraining ist die dritte basale Fähigkeit, die in diesem Kapitel beschrieben werden soll. Die CRA-Version des Ablehnungstrainings besteht aus vier Komponenten:

- Aktivierung von sozialer Unterstützung;
- Identifizierung und Bearbeitung von Hochrisikosituationen;
- sicheres Ablehnen von Konsumangeboten;
- kognitive Umstrukturierung negativer Gedanken.

Aktivierung von sozialer Unterstützung

Eine der Grundannahmen von CRA ist, dass Menschen ein Verhalten fortsetzen werden, für das sie aus ihrer sozialen Umgebung eine positive Verstärkung erhalten. In diesem Sinne ist es folgerichtig, im Rahmen der Behandlung den Patienten zu motivieren, sich selbst mit Menschen zu umgeben, die seine Abstinenz unterstützen.
Der erste Schritt besteht darin, den Patienten zu bitten, einige Angehörige und Freunde über die Entscheidung zu informieren, dass er zukünftig mit dem Konsum aufhören möchte. Die meisten Patienten erwarten auf eine solche Ankündigung gemischte Reaktionen, Freude oder Lob auf der einen, Zweifel oder Ärger auf der anderen Seite. Ungeachtet der Art dieser Reaktionen sollte der Patient klar vertreten, dass er diese respektiert, er andererseits aber auch für eine Unterstützung sehr dankbar wäre. Rollenspiele dieser Gespräche sind oft erforderlich.
Bei der Durchführung von Rollenspielen sollte unbedingt der Umstand angesprochen werden, dass sich einige Menschen unangenehm berührt fühlen könnten, wenn der Patient seinen Suchtmittelkonsum erstmalig einstellt. Versichern Sie Ihrem Patienten, dass dies meist vorübergehend

ist und endet, sobald sich die Menschen an das neue Verhalten gewöhnt haben. Um diesen Prozess zu fördern, sollten Sie Ihren Patienten bezüglich seines Abstinenzvorhabens beständig zu bleiben bestärken, jedoch ohne dies zu sehr in den Mittelpunkt zu stellen. Ihr Patient wird auch gut beraten sein, nicht über Freunde oder Bekannte zu richten, die weiter konsumieren. Konsum oder Abstinenz ist eine persönliche Entscheidung, und der gegenseitige Respekt vor der Entscheidung eines anderen ist die Basis für den Erhalt von Freundschaften.

Der erste bisher beschriebene Schritt ist jedoch nicht ausreichend. Untersuchungen haben gezeigt, dass häufig abstinent lebende Menschen im Kontext sozialer Situationen dadurch rückfällig werden, dass Angehörige oder Freunde Druck ausüben zu konsumieren (BROWNELL et al. 1986). Dies ist nachvollziehbar, weil der Konsum von Suchtmitteln – insbesondere Alkohol – für viele Menschen ein sozial akzeptierter Weg ist, Freundschaft zu zeigen. Es wird Menschen geben, die dem Patienten Alkohol einfach deshalb anbieten, weil sie nichts über sein Problem mit Alkohol wissen. Gelegentlich kommt es aber auch vor, dass eine Person trotz Kenntnis des Problems den Patienten zum Konsum drängt (»einmal ist keinmal«). Dies ist häufig nicht bösartig intendiert, sondern Folge eines unzureichenden Informationsstandes über die schädlichen Effekte von Suchtstoffen für abhängige Menschen. Realität ist aber auch, dass es Menschen gibt, die absichtlich und aus niederen Gründen versuchen, das Abstinenzvorhaben des Patienten zu untergraben.

Öfters wird in subtiler Art und Weise ein starker sozialer Druck zum Konsum aufgebaut. Wenn beispielsweise die Freunde eines Patienten ebenfalls alkoholabhängig sind, dann werden sie sich wahrscheinlich in Anwesenheit des abstinenten Patienten selbst unbehaglich fühlen und ihn nach und nach aus ihrem Kreis ausschließen. Die Botschaft ist eindeutig: »Wenn du nicht mit uns trinkst, bist du nicht länger willkommen«. Diese aus therapeutischer Sicht eher positive Entwicklung führt aus Perspektive des Patienten zunächst zu einem Verlust an Sozialkontakten und daraus resultierenden Ängsten vor Vereinsamung. Aus diesem Grunde ist es wichtig, dass im Rahmen der Behandlung bereits frühzeitig auf die Bereiche Sozialleben und Freizeitgestaltung fokussiert wird, um es dem Patienten zu ermöglichen, im Verlauf der Behandlung neue Möglichkeiten der Freizeitgestaltung und Unterhaltung für sich zu entdecken, die ihm helfen können, neue Freunde zu finden. Im anderen Fall besteht eine hohe Wahrscheinlichkeit, dass sich der Patient unabsichtlich selbst in Risikosituationen bringt, indem er versucht, alte konsumassoziierte Beziehungen wieder aufzubauen.

Beachten Sie auch, dass nicht nur Freunde versuchen könnten, die Abstinenzbestrebungen des Patienten zu untergraben. Manchmal kommt der Konsumdruck auch vom Ehepartner oder Lebensgefährten, wie an folgender kleiner Kasuistik verdeutlicht werden soll:

Herr Gassner kam zur ersten Behandlungssitzung in Begleitung seiner Ehefrau. Sein Alkoholkonsum hatte ihm eine Reihe von ernsthaften Problemen verursacht. Und obwohl bislang drei Abstinenzversuche fehlschlugen, verweigerte sich Herr Gassner vehement einem Behandlungsversuch mit Disulfiram über einen begrenzten Zeitraum.

Als das Paar dann zur zweiten Behandlungssitzung erschien, war Herr Gassner bereit, Disulfiram auszuprobieren. Er hatte für sich erkannt, dass der Weg in die Abstinenz für ihn nicht so einfach ist, wie er es sich vorgestellt hatte. Zur Überraschung des Therapeuten begann die Ehefrau plötzlich, gegen die Einnahme von Disulfiram zu argumentieren. Sie zählte eine Vielzahl von Bedenken über mögliche Nebenwirkungen und Risiken auf. Im weiteren Verlauf stellte sich dann heraus, dass sie sich wünschte, dass sich ihr Mann wie ein »normaler Ehemann« benehmen sollte, der am Wochenende abends mit ihr ausgeht, beispielsweise zum Essen oder zum Tanzen. Sie beklagte, dass solche Aktivitäten ohne ein bisschen Alkohol zur Entspannung nicht viel Freude machen würden. Die Aufgabe des Therapeuten in diesem Falle war es herauszustellen, wie sie selbst ihren Ehemann in eine sehr schwierige Situation bringt, indem sie von ihm erwartet, etwas zu tun, was er zu diesem frühen Zeitpunkt der Behandlung auf keinen Fall kontrollieren kann. In einer späteren Therapiesitzung wurde die Ambivalenz der Ehefrau bezüglich ihrer Beziehung zu ihrem Ehemann noch offensichtlicher.

Beispiele wie dieses zeigen, wie subtiler oder direkter Druck aus dem sozialen Umfeld es dem Patienten erschweren kann, Abstinenz aufrechtzuerhalten. Aus diesem Grunde ist die Information an Freunde und Familie über die Entscheidung, mit dem Konsum aufzuhören und sich gleichzeitig ihrer Unterstützung zu versichern, nur der erste Schritt des Ablehnungstrainings. Die Vermittlung von Strategien, Konsumangebote abzulehnen und sie gegen einen sozialen Druck auch durchzuhalten, ohne sich schuldig zu fühlen, sind wichtige Elemente der Behandlung, die im Weiteren detailliert dargestellt werden.

Identifizierung und Bearbeitung von Risikosituationen

Die zweite Phase des Ablehnungstrainings beinhaltet die Bearbeitung von Risikosituationen für Konsumverhalten für den Patienten. Beginnen Sie damit, sich auf die individuelle Verhaltensanalyse des Patienten zu beziehen. Der Patient sollte seine externen Trigger für Konsumverhalten reflektieren, das heißt die Umgebungsfaktoren, die häufig mit Trinkepisoden assoziiert sind.

Zusätzlich sollten Sie Ihren Patienten anweisen, zwischen fünf und zehn weitere Situationen zu generieren, in denen ein Rückfall möglich wäre. Oft ist es für einen Patienten hilfreich, die zehn häufigsten Orte aufzulisten, an denen er vor Beginn der Behandlung Alkohol konsumierte. Trotz dieser Stichworte werden einige Patienten beklagen, dass sie sich zukünftige mit einem Rückfallrisiko behaftete Situationen nicht vorstellen können. Trotz intensiver therapeutischer Unterstützung sind sie wahrscheinlich nur in der Lage, sich ein oder zwei weitere Situationen vorzustellen. In diesen Fällen sollte der Therapeut Vorschläge von früheren Patienten anbieten. Einige Behandler notieren Beispiele von früheren Patienten auf Karteikarten, die sie dem Patienten geben können. Der Patient wird dann gebeten, durch die Karteikarten hindurchzuschauen und einige für ihn relevante Szenarien herauszusuchen. Dies bildet dann das Gerüst für die folgenden Rollenspiele. Sie finden im Weiteren einige Vorschläge für mögliche Risikosituationen, die auf Karteikarten übertragen werden können:

- Sie sind mit Freunden in einem Restaurant. Der Kellner nimmt die Bestellungen auf. Jeder am Tisch bestellt ein alkoholisches Getränk.
- Sie sind auf einem Mitarbeiterfest. Ihr Chef weiß nichts von Ihrem Al-

koholproblem und nähert sich Ihnen mit zwei alkoholischen Getränken in der Hand. Er empfängt Sie zur Feier und überreicht Ihnen ein Glas.

- Sie sind auf einer Hochzeit eingeladen. An der Rezeption wartet die Mutter der Braut auf Sie. Sie möchte mit Ihnen auf die Hochzeit anstoßen, obwohl Sie ihr gesagt haben, dass Sie keinen Alkohol trinken möchten. Sie insistiert, dass ein Glas nicht schaden könne und dass Sie einfach mit auf das glückliche Paar anstoßen müssen.
- Sie fahren mit einer Fahrgemeinschaft jeden Tag zur Arbeit. Freitags hält der Fahrer immer an einem Laden an, kauft einen Sechserpack Bier, um es auf dem Heimweg zu trinken. Sie sitzen im Auto, ein weiterer Mitfahrer öffnet ein Bier und hält es Ihnen hin. Alle Mitfahrer wissen, dass Sie mit dem Trinken aufgehört haben.
- Sie haben Probleme bei der Arbeit und haben das Gefühl, dass Ihr Vorgesetzter Sie unfair behandelt. Einer Ihrer Mitarbeiter bemerkt, wie ärgerlich Sie sind, und lädt Sie nach der Arbeit auf ein Bier ein.
- Sie kommen auf eine Feier und fühlen sich schlecht. Alle scheinen sich gut zu amüsieren, nur Sie fühlen sich angespannt und fehl am Platz. Ein Freund kommt hinzu und sagt Ihnen, dass Sie sich entspannen müssen. Er nickt mit dem Kopf zur Küche und sagt: »Geh mal dahin, da findest du einen Whisky und Wein auf dem Küchentisch. Und im Kühlschrank ist Bier.«
- Ein alter Freund, den Sie längere Zeit nicht gesehen haben, kommt abends plötzlich zu Hause vorbei. Er hat einen Sechserpack Bier dabei, um mit Ihnen einen gemütlichen Abend zu verbringen. Sie sagen ihm, dass Sie nicht mehr trinken, er besteht jedoch darauf, dass Sie mit ihm ein Bier trinken.
- Sie werden zum ersten Mal von den Eltern Ihrer neuen Freundin zum Essen eingeladen. Die Eltern wissen nicht, dass Sie wegen Alkoholproblemen in Behandlung sind. Die Mutter schenkt zum Essen Wein aus und füllt ohne zu fragen Ihr Glas.

Diese acht Szenarien sind sehr einfache Beispiele von Risikosituationen, wie sie Patienten des Öfteren in der Therapie berichten. Sie können diese nach Belieben ergänzen. Wenn eine ausreichende Anzahl von Risikosituationen erarbeitet worden ist, sollten Sie beginnen, im Rollenspiel das Ablehnen von Konsumangeboten zu üben.

Sicheres Ablehnen von Konsumangeboten

Dieses Segment des Ablehnungstrainings basiert überwiegend auf den Arbeiten von Monti et al. (1898). Unserer Erfahrung nach wird dieses Skill am besten erlernt, wenn es Schritt für Schritt erarbeitet wird. Abhängig vom Patienten und der Situation sollten einige oder alle der folgenden Techniken bearbeitet werden:

- »Nein danke« sagen;
- Körpersprache;
- Alternativen vorschlagen;
- Gesprächsthema wechseln;
- Konfrontation mit dem Aggressor.

Der erste Schritt bei der Ablehnung von Konsumangeboten ist theoretisch sehr einfach, jedoch in der praktischen Umsetzung sehr schwierig: Der Patient muss lernen, Nein zu sagen, wenn ihm Suchtmittel angeboten werden. Beginnen Sie am besten damit, den Patienten zu fragen, an welche negativen Konsequenzen nach Konsum er sich erinnert. Bitten Sie ihn dann, in Gedanken die positiven Dinge aufzuzählen, die sich seit seiner Abstinenz ereignet haben. Das Nein sollte mit positiven Erfahrungen der Abstinenz verknüpft werden.

Bei Fremden oder flüchtigen Bekannten braucht der Patient seine Ablehnung nicht zu begründen. Ein Einfaches »Nein danke« sollte ausreichen. Es ist gesellschaftlich akzeptiert, alkoholische Getränke abzulehnen. Menschen ohne ein Alkoholproblem fühlen sich in der Regel auch nicht verpflichtet, die Ablehnung zu begründen. Patienten sind oftmals von diesem Sachverhalt überrascht. Sie fühlen sich oft verpflichtet, ihr für sie selbst ungewohntes Verhalten zu erklären. Aus diesem Grund fühlen sich einige Patienten besser, wenn sie antworten: »Nein danke, ich trinke nicht mehr«. Jegliche Variation dieser Formel ist sicherlich möglich, solange die Botschaft in einer positiven verbindlichen Art und Weise vermittelt wird.

Das Ablehnen ist bei engeren Freunden und Familienangehörigen eine deutlich schwierigere Aufgabe, weil diese Menschen möglicherweise nach einer Erklärung fragen. Häufig weichen Patienten aus oder antworten mit Ausreden, beispielsweise: »Nicht jetzt, vielleicht später«, »Nicht heute, ich habe Magenprobleme« oder »Ich nehme gerade Medikamente, also heute lieber nicht«. Eine Gefahr, die bei solchen Ausreden auftritt, ist, dass dies dazu einlädt, später erneut Alkohol anzubieten. Die am meisten motivierten Patienten entscheiden sich letztendlich, das Problem offen anzusprechen und ihre Entscheidung, zukünftig abstinent zu leben, öffentlich zu machen.

Der zweite Schritt beim Ablehnungstraining ist, dass Sie Ihren Patienten schulen sollten, auf die Körpersprache zu achten. Beides, Worte und Körpersprache, sollten einem Gesprächspartner vermitteln, dass man sich verbindlich gegen einen Alkoholkonsum entschieden hat. Wenn der Patient anfängt zu schwitzen, über Worte zu stolpern, nervös aussieht oder Augenkontakt meidet, dann könnte der Gesprächspartner vermuten, dass die Entscheidung gegen den Alkoholkonsum nicht endgültig ist. Ein selbstsicheres, kraftvolles Nein, das sich auch in dem nonverbalen Verhalten des Patienten widerspiegelt, kann sehr überzeugend sein.

Eine dritte Technik, Konsumangebote verbindlich zurückzuweisen, ist es, Alternativen vorzuschlagen. Zum Beispiel könnte ein Patient sagen: »Nein danke, ich möchte keinen Alkohol trinken, aber ich hätte sehr gerne einen Orangensaft«.

Ein vierter effektiver Weg ist ein Wechsel auf ein Gesprächsthema, das nichts mit Alkohol zu tun hat, beispielsweise Wetter, gemeinsame Freunde, Sport etc.

Stellen Sie im Rahmen der Rollenspiele sicher, dass Ihr Patient eine Reihe von Alternativen zur Verfügung hat und dass er diese flüssig im Gespräch einsetzen kann.

Der nun folgende Dialog stellt dar, wie ein Patient die beschriebenen Techniken erlernt. Beachten Sie, dass es keine festgelegte Reihenfolge für die Bearbeitung der einzelnen Techniken gibt. Der Patient sollte einfach die Technik einsetzen, mit der er sich am wohlsten fühlt und von der er glaubt, dass sie in der Situation am effektivsten ist.

THERAPEUT: Herr Schmitt, ich werde den Gesprächspartner spielen und versuchen, Sie zum Trinken zu bekommen. Lassen Sie uns die erste Situ-

ation durchspielen. Ich bin Ihr Chef. Wir sind auf einer Geschäftsfeier in meinem Haus. Stellen Sie sich vor, dass Sie gerade in die Küche gehen, wo die Getränke stehen. Ich komme auf Sie zu und versuche, dass Sie mit mir gemeinsam etwas trinken. Sie sollten versuchen mein Angebot zurückzuweisen. Verwenden Sie dabei eine von den Strategien, die wir gerade besprochen haben.

PATIENT: Das wird für mich ziemlich schwierig werden. Ich kann nicht offen sprechen, denn Sie sind mein Chef, da muss ich freundlich bleiben. Okay, ich bin fertig, lassen Sie uns anfangen.

THERAPEUT *(spielt den Chef):* **Ich freue mich, dass Sie gekommen sind, Herr Schmitt. Lassen Sie uns ein Gläschen Wein trinken. Es ist ein ganz besonders guter Tropfen, ich habe ihn extra für diese Feier gekauft.**

PATIENT *(schüttelt den Kopf):* Nein danke. Ich habe gerade Ihre Dachterrasse gesehen. Haben Sie die selbst gebaut?

THERAPEUT *(spielt den Chef):* **Ja, kommen Sie. Lassen Sie uns ein Glas nehmen, wir gehen auf die Dachterrasse und schauen Sie uns in Ruhe an.**

PATIENT: Danke, kein Wein für mich. Ich hätte aber gern eine Cola mit Eis, wenn es geht. Sagen Sie, haben Sie die Dachterrasse aus Kastanienholz gemacht, oder ist die Farbe gebeizt?

THERAPEUT: **Großartig, da haben Sie wirklich gut reagiert. Sie haben das Thema gewechselt. Und als ich nicht nachgelassen habe, da haben Sie sehr klar gesagt, was Sie im Moment möchten, nämlich dass Sie statt Wein eine Cola haben wollen. Dann sind Sie wieder auf das andere Gesprächsthema mit der Dachterrasse zurückgekommen. Und es klang wirklich so, als hätten Sie eine klare Entscheidung getroffen.**

BEACHTEN SIE → *Der Patient hat alle vier Möglichkeiten der Ablehnung eingesetzt. Er sagte »Nein danke«. Er sagte dies klar und deutlich und schüttelte dabei den Kopf. Er verlangte stattdessen eine Cola und wechselte das Gesprächsthema. Patienten können nach Geschmack einige oder alle dieser Möglichkeiten einsetzen.*

Unglücklicherweise gibt es Menschen, die sich durch die ersten vier Möglichkeiten nicht davon abhalten lassen, weiterhin Alkohol anzubieten. In diesen Fällen ist es unbedingt erforderlich, dass Ihr Patient einen noch klareren Standpunkt vertritt. Als Letztes besteht die Möglichkeit

der Konfrontation. Typisch für die Konfrontation ist, dass der Patient den Gesprächspartner fragt, warum es so wichtig ist, dass er Alkohol trinkt:
Antwort A: »Ich habe jetzt mehrmals gesagt, dass ich keinen Alkohol trinken möchte, und du fragst mich immer wieder. Das verstehe ich nicht. Warum ist es für dich so wichtig, dass ich Alkohol trinke?«
Antwort B: »Ich möchte überhaupt keinen Alkohol trinken. Ich weiß nicht, was daran falsch zu verstehen ist. Warum fragst du mich andauernd«?
Der Patient sollte sein Gegenüber nicht kritisieren. Durch die Konfrontation kehrt der Patient die Motivlage um auf sein Gegenüber. In den meisten Fällen wird dies ausreichen, den Gesprächspartner zu stoppen.
Es gibt eine Vielzahl von verschiedenen Möglichkeiten, Konsumangebote in einer verbindlichen Art zurückzuweisen. Auch wenn der Patient Möglichkeiten gefunden hat, mit denen er sich gut fühlt und die er sicher einsetzt, kann es möglich sein, dass er nach der Ablehnung Schuldgefühle entwickelt. Er erlebt sich selbst eventuell dadurch als unzureichend, dass er nicht in der Lage ist, wie eine »normale Person« zu trinken. Es kann auch schwierig für ihn sein, weil er die Vorstellung hat, dass er die Gefühle seiner Freunde verletzt oder dass er sie im Stich lässt. Diese Gefühle nehmen dann ab, wenn der Patient verstanden hat, dass es sein Recht ist, keinen Alkohol zu trinken. Je länger er nüchtern bleibt und positive Rückmeldungen erhält, umso einfacher wird es ihm fallen, mit den Schuldgefühlen umzugehen.

Kognitive Umstrukturierung negativer Gedanken

Die letzte Komponente des Ablehnungstrainings ist ein kognitives Verfahren, welches sich auf dysfunktionale Gedanken des Patienten bezieht. Das Verfahren soll dem Patienten die Fähigkeit vermitteln, Nein zu sagen, wenn er sich selbst in Versuchung führt zu konsumieren.
Beziehen Sie sich erneut auf die Verhaltensanalyse (siehe Kapitel »Assessment«, Anhang 1.A). Diesmal sollte jedoch der Fokus auf den internen Triggern des Patienten liegen, das heißt auf Gedanken und Gefühlen, die zum Konsumverhalten führen. Die kognitive Umstrukturierung verlangt

von dem Patienten, dass er jeden mit Konsumverhalten assoziierten Gedanken infrage stellt. Die Richtigkeit des Gedankens sollte reflektiert und dann durch einen positiven Gedanken ersetzt werden, der nicht mit Konsum assoziiert ist. Manchmal ist es sinnvoll, die Übung schriftlich durchzuführen. Hierzu bitten Sie Ihren Patienten, eine zweispaltige Tabelle anzulegen. In der ersten Spalte sollte er die dysfunktionalen Gedanken auflisten, in der zweiten Spalte werden die entsprechenden Gegengedanken eingetragen. Diskutieren Sie dann mit Ihrem Patienten, wie realistisch jeder Gedanke ist. Erarbeiten Sie mit ihm, wie er die alten, negativen und mit Konsum assoziierten Gedanken gegen positive neue Gedanken austauschen kann. Bitten Sie Ihren Patienten, die neuen Gedanken mehrere Male zu wiederholen. Wenn Sie dies tun, sollte der Patient dazu angehalten werden, sich auf neue Gefühle zu konzentrieren, die automatisch mit den positiven Gedanken aufkommen werden. Eine kurze Darstellung der Technik folgt:

THERAPEUT: **Frau Teller, einer von den Gedanken, den Sie in der Tabelle als einen Trigger für Trinkverhalten aufgeführt haben, war: »Ich hatte einen schrecklichen Tag, ich brauche jetzt einen Schluck, um zu entspannen«. Ich denke, Sie können selbst sehen, wie Sie sich durch diesen Gedanken selbst dazu verleiten, Alkohol zu trinken. Brauchen Sie wirklich Alkohol zum Entspannen? Können Sie sich vorstellen, dass Sie sich etwas anderes sagen, wenn Sie sich müde fühlen und etwas zur Entspannung trinken wollen?**

PATIENTIN: Nun ja, ich denke, ich könnte sagen: »Was für ein schrecklicher Tag, vielleicht sollte ich mir heute Abend ein Eis gönnen.«

THERAPEUT: **Das ist ein guter Anfang. Sie haben den Gedanken, dass Sie unbedingt Alkohol zur Entspannung brauchen, infrage gestellt. Wenn Sie stattdessen ein Eis genommen haben, was glauben Sie, wie Sie sich fühlen werden?**

PATIENTIN: Später wahrscheinlich ziemlich gut. Wahrscheinlich anfangs nicht so gut, aber am Ende des Abends werde ich mich sicher besser fühlen.

THERAPEUT: **Ich vermute, Sie haben noch eine ganze Menge anderer Ideen, wie Sie ohne Alkohol entspannen können. Aber wir sollten zunächst**

einmal auf Ihre ersten Gedanken sehen, wenn Sie anfangen, darüber nachzudenken, dass Alkohol eine Möglichkeit wäre. Könnten Sie sich irgendetwas Nettes ausdenken, etwas, was Sie sich zur Unterstützung sagen könnten, wenn Sie einen schlechten Tag hatten? Etwas, nachdem Sie sich irgendwie besser fühlen?

BEACHTEN SIE → *Der Therapeut sucht nach Verstärkern, beispielsweise positive Gedanken, die der Patientin ein angenehmes Gefühl vermitteln können. Diese Art von Verstärker ist möglicherweise sehr allgemein einsetzbar und wirkt unmittelbar.*

PATIENTIN: Sicher, ich könnte sagen: »Ich brauche keinen Alkohol, um mich besser zu fühlen. Ich komme hervorragend ohne ihn zurecht. Es gibt also keinen Grund, alles zu verderben. Also, ich hatte wirklich einen schlechten Tag, ätzend. Aber ich freue mich schon auf zwei andere Dinge, die morgen passieren werden.«

THERAPEUT: Das war eine ganze Reihe von guten Bemerkungen und guten Gründen, warum Sie keinen Alkohol brauchen. Wenn Sie jetzt einmal in sich selbst hineinspüren, wie fühlen Sie sich, wenn Sie sich solche Dinge sagen?

PATIENTIN: Ich glaube, besser.

Kognitive Umstrukturierung benötigt viel praktische Übung. Helfen Sie Ihrem Patienten, mehrere negative mit Alkoholkonsum assoziierte Gedanken während der Sitzung zu identifizieren, sodass er besser vorbereitet ist, diese Übung in der nächsten Woche umzusetzen. Erinnern Sie Ihren Patienten daran, dass er auf die Gefühle achtet, die aufkommen, wenn er die positiven Gedanken einsetzt. In der nächsten Sitzung sollten Sie die Erfahrungen mit dem Patienten durchsprechen.

ANHANG 4.A

Schritte des Problemlösens

A. Problemdefinition

- Beschreiben Sie das Problem so spezifisch wie möglich.
- Grenzen Sie andere sekundäre oder dazugehörige Probleme ab.

B. Generierung von Alternativen

- Entwickeln Sie durch Brainstorming potenzielle Lösungen.
- Kritisieren Sie keine der sich ergebenden Vorschläge.
- Entwickeln Sie möglichst viele Lösungsvorschläge.
- Bleiben Sie auf dem Problemgebiet.
- Beschreiben Sie die Lösungsmöglichkeiten möglichst genau.

C. Entscheidung für eine Lösung

- Streichen Sie alle Lösungen, mit denen Sie sich nicht wohlfühlen. Es bedarf hierfür keiner Erklärung.
- Bewerten Sie jede der verbliebenen Alternativen auf ihre Durchführbarkeit, durchdenken Sie auch die möglichen Konsequenzen.
- Entscheiden Sie sich für eine Lösung und beschreiben Sie genau, wie diese umgesetzt werden soll.
- Bedenken Sie mögliche Hindernisse bei der Durchführung der Lösung.
- Entwickeln Sie einen »Reserveplan«, um diese Hindernisse zu umgehen.
- Legen Sie fest, wie oft Sie die gewählte Lösung bis zur nächsten Sitzung durchführen werden.
- Entscheiden Sie, ob Sie auch eine zweite Lösung versuchen wollen.
- Durchlaufen Sie die Stufen 2 bis 6 für jede weitere zu berücksichtigende Lösung.

D. Einschätzung des Ergebnisses

- Besprechen Sie das Ergebnis in der nächsten Therapiesitzung und geben Sie ein Zufriedenheitsrating ab.
- Wenn notwendig, verändern Sie die Lösung.
- Wenn eine vollständig neue Lösung erforderlich ist, wiederholen Sie die Problemlöseprozedur.

ANHANG 4.B

Beispiel für eine Flipchartpräsentation eines Problemlösetrainings

Definition des Problems

- Einschlafstörung;
- kreisende Gedanken;
- Schwierigkeiten zu entspannen.

Dazugehörige Probleme

- Koffein (Kaffee, Cola);
- Nikotin (Zigaretten);
- Fernsehen vor dem Schlafengehen.

Brainstorming

- Schlaftee;
- Spaziergang;
- abends weniger rauchen;
- abends kein Kaffee;
- heißes Bad vor dem Schlafengehen;
- Buch lesen;
- Entspannungs-CD;
- Meditation;
- Alkohol trinken;
- Diazepam einnehmen;
- leise Musik.

Lösungen

- Schlaftee (fünf Mal pro Woche);
- kein Kaffee nach dem Abendessen (fünf Mal pro Woche);
- nur acht Zigaretten nach dem Abendessen.

Zusätzliche Techniken

Im Rahmen der CRA-Behandlung wird eine möglichst zügige Ablösung alter dysfunktionaler Konsummuster durch neue angemessene Coping-Strategien angestrebt. Dieses Kapitel fasst die Techniken zusammen, die der Therapeut hierzu anwenden kann. Häufig werden diese Techniken in Verbindung mit anderen bereits beschriebenen Verfahren eingesetzt, beispielsweise Problemlösetraining oder Kommunikationstraining. Eine Grundannahme von CRA ist, dass auch beste Behandlungsmöglichkeiten und Coping-Strategien ihre Wirksamkeit nicht entfalten können, wenn ein alkoholabhängiger Patient keine Arbeit hat. Aus diesem Grunde kommt dem Thema »Arbeitsberatung« eine besondere Bedeutung zu.

Arbeitsberatung

Eine befriedigende Arbeit und finanzielle Sicherheit sind wichtige Aspekte des täglichen Lebens. Arbeit ist zudem eine Quelle für viele wertvolle Verstärker: Gesteigertes Selbstwertgefühl, Lob von Vorgesetzten, soziale Kontakte mit Mitarbeitern, finanzielle Vorteile. Darüber hinaus ist ein stabiles Einkommen Voraussetzung für weitere materielle Verstärker. Ein zusätzlicher, sehr wichtiger Vorteil einer regelmäßigen Berufstätigkeit ist, dass durch die entstehende Tagesstruktur regelmäßiges oder exzessives Trinken oder Drogenkonsum erschwert wird, sodass es insgesamt eine Vielzahl von Gründen gibt, warum ein alkohol- oder drogenabhängiger Patient insbesondere von einer regelmäßigen Berufstätigkeit profitiert.

Beschreibung

Die Arbeitsberatung ist eine Intervention, durch die der Patient schrittweise unterstützt werden kann, eine für ihn zufriedenstellende Arbeit zu bekommen und zu behalten. Das Training basiert auf dem »Job-Club-Counselor's Manual« von Azrin & Besalel (1980). Das Manual wurde für die Behandlung in Gruppen entwickelt. Es ist erforderlich, dass der Therapeut mit den grundsätzlichen Verfahren der Arbeitsberatung vertraut ist.

Lebenslauf

Die Erarbeitung eines möglichst günstigen Lebenslaufes ist ein erster wichtiger Schritt bei der Arbeitssuche. Der Lebenslauf dient dazu, die Aufmerksamkeit des möglichen Arbeitgebers zu erregen. Er sollte aus diesem Grunde idealerweise keine längeren Lücken zwischen einzelnen Tätigkeiten aufweisen.
Um herauszuarbeiten, welche Informationen in den Lebenslauf aufgenommen werden sollen, besprechen Sie mit Ihrem Patienten alle früheren Tätigkeiten und Weiterbildungsmaßnahmen. Es kommt häufiger vor, dass Patienten bestimmte Fähigkeiten übersehen oder nicht erwähnen in der Annahme, dass sie selbstverständlich seien. Ermutigen Sie den Patienten, frühere Tätigkeiten möglichst detailliert zu beschreiben, und machen Sie eine Liste aller Fähigkeiten, die hierzu erforderlich waren. Erinnern Sie ihn daran, dass positive Persönlichkeitseigenschaften, zum Beispiel Gelassenheit, Loyalität, Gründlichkeit, ebenfalls in einem Lebenslauf erwähnt werden sollten. Eine Übung, die helfen könnte, diese Persönlichkeitseigenschaften zu erfassen, ist, den Patienten im Rollenspiel reflektieren zu lassen, was ehemalige Mitarbeiter eventuell über ihn sagen würden.
Auch bei der Anfertigung des Lebenslaufes kann der Therapeut den Patienten aktiv unterstützen und beraten.

Vermeidung von Tätigkeiten mit einem hohen Rückfallpotenzial

Sie brauchen eine klare Vorstellung von den Tätigkeiten, die Ihr Patient in der Vergangenheit ausgeführt hat. Wenn noch nicht geschehen, diskutieren Sie mit ihm, welche der Tätigkeiten mit einer Rückfallgefahr einhergehen und wie hoch diese ist. Ihr Ziel ist es hierbei, den Patienten von Tätigkeiten abzuhalten, die mit einem hohen Rückfallrisiko einhergehen. Benutzen Sie hierbei wieder die Informationen der Verhaltensanalyse. Öfters kommt es vor, dass der Patient bei einer von ihm favorisierten Tätigkeit mehr Geld verdient, in der Vergangenheit war diese Tätigkeit jedoch regelmäßig mit Alkoholkonsum verbunden. Trotzdem geben die Patienten zu Beginn ihrer Arbeitssuche häufig an, dass sie gerade an dieser Art von Arbeit interessiert sind. In der Regel fühlen sie sich sicherer, wenn sie in einem vertrauten Arbeitsfeld erneut eine Arbeit beginnen. Sie befürchten, dass ein Wechsel des Arbeitsgebietes sie zu Beginn möglicherweise überfordern würde. Häufig ist es aber der einzige vernünftige Weg, das Ziel einer länger dauernden Abstinenz zu erreichen.

Vorbereitung des Vorstellungsgesprächs

Die Patienten sollten im Vorfeld ihrer Arbeitssuche darauf vorbereitet werden, sich möglichst günstig zu präsentieren. Eine therapeutische Aufgabe hierbei ist es, dem Patienten Möglichkeiten zu vermitteln, schwierige Fragen diplomatisch zu beantworten. Bei schriftlichen Bewerbungen sollten beispielsweise Fragen zum Drogen- und Alkoholkonsum nicht beantwortet werden, um nicht schon im Vorfeld die Bewerbungschancen zunichte zu machen. Die Möglichkeit, den aktuellen Stand bezüglich des Alkohol- oder Drogenkonsums zu beschreiben und seine Änderungswünsche in Richtung auf eine Abstinenz zu versichern, würde verloren gehen.

Stellenangebote suchen und finden

Nachdem der Patient einen ordentlichen schriftlichen Lebenslauf angefertigt hat und auf schwierige Situationen im Rahmen der Arbeitssuche vorbereitet wurde, besteht der nächste Schritt darin, Stellenangebote zu generieren. Hierzu sind zunächst eine Reihe von Arbeitsangeboten aufzulisten und dann alle dazu gehörenden relevanten Informationen zum Herstellen eines Kontaktes zu sammeln. Viele Patienten sind bezüglich des strukturierten Vorgehens sehr abgeneigt und bevorzugen ein spontanes Vorgehen, das heißt, sie antworten impulsiv, was ihnen in der Situation gerade einfällt. Zwei Probleme verbinden sich mit diesem Vorgehen: Die Patienten vergeben eine Möglichkeit, sich auf das Gespräch vorzubereiten und sie erhalten keine Gelegenheit, die zukünftige Arbeit hinsichtlich des damit einhergehenden Rückfallpotenzials zu beurteilen.

Arbeitsangeboten lassen sich auf verschiedene Weise finden. Viele Arbeitsangebote werden nicht über offizielle Stellen vermittelt, sodass ein häufig genutzter Weg darin besteht, im sozialen Umfeld zu erfragen, ob es irgendwo Beschäftigungsmöglichkeiten gibt. Andere Hinweise könn-

ten sich über frühere Arbeitgeber oder Mitarbeiter ergeben. Zusätzlich sollte sich Ihr Patient für spontane Bewerbungen in den Gelben Seiten über passende Betriebe informieren.
Der Patient sollte dann die gefundenen Möglichkeiten auf einem Arbeitsblatt auflisten. Dieses Arbeitsblatt sollte in tabellarischer Form den Namen des Betriebes enthalten, das Datum, an dem der Patient das erste Mal angerufen hat, den Namen der Person, mit der der Patient gesprochen hat, die Telefonnummer, Adresse und das Ergebnis des Anrufs. Darüber hinaus sollte es die Möglichkeit geben, geplante Zweit- und Drittanrufe zu vermerken, sodass automatisch das telefonische »Nachhaken« in den Prozess integriert ist.
Zusätzlich zu den Gelben Seiten sollte der Patient auf Zeitungsannoncen und Arbeitsagenturen zurückgreifen.

Erfolgreiches Telefonieren

Da das Schreiben von Briefen und auch das persönliche Aufsuchen jedes einzelnen Betriebes zeit- und kostenintensiv sind, sollte der Arbeitssuchende möglichst telefonisch ein Vorstellungsgespräch erreichen. Bevor die Patienten jedoch beginnen, Telefonate zu führen, sollten sie lernen, in einer präzisen und positiven Art am Telefon zu sprechen. Der folgende Ablauf wird vorgeschlagen:

- Eigene Vorstellung.
- Frage nach dem Namen der für die Einstellung zuständigen Person.
- Ansprache dieser Person mit seinem Namen und erneute eigene Vorstellung.
- Kurze Darstellung der eigenen Qualifikation.
- Bitte um ein Vorstellungsgespräch.
- Wenn ein Vorstellungsgespräch abgelehnt wird, da keine entsprechende Arbeitsstelle zu besetzen ist, Frage nach einem Vorstellungsgespräch für den Fall, dass sich die Situation später ändert.
- Wenn diese Bitte abgelehnt wird, Frage nach einem anderen Stellenangebot in dem entsprechenden Bereich.
- Bitten Sie um die Erlaubnis, den Namen des Gesprächspartners bei der weiteren Arbeitssuche zu verwenden.

- Fragen Sie nach einer sinnvollen Zeit, nach der Sie sich erneut telefonisch melden können.

Alle neun Schritte sollten im Rollenspiel geübt werden, bis der Patient diese sicher beherrscht.

Üben eines Vorstellungsgesprächs

Wenn der Patient ein erstes Vorstellungsgespräch organisiert hat, unterstützen Sie ihn bei der Vorbereitung, indem Sie die Themen »Pünktlichkeit«, »angemessene Kleidung« und »Körperhygiene« besprechen. Besprechen Sie auch, wie er zu dem Vorstellungsgespräch gelangt. Beginnen Sie dann, im Rollenspiel direkt die Gesprächskompetenzen des Patienten in einem Vorstellungsgespräch zu verbessern. Machen Sie mehrere Rollenspiele, damit Ihr Patient sicherer wird und verschiedene Fragen vom möglicherweise zukünftigen Arbeitgeber angemessen beantworten kann. Da die Stärkung des Selbstvertrauens des Patienten eines der wichtigsten Ziele dieser Intervention ist, nutzen Sie, wann immer möglich, positive Verstärker.

Die Suche nach einer Arbeit kann schwierig und sehr frustrierend sein. Ihre Patienten müssen darauf vorbereitet sein, dass sie abgewiesen werden. Eine Vorbesprechung dieser unangenehmen Erlebnisse ist notwendig, um den Patienten vor zu großer Enttäuschung zu schützen, wodurch er seine Motivation verlieren würde. Der Patient sollte verstanden haben, dass Absagen normaler Bestandteil der Arbeitssuche sind. Erinnern Sie ihn daran, dass die Arbeitssuche ein weiteres Beispiel für ein Problem ist, welches einer Lösung bedarf.

Erhalt der Arbeit

Viele Menschen, die wegen Suchtproblemen in Behandlung sind, haben mehr Schwierigkeiten, eine Arbeit zu behalten als eine zu finden. Aus diesem Grunde endet der Prozess nicht damit, dass der Patient eine Arbeit gefunden hat, sondern Sie sollten dann anfangen, Schwierigkeiten an früheren Arbeitsplätzen näher zu besprechen. Eine hilfreiche Übung ist, den Patienten zu bitten, sowohl Probleme an früheren Arbeitsplätzen als auch vorhersehbare Probleme am neuen Arbeitsplatz aufzulisten. Erar-

beiten Sie auch Warnsignale oder Vorläufer solcher Probleme. So bearbeiten Sie zum Beispiel die Beziehungsgestaltung zu Vorgesetzten und Kollegen, besprechen Sie, ob Alkoholkonsum, Unpünktlichkeit oder Missbrauch von Arbeitsunfähigkeit in Zusammenhang mit dem Arbeitsplatzverlust standen. Bestimmen Sie interne und externe Trigger, die zu Schwierigkeiten am Arbeitsplatz führen könnten.
Wenn alle möglichen Probleme und ihre Vorläufer aufgelistet wurden, setzen Sie das Problemlösen ein (siehe »Schritte des Problemlösens«, Kapitel »Skills-Training«), um positive Lösungsmöglichkeiten zu erarbeiten. Schreiben Sie dann alle möglichen Lösungen den verschiedenen Problemen zugeordnet in eine Tabelle. Besprechen Sie mit Ihrem Patienten verbindlich, mehrere der erarbeiteten Lösungen umzusetzen. Wenn bei der Umsetzung Schwierigkeiten auftreten, insbesondere im Bereich der Kommunikationsfähigkeit, beginnen Sie mit Rollenspielen. Überprüfen Sie wöchentlich gemeinsam mit Ihrem Patienten positive und negative Entwicklungen am Arbeitsplatz.
Zum Schluss dieses Kapitels werden nun fünf zusätzliche Interventionen eingeführt, die als Ergänzung zum basalen verhaltenstherapeutischen Skills-Training eingesetzt werden können:

- Lösungsorientierung;
- Zielfokussierung;
- Reduktion der Suchtmittelexposition;
- paradoxe Intervention;
- Selbstständigkeitstraining.

Lösungsorientierung

Es ist üblich für Therapeuten verschiedener theoretischer Schulen, eine Therapiesitzung mit einer allgemeinen Frage zu beginnen, zum Beispiel: »Wie geht es Ihnen heute?« oder »Worüber wollen wir heute sprechen?«. Im Interesse einer erhöhten Effizienz und aufgrund positiver Vorerfahrungen vermeiden CRA-Therapeuten grundsätzlich solche offenen Fragen. Der Therapeut sollte entschlossen und schnell in eine Diskussion über spezifische, relevante Probleme einsteigen. Halboffene Fragen zielen eher auf definierte Ziele und Absprachen bezüglich Hausaufgaben.

So würde ein Therapeut beispielsweise fragen: »Hatten Sie in der letzten Woche Gelegenheit, zum Sportverein zu gehen?« oder »Haben Sie seit dem letzten Mal die Ablehnungstechniken ausprobiert, die wir in der letzten Stunde besprochen hatten?«. In den Therapiesitzungen sollten immer konkrete Aufgaben bearbeitet werden, beispielsweise die Erklärung oder Anleitung neuer Interventionen oder die Erarbeitung der Gründe, warum ein Patient früher erarbeitete Interventionen nicht richtig umgesetzt hat. Das höchste Ziel ist es, den Patienten mit Problemlösestrategien auszustatten, die er später einsetzen kann, um viele unterschiedliche Probleme bearbeiten zu können. Im Wesentlichen ist der Behandlungsprozess deutlich stärker lösungs- als problemorientiert, jedoch nicht auf Kosten von Empathie.

Der nun folgende Dialog verdeutlicht, wie der Therapeut einen Patienten zu Beginn einer Therapiesitzung von einer problemorientierten zu einer lösungsorientierten Haltung führt. Beachten Sie die verschiedenen Punkte, die der Therapeut einhalten sollte:

- Fragen Sie nach den Hausaufgaben und anderen Fortschritten hinsichtlich der Behandlungsziele.
- Stellen Sie sicher, dass der Patient die Gründe für die Veränderungen verstanden hat, sowohl im Falle eines Erfolges als auch im Falle eines Fehlschlags.
- Verstärken Sie die Bemühungen des Patienten.
- Vermitteln Sie angemessene Empathie.
- Wechseln Sie zu Lösungen für ein neues Problem, statt bei der Beschreibung des Problems selbst zu verweilen.
- Sehen Sie nach ähnlichen Problemen, die der Patient schon früher hatte, um zu erkennen, welche Lösungen voraussichtlich am effektivsten sind.
- Benutzen Sie Problemlösen oder andere passende Interventionen, um verbliebene Punkte zu bearbeiten.

THERAPEUT: Frau Jünger, haben Sie in der letzten Woche Fortschritte in Bezug auf Ihre Behandlungsziele gemacht?

PATIENTIN: Nun, ich bin abstinent geblieben. Aber ich kann Ihnen sagen, mein Vorgesetzter macht es mir zurzeit wirklich schwer. Er hackt immer auf mir herum. Alle anderen kommen bei der Arbeit irgendwie zurecht, und die arbeiten nur halb so viel wie ich. Aber wenn ich auch nur das Geringste falsch mache, sitzt er mir im Nacken.

THERAPEUT: Sprechen wir also gleich über Ihren Vorgesetzten. Zuerst möchte ich Ihnen aber gratulieren, dass Sie abstinent geblieben sind. Das ist eine große Leistung, lassen Sie uns das nicht herunterspielen. Was, glauben Sie, hat Ihnen bei Ihrem Ziel, abstinent zu bleiben, letzte Woche am meisten geholfen?

PATIENTIN: Ich weiß nicht, es war diese Woche nicht richtig schwierig. Mein Mann war die meiste Zeit über bei mir. Ich vermute, dass diese Paarsitzungen, die wir gerade begonnen haben, etwas damit zu tun haben.

THERAPEUT: Da haben Sie vermutlich Recht. Ihr Ehemann konnte miterleben, wie schwer es für Sie ist, und Sie lernen gerade, wie Sie besser miteinander umgehen können. Das klingt, als würde es Sinn machen, in den Paargesprächen in diese Richtung weiter zu arbeiten.

BEACHTEN SIE → *Da das neu aufgetretene Problem nicht als Krise erschien, entschied der Therapeut, zunächst den Behandlungsprozess zu rekapitulieren. Er verstärkt die Patientin in seinen Anstrengungen und versichert sich, dass die Patientin verstanden hat, warum es ihr in der letzten Woche einfacher gefallen ist, abstinent zu bleiben. Im Falle einer Krise hätte man dies auf einen späteren Zeitpunkt in der Therapiesitzung verschoben.*

THERAPEUT: Nun, wie wäre es, wenn wir das Problem mit Ihrem Vorgesetzten mit der Technik des Problemlösens angehen würden? Es klingt so, als wenn er Sie zurzeit ziemlich frustriert.

PATIENTIN: Ich kann ihn nicht ausstehen, er ist ein Idiot. Wahrscheinlich hat er nur seine Arbeit, weil er mit dem Besitzer verwandt ist.

THERAPEUT: Frau Jünger, Sie sind wirklich verärgert und das wahrscheinlich aus gutem Grund. Aber lassen Sie uns nach vorne blicken und versuchen herauszufinden, wie dieses Problem gelöst werden kann. Sicherlich können wir Ihren Chef nicht verändern. Aber wenn wir das Problemlösen einsetzen, finden Sie vielleicht einen Weg, besser damit umzugehen. Vielleicht bekommen wir Ideen, indem wir uns noch einmal anschauen, wie Sie inzwischen erfolgreich mit Ihrem Bruder umgehen, wenn Sie das Gefühl haben, dass er Ihnen so zusetzt.

PATIENTIN: Gut, ich habe verstanden. Aber mein Chef ist immer noch ein Dummkopf.

Obwohl der Therapeut die Gefühle der Patientin anerkennt, möchte er Sie nicht ermutigen, zu viel Zeit mit unproduktivem Klagen zu verschwenden. Das bedeutet nicht, dass ihre Sorgen ungerechtfertigt sind. Es ist aber sein Ziel, die Patientin in die Richtung zu leiten, das Problem zu lösen, anstatt beim Klagen darüber zu verweilen. Der Therapeut beginnt damit, die Patientin daran zu erinnern, dass sie ein ähnliches Problem mit ihrem Bruder bereits gelöst hat. Die erfolgreiche Lösung sollte rekapituliert und möglichst an das aktuelle Problem angepasst werden. Der Therapeut sollte entweder eine bereits früher erarbeitete Problemlösestrategie anpassen oder eine völlig neue erarbeiten.

Zielfokussierung

Gelegentlich werden Sie es mit Patienten zu tun bekommen, die anfangs unwillig oder unfähig sind, bei der Entwicklung ihrer Behandlungsziele mitzuwirken. Diese Patienten sind entweder der Therapie gegenüber nicht aufgeschlossen, oder sie sind sehr unsicher, was sie sich von einer Behandlung versprechen. Die Zielfokussierung ist eine Möglichkeit, um ablehnende oder entschlussunfähige Patienten zu motivieren, sich mit dem Prozess der Formulierung von spezifischen Behandlungszielen zu befassen.

In dem folgenden Dialog finden Sie ein Beispiel einer Zielfokussierung an einer behandlungsunwilligen Patientin. Der Therapeut versucht zunächst, der Patientin überhaupt irgendeine Antwort zu entlocken. Diese Antwort wird dann in eine Antwort mit höherem Informationsgehalt moduliert. Sie sollten dabei beachten, dass der Therapeut gewöhnlich nicht diesen hohen Grad an Struktur vorgibt wie in diesem Beispiel. Dies sollte nur in Extremfällen eingesetzt werden.

THERAPEUT: Okay. Frau Niebuhr, auf Ihrem Arbeitsblatt »Ziele der Behandlung« haben Sie aufgeschrieben, dass Sie Verbesserungen im sozialen Bereich erreichen wollen, indem Sie neue Aktivitäten hinzufügen wollen, die nichts mit Alkohol zu tun haben. Was für eine Art von Aktivitäten haben Sie da im Sinn?

PATIENTIN *(lange Gesprächspause):* Ich weiß nicht.

THERAPEUT: **Sie scheinen Schwierigkeiten damit zu haben, Möglichkeiten für sich zu finden. Möchten Sie, dass ich Ihnen dabei helfe?**

PATIENTIN: Das ist mir egal.

BEACHTEN SIE → *An diesem Punkt sollten Sie einen speziellen Vorschlag machen, um die Patientin möglichst in den Prozess zu integrieren.*

THERAPEUT: **Wenn ich mir Ihre Verhaltensanalyse anschaue, erinnere ich mich, dass Sie an Wochenenden gerne im Garten arbeiten. Haben Sie vielleicht Interesse daran, dies zu nutzen, um mehr mit anderen Menschen in Kontakt zu kommen?**

PATIENTIN: Keine Ahnung, ich bin nicht sicher, was ich will.

BEACHTEN SIE → *Es ist an einer solchen Stelle häufig nützlich, auf ein »Multiple Choice«-Format zurückzugreifen.*

THERAPEUT: **Manchmal fällt es einem schwer, anzufangen, oder? Lassen Sie mich ein Stück nach vorne gehen und Ihnen einige Möglichkeiten zur Auswahl geben. Welche der folgenden Möglichkeiten scheint Ihnen am ehesten Erfolg versprechend? Versuchen, über die Gartenarbeit mehr Sozialkontakt zu bekommen, Teilnahme an einer Laufgruppe, ein Kurs im Töpfern an der Volkshochschule oder Schwimmen gehen in einem Hallenbad?**

PATIENTIN: Ich weiß nicht.

BEACHTEN SIE → *Wenn die Patientin immer noch Schwierigkeiten hat, stellen Sie immer zwei Möglichkeiten zur Auswahl.*

THERAPEUT: **Nun, wie wäre es, wenn Sie sich nur zwischen zwei Alternativen entscheiden? Wenn Sie eine auswählen sollten, welche würden Sie bevorzugen? Gartenarbeit oder Laufgruppe als neue soziale Aktivität?**

PATIENTIN: Ich weiß nicht, wie ich über die Gartenarbeit neue Sozialkontakte bekommen soll.

BEACHTEN SIE → *Die Patientin hat andeutungsweise Interesse an einer Aktivität gezeigt. Wenn der Therapeut entscheidet, dass man in diese Richtung realistisch weiterarbeiten kann, könnte nun das Problemlösen durchgeführt werden, um die Einzelheiten herauszuarbeiten.*

Die Zielfokussierung hilft dem Patienten, eigene Verantwortung für die Behandlung zu übernehmen. Wenn nach mehreren Versuchen der Zielfokussierung ein Patient weiterhin unwillig ist, am Behandlungsprozess teilzunehmen, können Sie versuchen, den Widerstand direkt anzusprechen oder aber als letzte Option auf die paradoxe Intervention zurückgreifen. Wie bereits oben erwähnt, ist die Zielfokussierung keine in CRA typischerweise eingesetzte Technik, weil sie Antworten erzwingt, anstatt dem Patienten die Möglichkeit zu geben, diese selbst zu entwickeln. Aus diesem Grunde greift CRA nur in schwierigen Fällen auf diese Intervention zurück, um den Therapieprozess in einer angemessenen Zeit voranzubringen.

Reduktion der Suchtmittelexposition

Einerseits ist es häufig sehr schwierig, einen Patienten davon zu überzeugen, nicht an Orte zu gehen, an denen er früher konsumiert hat. Andererseits ist es in den meisten Fällen unbedingt erforderlich, um Rückfällen vorzubeugen. Die externen Trigger für das Konsumverhalten sind in diesen Umgebungen zu stark. Trotz aller Bemühungen wird sich auch der engagierteste Patient gelegentlich in einer bekannten konsumassoziierten Umgebung wiederfinden. Um sein Konsummuster zu beeinflussen, ist es für einen Patienten in der Regel unvermeidlich, die Entscheidung zu treffen, eine mit einem hohen Rückfallrisiko belastete Umgebung für eine längere Zeitdauer nicht aufzusuchen. Konsequenterweise erscheint es auch sinnvoll, die Zeitdauer zu verringern, in der ein Patient Schlüsselreizen für Konsum ausgesetzt ist.

Die jetzt vorgestellte Intervention wurde speziell dafür entwickelt, die Zeitdauer zu reduzieren, die der Patient mit konsumbezogenen Aktivitäten oder in Situationen mit einem hohen Rückfallrisiko verbringt.

Im ersten Schritt versuchen Sie, mit dem Patienten die Orte herauszufinden, an denen er gewöhnlich konsumiert, beispielsweise eine bestimmte Gaststätte oder die Wohnung eines Freundes. Bitten Sie ihn einzuschätzen, wie viel Zeit er gewöhnlich dort verbringt. Als Nächstes überprüfen Sie, ob der Patient sich darauf einlassen kann, die Zeit zu begrenzen, die er an diesem Ort verbringt. Idealerweise meidet der Patient das Aufsuchen dieser Orte vollständig, viele Patienten möchten jedoch lieber nur die Zeitdauer begrenzen. Im weiteren Verlauf der Intervention sollte der

Patient eine seiner typischen Konsumsituationen auswählen und sie sich gedanklich vorstellen, einschließlich des Wunsches, die Situation zu verlassen. Üben Sie mit dem Patienten dann ein, wie er seinen Wunsch zu gehen ankündigen kann und beleuchten Sie die damit einhergehenden Vorteile. Häufig ist es auch sinnvoll, diese Situation im Rollenspiel und später auch in einer realen Situation zu üben. Wenn möglich sollte der Patient hierbei auf Disulfiram eingestellt sein, darüber hinaus sollte er durch eine Vertrauensperson begleitet und unterstützt werden. Dies wird die Möglichkeit eines Fehlschlages reduzieren und die Möglichkeiten sozialer Verstärkung im Falle eines Erfolges deutlich verbessern.

Im zweiten Schritt der Intervention geht es dann darum, die Zeit in Umgebungen zu reduzieren, die einerseits mit Alkohol- oder Drogenkonsum verbunden sind, andererseits aber auch positive nicht konsumbezogene Aspekte beinhalten. Hierzu gehören zum Beispiel Sportvereine, Familientreffen oder andere öffentliche Veranstaltungen, bei denen Alkohol zwar nicht im Mittelpunkt steht, jedoch allgegenwärtig ist. Wenn möglich besprechen Sie mit dem Patienten, diese Aktivitäten durch andere zu ersetzen, bei denen er nicht mit Alkohol oder Drogen in Kontakt kommt. In vielen Fällen erscheint dies aber unrealistisch. Aus diesem Grund sollten Sie gemeinsam mit dem Patienten Wege finden, die Zeitdauer zu reduzieren, in denen er sich in diesen gefährdenden Umgebungen aufhält.

In dem folgenden Dialog bespricht ein Therapeut mit einer Patientin Möglichkeiten, die Zeitdauer zu reduzieren, die sie in einer nicht vermeidbaren Risikosituation verbringt.

THERAPEUT: **Frau Richter, Sie erwähnten früher, dass Sie am Sonntag zu einem Abendessen zu Ihren Schwiegereltern gehen. Ist das für Sie eine Situation, in der Sie ein hohes Risiko eingehen, Alkohol zu trinken?**

PATIENTIN: Ja, aber was soll ich tun? Es ist der Geburtstag meiner Schwiegermutter. Wenn ich da nicht hingehe, gibt es Ärger.

THERAPEUT: **Gibt es irgendeine Möglichkeit, die Zeit zu verringern, die Sie dort verbringen, sodass Sie nicht über so eine lange Zeit in Versuchung geführt werden? Erinnern Sie sich an das Problemlöseverfahren, das Sie gelernt haben? Könnten Sie hierdurch eine passende Lösung finden?**

PATIENTIN: Ich habe bereits verschiedene Dinge durchdacht. Ich könnte beispielsweise früher gehen, zum Beispiel direkt nach dem Abendessen. Auf diese Weise würde ich die größten Probleme vermeiden.

THERAPEUT: **Und wie genau wollen Sie das anstellen? Was werden Sie sagen?**

PATIENTIN: Ich kann vielleicht sagen, dass ich mich nicht gut fühle. Ich könnte auch sagen, dass ich noch etwas anderes vorhabe. Dass es mir leid tut. Dass ich aber gehen muss.

THERAPEUT: **Klingt beides machbar. Welches von beiden wollen Sie ausprobieren?**

PATIENTIN: Ich denke, ich werde einfach sagen, dass ich noch etwas anderes zu tun habe. Damit fühle ich mich besser, als wenn ich irgendwelche Ausreden vorbringe, dass ich mich nicht wohl fühle.

THERAPEUT: **Gut. Könnte es etwas geben, was diesen Plan verhindern könnte?**

PATIENTIN: Nicht dass ich wüsste. Ich habe es schon früher getan und es hat funktioniert, solange mein Mann mit den Kindern noch da bleibt.

Die Patientin hat einen Plan entwickelt, die Exposition zu konsumbezogenen Triggern in einer unvermeidbaren sozialen Risikosituation zu reduzieren, und hat ihn dann den realen Bedingungen angepasst. Der Therapeut hat lediglich überprüft, wie umfassend sich die Patientin mit den Einzelheiten ihres Plans einschließlich der Konsequenzen auseinandergesetzt hat. Von Vorteil war, dass die Patientin bereits wusste, dass die größte Versuchung nach dem Abendessen auftreten würde. Der Therapeut wird in der nächsten Sitzung das Ergebnis überprüfen und die Lösung bei Bedarf gemeinsam mit der Patientin für weitere zukünftige Gelegenheiten anpassen.

Paradoxe Intervention

Dieses Verfahren wird eingesetzt, um mit Patienten umzugehen, bei denen nur eine sehr geringe Mitarbeit zu verzeichnen ist und die eine Vielzahl von Ausreden für den mangelnden Therapiefortschritt generieren. Das Verfahren beinhaltet eine Einstellung sämtlicher ersichtlicher Bemühungen, den Patienten zu motivieren. Stattdessen wird Verantwortung für den gesamten Veränderungsprozess subtil an den Patienten delegiert

und in einigen Fällen auch auf die beteiligte Person. Häufig folgen hierauf überraschende Verschiebungen im Motivationsgefüge.
Nehmen Sie beispielsweise einen Fall an, in dem die Frau eines neuen Patienten berichtet, dass sie es nicht geschafft habe, ihrem Ehemann das Disulfiram zu verabreichen. Zusätzlich besteht das Paar darauf, dass es die Therapiesitzungen nur zweiwöchentlich durchführen möchte, weil es wöchentliche Gespräche für überflüssig halte. Beim Einsatz der paradoxen Intervention würden Sie zunächst eine Botschaft senden, die oberflächlich die private Entscheidung, den Behandlungsplan zu verändern, lobt. Sie würden die positiven Veränderungen herausstellen, die der Ehemann gemacht hat, und zugestehen, dass die Ehefrau vermutlich am ehesten weiß, was das Beste für den Patienten ist, weil sie und ihr Ehemann am meisten Kontakt miteinander haben. Im Weiteren würden dann einige Probleme angesprochen, die das Paar in der Vergangenheit hatte, um zu klären, wie das Paar diese Probleme alleine lösen wird, wenn sie zukünftig wieder auftreten werden. Wenn Sie damit anfangen, den Umfang Ihrer Beteiligung an der Therapie zu minimieren, wird das Paar typischerweise Anzeichen von Sorge zeigen, dass es zukünftig Ihre Führung und Unterstützung verliert. Die Partner werden realisieren, dass sie noch nicht bereit sind, ihre Probleme vollständig eigenständig zu handhaben, und werden Widerstände gegen die Intention entwickeln, dass Sie als Therapeut das Paar sich selbst überlassen. An diesem Punkt sollten Sie dann einige Forderungen für die Fortsetzung einer Behandlung vorgeben.
Es ist wichtig, sich zu vergegenwärtigen, dass zum Erfolg dieses Vorgehens zwingend erforderlich ist, dass der Therapeut die Probleme des Patienten genau verstanden hat und dass er zu ihm eine tragfähige Beziehung aufgebaut hat. Dies wird dann der Fall sein, wenn im Vorfeld eine umfassende Verhaltensanalyse durchgeführt wurde.
Ein weiteres Beispiel der paradoxen Intervention folgt. Es ist ein Gespräch zwischen einem Therapeuten und einem unter Bewährung stehenden Patienten, bei dem bislang keine Verhaltensänderungen erreicht werden konnten.

THERAPEUT: **Guten Tag, Herr Urban, wie geht es Ihnen heute?**

PATIENT: Ich fühle mich richtig gut.

THERAPEUT: Ich bin überrascht, dass Sie das sagen. Sie haben jetzt über fünf Wochen an verschiedenen Themen gearbeitet, und es scheint so, als gebe es nicht die geringste Veränderung bei Ihnen.

PATIENT: Nun, ich komme zur Behandlung. Ich meine, ich tue alles, was mein Bewährungshelfer mir sagt, was ich zu tun habe. Er sagt, ich soll hierher kommen, also komme ich.

THERAPEUT: Ihr Bewährungshelfer hat mir gesagt, dass Sie anderen Vorgaben bislang nicht nachgekommen sind, beispielsweise eine Arbeit zu finden. Sie haben bislang nicht ernsthaft nach einer Arbeit gesucht. Dies ist eine Vorgabe Ihres Bewährungshelfers. Ich möchte Sie daran erinnern, dass wir über fünf oder sechs Jahre im Gefängnis sprechen. Und ich warte immer noch darauf, dass Sie Ihre Frau mit hierher bringen.

BEACHTEN SIE → *Der Therapeut konfrontiert den Patienten mit seinem Versagen bezüglich der Vorgabe, eine Arbeit zu finden und seine Frau mit zur Therapie zu bringen. Er erinnert ihn an mögliche Konsequenzen.*

PATIENT: Ich möchte nicht wieder ins Gefängnis zurück. Gleichzeitig denke ich, dass ich einfach hierher kommen muss. Also bin ich hier.

THERAPEUT: Sie haben auch Ihre Hausaufgaben nicht gemacht. Also alles, was Sie tun, ist zur Behandlung zu erscheinen. Sie sitzen einfach Ihre Zeit ab. Und ich denke, an diesem kritischen Punkt in Ihrer Behandlung ist das nicht förderlich. Ganz ehrlich, ich kann nicht sehen, wohin das alles führen soll. Sie verbringen immer noch die gesamte Zeit mit Ihren früheren Freunden, Sie gehen immer noch in die Kneipe.

PATIENT: Aber ich trinke nicht, oder?

THERAPEUT: Nein, und ich bin froh, das zu hören. Aber ich sorge mich auch darum, wie lange das gut geht. Möglicherweise klingt das für Sie zunächst etwas sonderbar. Aber um ehrlich zu sein, ich bin so besorgt um Sie, dass ich denke, es wäre das Beste, die Behandlung zu beenden.

PATIENT: Was, ... was meinen Sie damit?

THERAPEUT: Nun, ich glaube, dass wir an einem Punkt der Behandlung angekommen sind, an dem sie nicht mehr förderlich ist. Ich fühle mich unbehaglich damit, dass Sie einfach nur Ihr eigenes Ding machen. Ich werde Ihrem Bewährungshelfer schreiben und ihm mitteilen, dass wir nicht gut zusammenarbeiten können und dass wir keine wesentlichen Fort-

schritte machen. Ich bin mir sicher, dass Sie beide etwas anderes verabreden können. Eine andere Form der Behandlung könnte Ihnen vielleicht besser helfen. Wir können Sie nur nicht durchführen. Ich bin sicher, dass Sie einen Therapeuten finden können, der besser damit umgehen kann, dass Sie Ihr eigenes Behandlungsprogramm durchziehen.

PATIENT: Nun, ich weiß nicht, ob ich das so möchte. Man hat mir gesagt, ich soll hier in Behandlung.

THERAPEUT: Herr Urban, ich möchte Sie nicht drängen. Vielleicht ist es für Sie einfach nicht die richtige Zeit für bestimmte Veränderungen in Ihrem Leben. Zu Beginn der Behandlung haben Sie zugestimmt, sich eine Arbeit zu suchen, neue Freunde zu finden und Ihre Frau zur Therapie mitzubringen. Aber Sie haben nichts davon getan. Vielleicht haben Sie Recht, vielleicht sind diese Dinge gar nicht so wichtig. Aber ich sorge mich, dass Sie einen Rückfall haben werden, weil Sie bestimmte, wirklich grundlegende Dinge in Ihrem Leben nicht verändert haben. Aus diesem Grunde halte ich es für sinnvoll, Ihren Bewährungshelfer anzurufen und ihm den Stand der Behandlung mitzuteilen. Wir sollten uns mit ihm zusammensetzen und überlegen, ob eine andere Behandlung oder einer anderer Therapeut Ihnen vielleicht besser helfen kann. Ich kann es mit meinem Gewissen nicht vereinbaren, weiter mit Ihnen zu arbeiten, wenn ich sehe, dass es Ihnen nicht hilft.

BEACHTEN SIE → *Der Therapeut beschuldigt nicht nur den Patienten, für den ausbleibenden Therapiefortschritt verantwortlich zu sein. Er übernimmt selbst hierfür zum Teil die Verantwortung. Er stellt heraus, dass sie beide nicht gut zusammenarbeiten. Er bleibt aber bei der optimistischen Haltung, dass der Patient in der Lage sein wird, einen neuen Therapeuten zu finden, der besser zu seinem »unabhängigen Stil« passt. An diesem Punkt wird die Verantwortung für die Behandlung zurück auf den Patienten übertragen.*

PATIENT: Nun, ich weiß nicht, ob ich einen anderen Therapeuten finden möchte. Ich fühle mich hier ganz wohl. Ich komme jetzt schon für mehr als einen Monat hierher. Warum denken Sie, dass ich woanders hingehen sollte? Und Sie müssen meinen Bewährungshelfer nicht anrufen.

THERAPEUT: Aber das Ganze führt nirgendwohin, Herr Urban, nirgendwo.

PATIENT: Aber ich habe doch gerade erst angefangen. Und immerhin trinke ich nicht!

BEACHTEN SIE → *Dies ist eine sehr häufige Reaktion auf eine paradoxe Intervention. Der Patient realisiert, dass die gesamte Behandlungsverantwortung auf ihn übertragen wurde. Obwohl er sich über diese »Freiheit« freut, ist er nicht bereit, die Konsequenzen zu akzeptieren.*

THERAPEUT: Herr Urban, Sie wissen doch genau, was ich erwarte. Warum sagen Sie mir nicht, wozu Sie jetzt bereit sind, um weiter bei mir in Therapie zu bleiben? Wie steht es damit, eine Arbeit zu finden?

BEACHTEN SIE → *Der Therapeut nimmt wahr, dass an diesem Punkt genügend Raum für ein Verhandlungsangebot ist. Er entscheidet sich, dies voranzutreiben und den Patienten zu minimalen Zugeständnissen zu bewegen.*

PATIENT: Nun, ... wenn, ... hm, ... ich werde es versuchen.

THERAPEUT: Sie haben mehrere Jobangebote abgelehnt, einfach aus dem Grund, weil Sie der Ansicht waren, dass Sie nicht gut genug bezahlt würden. Wir haben ausführlich darüber gesprochen, wie wichtig eine Arbeit für Sie ist. Und es ist ein Teil Ihrer Bewährung. Sie sind auch nicht zum Arbeitsamt gegangen. Sie haben gesagt, Sie wollen das alleine hinbekommen. Würden Sie mir versprechen, morgen zum Arbeitsamt zu gehen? Werden Sie das tun?

PATIENT: Nun ja, ich werde es tun. Ich denke, ich sollte.

THERAPEUT: Okay, und sind Sie bereit, nächste Woche Ihre Ehefrau zum Gespräch mitzubringen?

PATIENT: Ich vermute. Wenn ich unbedingt muss.

THERAPEUT: Keine Vermutung, es ist Ihre Entscheidung.

PATIENT: Bedeutet das denn, dass ich weiter hier in Behandlung bleiben kann?

THERAPEUT: Wenn Sie diese Zusagen machen, werde ich mir über eine weitere Behandlung mit Ihnen neue Gedanken machen. Ich würde gerne mit Ihnen arbeiten. Aber ich bin nicht bereit, einfach mit Ihnen Zeit abzusitzen und Berichte zu verschicken, in denen steht, dass Sie gekommen sind. Denn in Wirklichkeit, wenn Sie nicht abstinent bleiben und sich nicht von weiterem Ärger fernhalten, werden Sie letzten Endes wieder im Gefängnis landen. Und ich möchte daran nicht beteiligt sein.

PATIENT: Gut, ich werde in Zukunft mehr machen.

BEACHTEN SIE → *Wenn es erst einmal offensichtlich ist, dass der Patient keinen neuen Therapeuten suchen möchte, kann der Therapeut einige Anforderungen für die Fortsetzung der Behandlung vorgeben. Das Vorgeben von Bedingungen ist ein Weg, die Motivation des Patienten zu erhöhen.*

Die paradoxe Intervention sollte im Rahmen von CRA nur gelegentlich eingesetzt werden. Wenn Sie diese Intervention einsetzen, sollten Sie einige wichtige Aspekte beachten:

- Die Konfrontation sollte nicht in einer abschätzigen oder anklagenden Art erfolgen. Es sollte auf das Verhalten fokussiert werden, das der Patient zeigt oder nicht zeigt, es sollte keine grundsätzliche Kritisierung des Patienten erfolgen.
- Es sollte eine Verknüpfung mit dem stärksten Motivator des Patienten erfolgen (im Beispiel: Vermeidung eines Gefängnisaufenthaltes).
- Es sollte direkt darauf hingearbeitet werden, dass der Patient bestimmten Anforderungen an eine weitere Behandlung zustimmt (im Beispiel: aktive Suche nach Arbeit, Beginn der Paartherapie).
- Die Konfrontation sollte nicht dazu führen, dass der Therapeut in jedem Falle zu einer negativen Konsequenz beiträgt (im Beispiel: Bewährungswiderruf).
- Der Therapeut übernimmt einen Teil der Verantwortung dadurch, dass er das Scheitern der Behandlung darauf zurückführt, dass Patient und Therapeut nicht gut als Team zusammenarbeiten.
- Der Therapeut verwendet eine positive Attribuierung für den Widerstand des Patienten (im Beispiel: unabhängiger Lebensstil).
- Die Verantwortung für die Behandlung wird auf den Patienten zurückübertragen.
- Es werden Bedingungen eingeführt, wenn der Patient weiter in Therapie verbleiben möchte.
- Es ist sehr wichtig, die paradoxe Intervention nur dann einzusetzen, wenn Sie mit dem Patienten eine therapeutische Beziehung entwickelt haben und wenn Sie die wesentlichen Verstärker des Patienten genau kennen. Die Technik wird nicht erfolgreich sein, wenn der Patient keine Belohnungen dafür angeboten bekommt, in Therapie zu bleiben.

Diese Art der Intervention sollte auch dann nicht erfolgen, wenn der Patient wichtige Entscheidungen zu treffen hat.

Meistens entscheiden sich Patienten dafür, die Therapie fortzusetzen, statt einen neuen Therapeuten zu suchen. Es kann jedoch sein, dass die Behandlung durch diese Intervention endet. Aufgrund dieser Gefahr sollte die paradoxe Intervention erst dann eingesetzt werden, wenn der Therapeut sich ziemlich sicher ist, dass der Patient sich entscheidet, in Therapie zu bleiben. Sollte sich der Patient jedoch entschließen, die Behandlung zu beenden, sollten Sie ihn nicht bestrafen, sondern ihn möglichst nach Kräften unterstützen, einen anderen Behandler zu finden.

Hinführen zur Selbstständigkeit

Eines der Ziele von CRA ist es, dem Patienten oder dem Paar die Fähigkeiten zu vermitteln, dass sie zukünftig ihre eigenen Probleme selbstständig lösen können. Das Selbstständigkeitstraining soll hierbei den Patienten darauf vorbereiten, diese erlernten Fähigkeiten in ihrem täglichen Leben zu implementieren. In erster Linie ist es als verhaltenstherapeutisches Rollenspiel konzipiert mit Rückmeldungen während der Therapiesitzungen und fest vereinbarten Hausaufgaben während der Woche zwischen den therapeutischen Sitzungen. Die Patienten sollen im Verlauf der Behandlung verinnerlichen, dass sie die meisten ihrer Probleme eigenständig lösen können und dass sie bei Bedarf jederzeit in Psychotherapie, Entgiftungs- oder Disulfiram-Behandlung zurückkehren können.

Das Selbstständigkeitstraining besteht aus vielen verschiedenen Komponenten. Relativ früh im Verlauf der Therapie beinhaltet es unter anderem, dass der Therapeut den Behandlungsraum vorübergehend verlässt, währenddessen das Paar versucht, eigenständig ein Problem zu lösen. Bei Rückkehr in das Behandlungszimmer sollte der Therapeut den Fortschritt überprüfen sowie gegebenenfalls eine Rückmeldung und eine positive Verstärkung geben.

Die Installation und Erprobung eines Frühwarnsystems (siehe Kapitel »Rückfallprävention«) ist ebenfalls Teil des Unabhängigkeitstrai-

nings. Diese Intervention vermittelt dem Paar Fähigkeiten, individuelle Trigger für Konsumverhalten zu identifizieren und eigenständig durch Problemlösetechniken einen potenziellen Rückfall zu vermeiden.
Die Etablierung eines alkohol- und drogenfreien Sozial- und Freizeitlebens ist eine weitere wichtige Komponente. Idealerweise wird sich der Patient an anderen Menschen im Sinne eines »Lernens am Modell« orientieren und eventuell hierdurch in nicht konsumorientierte soziale Gemeinschaften integriert werden.
Ein weiterer wichtiger Aspekt des Selbstständigkeitstrainings ist es, dem Paar oder dem Patienten den Kontakt zu Selbsthilfegruppen zu bahnen.
Gegen Ende der Therapie beinhaltet das Selbstständigkeitstraining auch einen Entwöhnungsprozess mit gestufter Verlängerung der Intervalle zwischen einzelnen Therapiesitzungen. Im Allgemeinen sollte von wöchentlichen zu zweiwöchentlichen Intervallen gewechselt werden, später zu monatlichen Sitzungen. Häufig werden in dieser Zeit die Patienten sehr besorgt mit einer zunehmenden Symptombildung. Eine Möglichkeit, mit diesen Reaktionen umzugehen, ist, dem Patienten telefonische Erreichbarkeit für die Zwischenzeit anzubieten, überwiegend um ihn durch Problemlösetechniken bei Schwierigkeiten zu unterstützen. Im Weiteren sollten Sitzungen alle zwei bis drei Monate vereinbart werden.
Der letzte Schritt ist dann die Beendigung der Behandlung. Hier kommt es insbesondere darauf an, durch eine Demonstration von Unterstützung die Wahrscheinlichkeit zu erhöhen, dass der Patient bei Problemen erneut Kontakt aufnimmt.
Die wichtigsten in der letzten Therapiesitzung zu besprechenden Themen sind:

- Fassen Sie den Fortschritt des Patienten zusammen. Sie sollten hierbei zumindest kurz die vom Patienten berichteten Probleme bei Aufnahme der Behandlung und den aktuellen Stand erwähnen.
- Erörtern Sie mit dem Patienten, was Ihrer und seiner Ansicht nach der größte Nutzen der Therapie in Bezug auf die von ihm zu Beginn berichteten Probleme war.
- Überprüfen Sie noch einmal gemeinsam mit dem Patienten, ob er die erlernten Verfahren gut verinnerlicht hat.

- Bestärken Sie den Patienten für seine Bemühungen und Anstrengungen.
- Erörtern Sie mit ihm nicht erreichte Ziele, die im Arbeitsblatt »Ziele der Behandlung« zu Beginn der Therapie aufgeschrieben wurden. Besprechen Sie mit ihm, wie er diese Ziele zukünftig erreichen kann.
- Überprüfen Sie erneut, ob der Patient sich ein gesundes Versorgungssystem erarbeitet hat, das nicht konsumorientiertes Verhalten unterstützt.
- Besprechen Sie Sorgen des Patienten, ob er die weiteren Fortschritte alleine schafft.
- Erinnern Sie den Patienten daran, dass ein Telefonanruf immer möglich ist und dass er gerne zu einer Auffrischungssitzung kommen darf.
- Vereinbaren Sie einen festen Termin zur Nachuntersuchung in zwei bis drei Monaten.
- Informieren Sie den Patienten darüber, dass Sie ihn etwa einen Monat vorher telefonisch oder postalisch an den Termin erinnern werden.

Beratung im sozialen- und Freizeitbereich

Eine sehr wichtige Komponente der Behandlung ist eine Unterstützung des Patienten bei der Entwicklung zufriedenstellender Sozialkontakte und Freizeitaktivitäten, die mit Konsumverhalten konkurrieren und Abstinenz unterstützen. Wenn die Patienten erstmals um Behandlung nachfragen, sind sie häufig in eine Art »Konsumkultur« eingebunden, in der sich Freundschaften und Freizeitaktivitäten um den Konsum von Alkohol oder Drogen herum anordnen. Der Konsum scheint hierbei das verbindende Glied in den Sozialbeziehungen zu sein. Darüber hinaus ist es nicht ungewöhnlich, dass sich Patienten von anderen Freunden ausgeschlossen fühlen, wenn sie mit dem Suchtmittelkonsum aufhören. In Anbetracht des starken Einflusses von gruppendynamischen Prozessen und sozialen Interaktionen auf Konsumverhalten können sie sehr starke Trigger für Rückfallereignisse darstellen. Der frühe Aufbau wichtiger Bezugsgruppen und die Erarbeitung gesunder nicht mit Konsum assoziierter Sozialkontakte sind schwierig und erfordern ein Training bereits während der frühen Phase der Behandlung.

Entwicklung eines gesunden sozialen Lebens

Beginnen Sie die Bearbeitung dieses Bereiches mit einer Erörterung der Wichtigkeit, einen gesunden sozialen Lebensstil und Freizeitaktivitäten zu entwickeln. Um die Interaktionen zwischen Konsumverhalten einerseits und sozialen Aktivitäten und Beziehungen andererseits zu verdeutlichen, fragen Sie den Patienten nach Freunden und Aktivitäten, die bislang mit dem Konsum von Alkohol oder Drogen assoziiert waren. Als Nächstes fragen Sie den Patienten nach Personen oder sozialen Situationen, die gewöhnlich nicht mit Alkohol- oder Drogenkonsum assoziiert sind. Kommen Sie dann mit dem Patienten über die Unterschiede ins Gespräch. Hat der Patient die Beziehung zwischen seinem Konsumverhalten und seinem sozialen Umfeld verstanden, ermutigen Sie ihn zu einer Absprache darüber, den Versuch zu unternehmen, neue Freundschaften zu finden und neue Freizeitaktivitäten auszuprobieren, die Abstinenz unterstützen.

Identifizierung von Interessengebieten

Ihre nächste Aufgabe ist es, Interessengebiete des Patienten herauszufinden. Während dieses Prozesses sollten Sie darauf achten, dass Sie nicht Ihre eigenen Interessen und Hobbys auf den Patienten übertragen. Stattdessen sollten Sie herausarbeiten, welche Aktivitäten den Patienten wirklich verstärken. Der wahrscheinlich schwierigste Teil hierbei ist es, eine Aktivität zu finden, die der Patient gewillt ist auszuprobieren. Sie sollten auch darauf achten, dass es wichtig ist, Aktivitäten zu erarbeiten, die auch in einer Konsumphase durchgeführt werden können.

Häufig sieht sich der Patient nicht in der Lage, solche wünschenswerten, nicht konsumbezogenen Freizeitaktivitäten zu benennen. Eine Technik, um diesbezüglich Ideen zu generieren, ist, die Person zu bitten, drei Personen zu benennen, die sie gut kennen. Fragen Sie dann danach, was diese Personen für ihre Erholung tun. Wenn der Patient hierauf keine Antwort kennt, sollten Sie mit ihm die Verabredung treffen, dass er dies herausfindet. Unabhängig davon, ob der Patient Familienangehörige oder Freunde benennt, führt diese einfache Aufgabe häufig zu einer Auflistung potenziell anregender Freizeitaktivitäten.

Eine andere Möglichkeit wäre, den Patienten zu bitten, fünf bis zehn Freizeitaktivitäten einfach aufzuschreiben. Bitten Sie ihn dann darum, eine der Aktivitäten für eine Woche lang auszuprobieren. Die Haltung, die hierbei transportiert werden soll, lautet: »Versuchen Sie es einfach, Sie könnten vielleicht Gefallen daran finden«. Das Verfahren wird später näher beschrieben (siehe »Erarbeitung von Verstärkern«).

Häufig lohnt es sich, verschiedene lokale Möglichkeiten, beispielsweise Kino, Konzerte oder Theater, zu diskutieren. Diese Veranstaltungen sollten von ihrer Natur her nicht den Konsum von Alkohol oder Drogen als wesentliches Element enthalten und dem Patienten die Möglichkeit geben, andere Menschen kennenzulernen. Kirchliche Gruppen, gemeinnützige Organisationen oder lokale Selbsthilfegruppen sind weitere Möglichkeiten, fündig zu werden.

Hingewiesen werden soll an dieser Stelle auch darauf, dass vorformulierte Listen in Form von Arbeitsblättern, zum Beispiel eine »Liste angenehmer Tätigkeiten«, genutzt werden können (etwa in HAUTZINGER 2003). Die Teilnahme an neuen Freizeitaktivitäten gibt dem Patienten die Möglichkeit, positive soziale Erfahrungen zu machen. Sie werden ihn gleichzeitig bezüglich seines Abstinenzvorsatzes verstärken. Während des gesamten meist schwierigen Prozesses wird es notwendig sein, den Patienten immer wieder daran zu erinnern, dass hierdurch befriedigende soziale Beziehungen entstehen und aufrechterhalten werden sollen, die dann im weiteren Verlauf die Abstinenz unterstützen. Mit diesem Ziel im Hintergrund sollte der Patient dazu angehalten werden, möglichst eine Aktivität zu beginnen, die eine andere Person mit einbezieht, die in der Vergangenheit die Abstinenz unterstützt hat. Der Patient sollte diese Person, aber auch andere Freunde über sein Ziel, abstinent zu leben, informieren und auf die Notwendigkeit ihrer Unterstützung hinweisen. Wenn der Patient kein unterstützendes soziales Netz hat und auch nicht die Fähigkeiten, sich ein derartiges zu erarbeiten, dann sollte frühzeitig im Verlauf der Behandlung ein Kommunikationstraining durchgeführt werden (siehe Kapitel »Skills-Training«).

Zugang zu lokalen Unterstützungsangeboten

Da es eine Aufgabe im Rahmen der Behandlung ist, den Patienten bei der Implementierung von alternativen sozialen und Freizeitangeboten zu unterstützen und eine Reihe von Angeboten über lokale Stellen zur Verfügung gestellt werden, ist es Aufgabe des Therapeuten, ihm verschiedene prinzipiell mögliche und auch zugängliche Optionen aufzuzeigen, da der Patient selbst hierüber in der Regel kaum Informationen hat. Aus diesem Grunde ist es erforderlich, dass der Therapeut mit den lokalen kommunalen Ressourcen vertraut ist (zum Beispiel Selbsthilfegruppen, Angebote der Krankenkassen, soziale Beratungsstellen, Volkshochschulen, Kirchen, Bibliotheken etc.). Aufgabe des Therapeuten ist es hierbei, nicht nur strukturelles Wissen zu vermitteln (zum Beispiel Öffnungszeiten, Veranstaltungsort), sondern viel wichtiger erscheint eine inhaltliche Beratung des Patienten.

Erarbeitung von Verstärkern

Die Identifizierung von passenden Interessengebieten ist nur der Anfang. Viele Patienten sind nicht gewillt, sich auf eine neue Aktivität einzulassen, insbesondere dann, wenn sie bereits abstinent sind. Der Prozess des »Ausprobierens« oder das Experimentieren mit verschiedenen alternativen Aktivitäten wird »Erarbeitung von Verstärkern« genannt. Die Patienten sollten Aktivitäten ausprobieren, um festzustellen, ob diese ihnen Freude und Vergnügen bereiten. Je mehr verschiedene Alternativen ausprobiert werden, umso wahrscheinlicher ist es, dass der Patient etwas findet, was ihn verstärkt.
Versuchen Sie herauszufinden, warum der Patient unwillig ist, sich in ein neues soziales Netzwerk einbinden zu lassen. Besprechen Sie mit ihm Befürchtungen, von anderen Menschen nicht angenommen zu werden. Schlagen Sie ihm verschiedene Aktivitäten vor, bei denen das Risiko einer Zurückweisung gering ist. So könnten Sie beispielsweise den Patienten ermuntern, an einem Kurs der Volkshochschule teilzunehmen. Wenn der Patient zum Beispiel gerne Musik macht, könnten Sie mit ihm besprechen, in einen Gitarrenkurs zu gehen. Erklären Sie Ihrem Patienten, dass er in diesem Falle bereits mit dem Rest der Gruppe ein gemeinsames Interesse hat: Das Interesse an Musik. In diesem Falle würde sich das Thema auch als Erstes für ein Gespräch eignen. Es bietet dem Patienten auch die Möglichkeit, neu erlernte Kommunikationsfähigkeiten in einem nicht bedrohlichen abstinenten Umfeld zu erproben.
Wenn es schwerfällt, den Patienten zu neuen Aktivitäten zu motivieren, sollten Sie langsam vorangehen und die Erwartungen niedrig halten. Weil die Teilnahme an neuen Aktivitäten mit jedem Mal leichter fällt, sollten Sie mit dem Patienten vereinbaren, regelmäßige Freizeittermine einzuplanen. Viele Patienten fühlen sich hierzu besser in der Lage, wenn solche Aktivitäten in einem strukturierten Rahmen stattfinden, beispielsweise regelmäßige Treffen oder Veranstaltungen (zum Beispiel Sportverein, Volkshochschulkurs).

Systematische Unterstützung

Wie bereits vorher erwähnt, stimmen Patienten anfangs häufig zu, an verschiedenen sozialen Aktivitäten teilzunehmen. Im weiteren Verlauf erreichen sie dann bei der praktischen Umsetzung das gesetzte Ziel jedoch nicht. Um aufkommende Probleme zu überwinden, sollte eine systematische Unterstützung erfolgen. Hierbei sind drei Empfehlungen zu beachten:

Erstkontakt immer unterstützen: Gehen Sie niemals davon aus, dass der Patient den ersten Kontakt ohne Unterstützung herstellen wird. Hat der Patient sich erst einmal entschieden, etwas Neues auszuprobieren, üben Sie mit ihm die Kontaktaufnahme zu einer entsprechenden Einrichtung (zum Beispiel Sportverein) im Rollenspiel (zum Beispiel Telefongespräch). Nach einer angemessenen Rückmeldung und gegebenenfalls Korrektur lassen Sie den Patienten das Telefongespräch in der Therapiesitzung durchführen. Dies bietet Ihnen zwei Vorteile: Zum einen haben Sie Gelegenheit, das Verhalten des Patienten direkt zu beobachten, zum anderen stellen Sie sicher, dass der Patient den Anruf wirklich tätigt. Darüber hinaus besteht die Möglichkeit, den Patienten für seine Bemühungen positiv zu verstärken.

Einen Case Manager suchen: Versuchen Sie, für den Patienten eine zuständige Person im sozialen Hilfesystem zu finden (zum Beispiel ambulante Wiedereingliederungshilfe). Diese Person sollte den Patienten bei seinen Bemühungen unterstützen.

Erfahrungen besprechen: In der nächsten Sitzung sollten Sie die Erfahrungen des Patienten besprechen, insbesondere hinsichtlich des verstärkenden Wertes der Aktivität. Anders ausgedrückt, besprechen Sie, ob der Patient Spaß hatte und diese Aktivität fortsetzen möchte. Benutzen Sie Problemlösetechniken, um dem Patienten zu helfen, eventuell auftretende Hemmnisse zu überwinden. Schafft der Patient es nicht, die Aktivität fortzusetzen, identifizieren Sie die Gründe und bearbeiten Sie diese mit der Prozedur des Problemlösens.

Das folgende Beispiel zeigt, wie ein Therapeut eine Patientin systematisch motiviert, ein Ziel aus dem Bereich Freizeitgestaltung umzusetzen. Die drei eben erwähnten Techniken sind in diesem Fallbeispiel enthalten.

THERAPEUT: Frau Quandt, Ihr Ziel, an einem Malkurs an der Volkshochschule teilzunehmen, ist großartig. Lassen Sie uns dies weiter verfolgen und Sie anmelden.

PATIENTIN: Ich glaube, ich werde das diese Woche nicht schaffen, ich habe in den nächsten Tagen einfach zu viele Termine.

THERAPEUT: Nein, ich meine, wir sollten Sie jetzt sofort anmelden. Ich habe den Katalog der Volkshochschule hier. Schauen Sie doch mal rein.

BEACHTEN SIE→ Der Therapeut akzeptiert die Ausrede der Patientin und ein Verschieben des Anrufs auf einen späteren Zeitpunkt nicht.

PATIENTIN: Nun gut, lassen Sie mal sehen, ... hier ist der Bereich Kreativität. Hier, es gibt mehrere Malkurse am Abend, das würde auch mit meiner Arbeit ganz gut passen.

THERAPEUT: Für welchen Kurs möchten Sie sich entscheiden?

PATIENTIN: Der Anfängerkurs hier am Dienstag- und Donnerstagabend scheint ganz gut zu passen. Ich werde diesen nehmen.

THERAPEUT: Gut, lassen Sie uns jetzt anrufen, damit Sie sich angemeldet haben, bevor der Kurs voll ist.

PATIENTIN: Sie meinen, ich soll von hier aus anrufen? Hier aus diesem Büro? Ich weiß gar nicht, was ich sagen soll.

THERAPEUT: Nun, dann können wir das im Rollenspiel ausprobieren, und dann rufen Sie an. Ist das in Ordnung für Sie?

PATIENTIN: Ja, wenn ich das einmal mit Ihnen üben kann, kriege ich das sicher hin.

BEACHTEN SIE→ Der Therapeut probt den Telefonanruf mit der Patientin. Er gibt Rückmeldung und eine verbale Verstärkung, dann tätigt die Patientin den Anruf.

THERAPEUT: Frau Quandt, wie wäre es, wenn Sie unser Sozialarbeiter die ersten Male begleiten würde? Sollten wir ihn vielleicht anrufen und fragen, ob er es einrichten kann? Es könnte Ihnen helfen, wenn jemand dabei ist, der Sie unterstützt.

PATIENTIN: Nein, das wäre mir unangenehm. Aber vielleicht könnte er mich von zu Hause hinbringen, hineingehen würde ich dann lieber alleine.

BEACHTEN SIE→ Der Therapeut plant, eine unterstützende Person einzube-

ziehen. Die Patientin fühlt sich damit sicherer. Darüber hinaus ist die Wahrscheinlichkeit, dass die Patientin tatsächlich zu dem Kurs geht, höher als ohne Unterstützung.

THERAPEUT: **Gut, dann sollten wir in der nächsten Woche besprechen, wie die ersten beiden Stunden verlaufen sind. Lassen Sie uns nun mit dem Rollenspiel beginnen.**

BEACHTEN SIE→ Nochmals wird abschließend die Erwartung geäußert, dass die Patientin tatsächlich an der Veranstaltung teilnimmt. Der Therapeut wird dann in der nächsten Sitzung mit der Patientin überprüfen, ob sie weiter zu dem Kurs hingehen möchte und ob sie Spaß daran hatte. Falls nötig, sollte eine Problemlösetechnik eingesetzt werden.

Verfügbarkeit von Verstärkern

Bisweilen ergibt es sich, dass ein Patient es nicht schafft, möglicherweise verstärkende und nicht konsumbezogene Freizeitaktivitäten in die Tat umzusetzen, da ihm hierzu die notwendigen Ressourcen fehlen. Häufige Hindernisse sind hierbei beschränkte finanzielle Möglichkeiten, aber auch eine eingeschränkte Mobilität. Oft kommt dies bei alleinstehenden, arbeitslosen und/oder sozial isolierten Patienten vor. Sollte dies der Fall sein, so besteht die Notwendigkeit, die materiellen Voraussetzungen dafür zu schaffen, dass die möglicherweise stabilisierenden Aktivitäten umgesetzt werden können. Die praktische Umsetzung ist teilweise sehr frustrierend und orientiert sich hierbei sehr stark an den individuellen lokalen Gegebenheiten. Wichtig ist, dass der Therapeut hierbei nicht nur eine beratende Funktion, sondern eine aktive Rolle einnimmt, indem er beispielsweise den Kontakt zu kirchlichen oder sozialen Einrichtungen herstellt oder bei Bedarf Atteste und Bescheinigungen ausstellt.

Überwindung von Blockaden

Die Erprobung nicht konsumbezogener alternativer Freizeitaktivitäten ist oft mit Ängsten verbunden. Deshalb kommt es manchmal darauf an, den Patienten situativ sehr stark zu motivieren und ihn auf der Basis vorhergehender positiver Erfahrungen zu ermutigen, auch eine mit Risiken verbundene Gelegenheit wahrzunehmen. Wichtig ist dabei, zum richtigen Zeitpunkt sowohl verbale aus auch verhaltenstherapeutische Unterstützung für ein ganz spezielles Problem mit hohem Nachdruck einzusetzen.

In dem folgenden Beispiel berichtet eine Patientin, dass sie einen Mann, den sie vor kurzem kennengelernt hat, einladen möchte, mit ihr zu wandern. Der Therapeut forciert eine Antwort dadurch, dass er einen Satz stellvertretend für die Patientin während der verhaltenstherapeutischen Intervention beginnt und dann nach Abschluss der Intervention positiv verstärkt.

Beachten Sie, dass der Therapeut vorher überprüft, ob die Patientin zögert, weil sie die sozialen Fähigkeiten nicht besitzt oder aus Angst vor Zurückweisung.

PATIENTIN: Ich habe über eine Aktivität nachgedacht, und ich würde gerne jemanden dazu einladen: Wandern. Ich habe bei der Arbeit einen neuen Kollegen kennengelernt, von dem ich weiß, dass er auch gerne wandert. Er heißt Georg. Zu schade, dass ich mich nicht traue, ihn zu fragen.

THERAPEUT: Ich bin froh, dass Sie sich eine Tätigkeit überlegt haben, die nichts mit Alkohol zu tun hat und die Sie auch noch mit anderen Menschen machen können. Was meinen Sie damit, Sie trauen sich nicht, ihn einzuladen?

PATIENTIN: Was ist, wenn er das falsch versteht und mir einen Korb gibt? Dann stehe ich da wie ein Idiot!

THERAPEUT: Frau Bachmann, wir beide wissen, dass Sie unbedingt neue Aktivitäten finden müssen, die nichts mit Alkohol zu tun haben. Ich verstehe das Problem nicht. Lassen Sie uns ein Rollenspiel machen.

PATIENTIN: Nein! Ich kann ihn nicht fragen! Was soll dann das Üben?

THERAPEUT: Passen Sie auf, ich fange an: Georg, ich frage mich, ob Sie Interesse am Wandern ...

THERAPEUT: Okay, okay, ich werde es tun. Georg, ich habe gehört, dass du gerne wanderst. Ich möchte Samstag eine Tour machen. Ich würde mich freuen, wenn ich Gesellschaft hätte. Hättest du Lust mitzukommen?

THERAPEUT: Was für ein Einstieg. Das klingt großartig! Sie brauchen gar keine Hilfe von mir. Ich verstehe nun überhaupt nicht mehr, warum Sie zögern, ihn zu fragen.

Der Therapeut erkennt, dass die Patientin nur ermutigt werden muss. Er erhöht zunächst den Druck auf die Patientin, gibt dann den Anfang eines Gesprächs vor und verstärkt die nachfolgenden Bemühungen der Patientin im Rollenspiel. Mit einer kleinen Vorgabe unterstützt zeigt die Patientin, dass sie in der Lage ist, in einer angemessenen Weise eine Person einzuladen. Im weiteren Verlauf würde der Therapeut jetzt eine dazugehörige Hausaufgabe aufgeben.

Wenn während des Rollenspiels deutlich geworden wäre, dass der Patientin bestimmte Kommunikationsfähigkeiten fehlen, dann würde der Therapeut eine entsprechende Rückmeldung geben, um das Verhalten der Patientin zu verändern, und dann das Rollenspiel wiederholen.

Diese Intervention kann in verschiedenen Situationen eingesetzt werden. Um hiermit jedoch genau das gewünschte Ziel zu erreichen, muss zunächst eine vollständige und sorgfältige Erarbeitung des vorliegenden Problems erfolgen. Nehmen Sie beispielsweise einen Patienten an, der sich entschieden hat, an einer nicht konsumbezogenen Aktivität teilzunehmen (zum Beispiel Tanzparty für Singles). Er geht zu der Veranstaltung hin, aber sie bereitet ihm kein Vergnügen. Nun könnte es sein, dass dies dadurch bedingt ist, dass dem Patienten sämtliche basale soziale Fähigkeiten fehlen. Es könnte aber auch sein, dass er nur einen bestimmten Teil der Aufgabe derzeit nicht erfüllen kann (zum Beispiel jemanden zum Tanzen auffordern). Sie könnten in diesem Falle dem Patienten eine Reihe von Vorgaben anbieten, die der Patient als »Starthilfe« einsetzen könnte. Durch Rollenspiele würde er herausfinden, mit welcher Möglichkeit er sich am wohlsten fühlt, und der Therapeut hat die Möglichkeit, das Verhalten durch Rückmeldung und Modellierung anzupassen.

Eine noch intensivere Version wäre eine therapeutische Unterstützung in vivo. Entweder der Therapeut oder ein Freund des Patienten müsste sich dazu bereit erklären, den Patienten in eine reale Situation zu begleiten und ihn dort zu unterstützen. Während dieser Intervention ist es Aufgabe des »Assistenten«, den Patienten kontinuierlich zu ermutigen und ihm Möglichkeiten zum Rollenspiel anzubieten, bis der Patient seine Aufgabe erfüllt hat (zum Beispiel jemanden zum Tanz auffordern). Im Nachgang wäre es Aufgabe des »Assistenten«, die Erfahrungen gemeinsam mit dem Patienten zu besprechen und dabei aufgetretene Hindernisse oder Probleme durch die Prozedur des Problemlösens zu korrigieren. Dann sollte der Patient erneut dazu motiviert werden, die entsprechende Aufgabe durchzuführen. Die Unterstützung des »Assistenten« kann eingestellt werden, wenn der Patient sich bei Durchführung der Aufgabe wohlfühlt.

Soziale Begegnungsstätten

Auf der Suche nach weiteren unterstützenden Maßnahmen zur Entwicklung von sozialen Fähigkeiten kann ein Umfeld hilfreich sein, in dem die Patienten darauf vertrauen können, nicht mit Alkohol konfrontiert zu werden. In den USA wurde zu diesem Zweck ein »Social Club« etabliert, wo sich suchtkranke Menschen in einem abstinenten Umfeld treffen und unterhalten können. In Deutschland sind vergleichbare Einrichtungen als »alkoholfreie Treffpunkte« bekannt. Sie sind manchmal als Tagesstätte, manchmal als teilstationäres Angebot und manchmal als sozialer Treffpunkt von Anbietern ambulanter Eingliederungshilfe konzipiert. Die Namen dieser Einrichtungen (zum Beispiel das »Trockendock«, früher der »Saftladen« in Bielefeld) verweisen schon auf das Konzept. In den USA wurde Wert darauf gelegt, dort zumindest wöchentlich alkoholfreie Veranstaltungen anzubieten, an denen suchtkranke Patienten in der Stabilisierungsphase teilnehmen können. Der Vorteil dieser alkoholfreien Treffpunkte ist oft, dass sie sich dort keiner übergeordneten Idee (wie zum Beispiel bei religiös geprägten Selbsthilfegruppen) unterordnen müssen. Einzige Voraussetzung ist, dass die Besucher nüchtern kommen und keine Suchtmittel mitbringen. Angehörige sind ebenfalls herzlich eingeladen. Alleinstehende, sozial isolierte Suchtpatienten können die dringend benötigte soziale Unterstützung bekommen und Bekanntschaften entwickeln, die nicht auf gemeinsamem Suchtmittelkonsum basieren. Alle Clubaktivitäten sind üblicherweise gebührenfrei oder mit wenig Kosten verbunden. Niemandem soll der Zugang verwehrt werden, nur weil er nicht bezahlen kann. Die Bewältigung des Hin- und Rückweges kann meist durch andere Besucher unterstützt werden. Bei vielen Clubaktivitäten können gesunde und nahrhafte Mahlzeiten ausgegeben werden. Die Aktivitäten im Club animieren zum Wiederkommen, weil die Gäste selbst darüber entscheiden, was dort unternommen wird. In den USA wird Klienten und ihren Therapeuten empfohlen, die Social Clubs gemeinsam zu besuchen. Die Therapeuten erhalten dadurch die Möglichkeit, ihre Patienten in realen Lebenssituationen zu beobachten. Durch das Ausprobieren von verschiedenen Verstärkern (»Reinforcement sampling«) erhalten die Patienten und ihre Angehörigen die Möglichkeit, eine Reihe neuer Erfahrungen im sozialen Kontext zu machen. Auf dieser Basis können dann gemeinsam reflektierte Entscheidungen darüber getroffen werden, welche der ausprobierten Aktivitäten am ehesten unterstützend und verstärkend wirken. Ein alkoholfreier Treffpunkt ist ein wichtiger Zwischenschritt auf dem Weg zurück in die Gesellschaft. Menschen mit Alkoholproblemen kann so ein sicherer Platz angeboten werden, wo sie sich in sozialen Bezügen ausprobieren können, ohne dabei Alkohol oder Drogen konsumieren zu müssen.

Das Besondere an solchen alkoholfreien Treffpunkten ist seine Niedrigschwelligkeit. Von den Besuchern wird anfangs keinerlei besondere Anstrengung oder Geld eingefordert. Abhängig von den Vorlieben der Besucher kann die Organisation der Treffen rotieren. Sie kann einmal am alkoholfreien Treffpunkt selbst, dann aber auch in öffentlichen Schulen, Gemeindehäusern, Krankenhäusern oder bei anderen öffentlichen Trägern stattfinden. Manche Social Clubs in den USA haben einen eigenen Non-Profit-Bereich etabliert. Durch kleine jährliche Beiträge und Wohltätigkeitsveranstaltungen können finanzielle Mittel gewonnen werden, um damit innerhalb des alkoholfreien Treffpunktes erholsame Freizeitaktivitäten zu unterstützen.

In Deutschland gibt es zusätzlich zu den alkoholfreien Treffpunkten noch niedrigschwelligere Angebote, die auch intoxikierten Patienten einen Treffpunkt anbieten. Zu den Regeln dieser Anlaufstellen gehört meistens die Vorgabe, innerhalb der Einrichtung keine Rauschmittel zu konsumieren und absoluten Gewaltverzicht zu üben. Diese Einrichtungen ermöglichen einen sehr niedrigschwelligen Kontakt zu meist sehr chronifizierten Patienten. In einem eher informellen Kontakt mit den Klienten kann hier über das Modell der Zufriedenheitsskala an der Erarbeitung von niedrigschwelligen Zielen gearbeitet werden, die Anlass für Veränderungsbemühen des Klienten werden können. Die CRA-Studien über wohnungslose Menschen mit Alkoholproblemen verdeutlichen, welche Chancen darin liegen können.

Zusammenfassend lässt sich festhalten, dass der Community Reinforcement Approach auf eine gesunde Lebensführung, soziale Kontakte und eine geregelte Freizeitgestaltung besonders Wert legt. Wenn Patienten ihre positiven Veränderungen aufrechterhalten sollen, muss sich allerdings ihr neuer Lebensstil im Vergleich zu dem früheren vom Suchtmittel geprägten Lebensstil tatsächlich lohnen. Insofern ist es von zentraler Bedeutung, Patienten bei der Etablierung von Aktivitäten zu unterstützen, durch die sie zu weiteren Fortschritten ermutigt werden. Dafür müssen ihnen die Fähigkeiten vermittelt werden, die sie benötigen, um ohne Rauschmittel neue Freunde und Bekannte gewinnen zu können. Sie müssen lernen, wie man auch ohne Alkohol und Drogen Spaß haben kann – und das nicht nur für den Moment, sondern auf Dauer.

Paartherapie

Die Ehe oder Partnerschaft von Patienten mit einer Suchtproblematik ist in vielen Fällen gestört. Es finden sich zwei typische Szenarien. Entweder kommt es zu Streitigkeiten mit dem Lebensgefährten bezüglich des exzessiven Konsums oder der Partner zieht sich zurück, wodurch es zu einer verminderten Kommunikation mit dem Abhängigen kommt. Beide Szenarien führen häufig im weiteren Verlauf zu einer Zuspitzung der Problematik. Geht man davon aus, dass abhängige Personen in angespannten Situationen und bei Stress häufig mit Substanzkonsum zur Spannungsreduktion reagieren, liefern meist familiäre Streitigkeiten oder die Abwendung des Partners dem Abhängigen einen Anlass, dem Konsum noch mehr nachzugeben. Schrittweise entwickelt sich ein Teufelskreis mit einer wechselseitigen Zunahme von Beziehungsschwierigkeiten und Substanzkonsum.

CRA betont die Partnerschaftsberatung als einen integralen Bestandteil der Behandlung. Eine Fokussierung allein auf den Substanzkonsum des Abhängigen ohne Berücksichtigung der aus dem Konsum resultierenden interpersonellen Probleme verringert den Erfolg der Behandlung. Hierbei sollte aber auch beachtet werden, dass Fortschritte hinsichtlich des Suchtverhaltens nicht zwingend auch zu einer langfristigen Verbesserung der Partnerschaft führen.

Da Partnerschaftskonflikte oft zu einer Eskalation des Konsumverhaltens führen und ohne Verbesserung der Beziehung Veränderungen im Konsumverhalten in der Regel nur vorübergehend sind, sollte neben der Suchtbehandlung auch eine Beratung zur Bewältigung partnerschaftlicher Probleme erfolgen. Diese sollte möglichst früh im Behandlungsprozess beginnen.

Überblick über die Paartherapie

Die CRA-Paartherapie ist handlungsorientiert und zeitlimitiert. Im Kern geht es um das Erlernen von Fähigkeiten, die auf Alltagsprobleme angewendet werden können. Partnerschaftsprobleme werden hierbei als Fol-

ge unrealistischer Erwartungen, inadäquater Kommunikationsmuster und Problemlösestrategien sowie einer ablehnenden Haltung gegenüber der konsumierenden Person angesehen. Das Ziel der Paartherapie ist es, dem Paar generelle Verhaltensweisen zu vermitteln, die es in vielen verschiedenen Konfliktsituationen einsetzen kann.
Die im Folgenden dargestellten Interventionen basieren auf den frühen Arbeiten von Azrin et al. (1973) und Stuart (1969). Sie beinhalten verhaltenstherapeutische und kognitiv-behaviorale Techniken, die es Paaren ermöglichen, sich auf die positiven Aspekte ihrer Beziehung zu konzentrieren. Ein spezielles Training in Zielsetzung und Vermittlung von Kommunikationsfähigkeiten bilden die Grundlage des Ansatzes.
Obwohl der Ansatz als »Paartherapie« bezeichnet wird, sind die Interventionen auf andere Arten von Beziehungen übertragbar. Sie können auch zur Lösung von Konflikten zwischen Eltern und erwachsenen Kindern und in einer leicht veränderten Form auch bei Problemen zwischen WG-Bewohnern angewendet werden. Darüber hinaus wurden die Techniken erfolgreich an Paaren angewendet, die über eine Trennung nachdenken oder sich aktuell schon wegen des Konsums eines Partners getrennt haben.

Vermittlung positiver Erwartungen

In vielen Fällen haben Paare, die sich für eine Therapie entscheiden, bereits einen Punkt erreicht, an dem eine einfache Unterhaltung zu einem unangenehmen Erlebnis wird. Jeder Partner scheint ständig auf der Hut zu sein, geringste negative Bemerkungen oder Handlungen des Partners wahrzunehmen und darauf zu reagieren. Beschwerden über das Verhalten des Partners haben sich meist schon zu einer Kritik an der gesamten Persönlichkeit des anderen gesteigert.
Beginnen Sie mit der Paarbehandlung, indem Sie sich von dem Paar den alltäglichen Umgangsstil schildern lassen. Betonen Sie dabei, dass andere Paare in ähnlich belasteten Situationen ihre Beziehung deutlich verbessern konnten und dass der Schwerpunkt der folgenden Therapiestunden auf der Einübung eines positiven Kommunikationsstils liegen wird. Das Paar soll lernen, effektiver zu kommunizieren, das heißt, in einer freundlichen und präzisen Art Ansprüche an den Partner zu stellen und sich

von Problemen nicht überwältigen zu lassen, um zu beiderseits akzeptierbaren Lösungen zu kommen.

Folgende Aspekte sollten berücksichtigt werden:

- Besprechen Sie mit dem Paar, wie der aktuelle Kommunikationsstil Spannung erzeugt.
- Versichern Sie, dass andere Paare in ähnlichen Situationen ihre Beziehung verbessern konnten.
- Erklären Sie, dass sie in Kommunikation und Problemlösefähigkeiten geschult werden.
- Geben Sie spezielle Beispiele für diese Fähigkeiten, wie zum Beispiel angemessen Ansprüche stellen zu können oder Probleme gemeinsam anzupacken.
- Versichern Sie, dass sie sich mit zunehmendem Behandlungsfortschritt immer weniger von ihren Problemen überwältigt fühlen werden.
- Besprechen Sie, dass der initiale Lernprozess Wochen, nicht Jahre dauern wird.

Partnerschaftliche Zufriedenheitsskala

Beschreibung und Zweck

Nachdem die Inhalte und Ziele der Paartherapie erklärt wurden, hängt das weitere Vorgehen in der folgenden Sitzung davon ab, ob der Patient Disulfiram einnimmt oder nicht. Im ersteren Fall sollte die Vergabe des Disulfirams eingeübt werden (siehe Kapitel »Einsatz von Disulfiram«).

Beide Partner sollten dann die »Partnerschaftliche Zufriedenheitsskala« erhalten (siehe Anhang 5.A). In den meisten Fällen wird der Patient bereits eine Zufriedenheitsskala ausgefüllt haben (siehe Anhang 3.A). In solchen Fällen können Sie den Patienten bitten, das generelle Vorgehen beim Ausfüllen der Skala seinem Lebensgefährten zu erklären. Dieses Vorgehen dient zwei Zielen: Zum einen stärkt es das Selbstvertrauen des Patienten, zum anderen ermöglicht es Ihnen wahrzunehmen, wie gut der Patient die Anweisungen von früheren Sitzungen verstanden hat und erinnert. Sie können die Erklärung des Patienten mit einer Beschreibung der Unterschiede zwischen den beiden Zufriedenheitsskalen ergänzen.

Beide Partner sollten ihre Zufriedenheitsskala unabhängig voneinander ausfüllen. Sie sollen auf einer Skala von »1« bis »10« (1 = sehr unglücklich und 10 = sehr glücklich) einschätzen, wie zufrieden sie aktuell mit ihrem Partner in den folgenden zehn Lebensbereichen sind:

- Haushalt;
- Arbeit/Ausbildung;
- Umgang mit Geld;
- Sozialleben;
- Kindererziehung;
- emotionale Unterstützung;
- Unabhängigkeit des Partners;
- Sexualität und Gefühlsleben;
- Kommunikation;
- allgemeine Zufriedenheit.

Die zehnte Kategorie dient der zusammenfassenden Einschätzung der aktuellen Paarsituation.

In dem nun folgenden Dialog erklärt der Therapeut dem Paar die Zufriedenheitsskala. Er bespricht mit ihm die verschiedenen Lebensbereiche, um sicher zu sein, dass der Fragebogen vollständig verstanden wurde. Diskussionen über mögliche Lösungen sollten zu diesem Zeitpunkt absichtlich vermieden werden.

THERAPEUT: **Herr Fuchs, Sie haben zu Beginn der Behandlung bereits Fragebögen ausgefüllt, die denen sehr ähnlich sind, die Ihre Frau und Sie jetzt ausfüllen sollen. Die Fragebögen beschäftigen sich mit Ihrer Beziehung und nicht mit individuellen Problemen und Zielen.**

PATIENT: Ich habe bereits eine Menge Fragebögen ausgefüllt. Welche sind es heute?

THERAPEUT: **Wir beginnen mit der »Partnerschaftlichen Zufriedenheitsskala«. Ich werde Ihnen beiden eine Kopie davon geben.**

BEACHTEN SIE → Siehe Anhang 5. A.

THERAPEUT: **Lassen Sie uns gemeinsam die Anleitung durchgehen. Beachten Sie, dass zehn Kategorien auf der linken Seite aufgelistet sind, beginnend mit »Haushalt« bis hin zu »allgemeine Zufriedenheit«. Jeder Bereich steht für einen wichtigen Bereich Ihrer Beziehung. Mein Ziel ist es heute herauszufinden, wie zufrieden jeder von Ihnen mit seinem Part-**

ner in den jeweiligen Bereichen ist. Sie sollten sich also unabhängig voneinander die Frage stellen: »Wie glücklich bin ich heute mit meinem Partner in diesem Bereich?«

PATIENT: Also füllen wir diesen Bogen nicht zusammen aus?

THERAPEUT: Nein. Es ist wichtig, dass jeder von Ihnen einen Fragebogen allein ausfüllt. Ich vermute, dass Sie beide in mehreren Bereichen nicht miteinander übereinstimmen. Lassen Sie uns nun anfangen. Herr Fuchs, Sie sind mit der Art und Weise des Bewertungssystems vertraut. Würden Sie mir helfen, es Ihrer Frau zu erklären?

PATIENT: Natürlich, wenn ich mich richtig daran erinnere. Okay. Das linke Ende der Skala kreuzt du an, wenn du sehr unglücklich bist. Je mehr du nach links gehst, desto unglücklicher bist du. Das rechte Ende der Skala steht für Zufriedenheit. Also würde eine Bewertung mit »10« bedeuten, dass du sehr zufrieden mit dem Bereich unserer Beziehung bist.

BEACHTEN SIE→ Der Therapeut überprüft, ob der Patient die Skala verstanden hat und verstärkt ihn dementsprechend.

THERAPEUT: Sehr gut. Erscheint Ihnen das verständlich, Frau Fuchs?

EHEFRAU: Ich denke ja. Ich bin mir aber nicht sicher, ob ich genau weiß, was Sie mit einigen dieser Bereiche meinen.

THERAPEUT: Wir werden nun jeden einzelnen Bereich durchgehen, damit keine Missverständnisse entstehen. Lassen Sie uns den ersten gemeinsam durchgehen: »Haushalt«. Jeder von Ihnen sollte sich das selbst fragen: »Wie glücklich bin ich heute mit meinem Partner im Bereich ›Haushalt‹?« Beginnen Sie nun und markieren Sie einen Punktwert ... Fertig? Herr Fuchs, was haben Sie markiert?

PATIENT: Ich habe mich für eine »9« entschieden, weil meine Frau wirklich gut in der Haushaltsführung ist, wie zum Beispiel Kochen, Saubermachen, Waschen und Einkaufen.

THERAPEUT: Eine »9« ist sehr hoch, und Ihrer Beschreibung nach klingt es so, als sei dies angemessen. Können Sie mir sagen, warum Sie den Bereich nicht mit einer »10« bewertet haben?

PATIENT: Ich denke, weil sie es mit dem Saubermachen manchmal übertreibt und sich dann über mich ärgert, wenn ich irgendetwas herumliegen lasse. Aber ich bin vermutlich genauso daran schuld wie sie.

THERAPEUT: Das ist gut, das scheint zu passen. Frau Fuchs, was für eine Bewertung haben Sie im Bereich »Haushalt« gemacht?

EHEFRAU: Ich hoffe, dass ich es richtig gemacht habe. Ich habe in dem Bereich nur eine »7« gegeben.

THERAPEUT: Können Sie uns sagen, wie Sie dazu gekommen sind?

EHEFRAU: Mein Mann hilft mir am Wochenende viel beim Saubermachen. Es macht mir nichts aus, zu kochen und die Wäsche zu machen. Ich glaube, es ist sogar besser, wenn ich es selbst mache. Ich habe ihn oft gefragt, ob er mir nicht auch unter der Woche helfen könnte, zum Beispiel bei kleineren Dingen wie beim Geschirrabwaschen. Er scheint nie vor mir anzufangen, und das ärgert mich.

THERAPEUT: Eine »7« scheint hier passend zu sein. Bevor wir uns nun darüber unterhalten, wie Sie Veränderungen in einigen dieser Bereiche machen könnten, bitte ich Sie, die übrigen Bereiche zu bewerten.

BEACHTEN SIE→ Zu diesem Zeitpunkt vermeidet der Therapeut, über Gründe und auch mögliche Lösungen zu sprechen. Dies wird später erfolgen. Das aktuelle Ziel ist sicherzugehen, dass Patient und Lebensgefährte das Bewertungssystem richtig verstanden haben.

THERAPEUT: Frau Fuchs, Sie haben erwähnt, dass Sie nicht sicher sind, was einige der Bereiche bedeuten.

EHEFRAU: Eigentlich nur der Bereich »Unabhängigkeit des Partners«.

THERAPEUT: Stimmt, das ist wirklich ein bisschen verwirrend. Lassen Sie es uns zunächst in eine Aussage fassen und von dort aus weitermachen. »Wie glücklich bin ich heute mit meinem Mann im Bereich ›Unabhängigkeit des Partners‹?« Mit anderen Worten, wie glücklich sind Sie mit der Unabhängigkeit oder mit dem Maß an Unabhängigkeit, das Ihr Lebensgefährte zeigt? Das kann seine Unabhängigkeit im Denken, im Handeln etc. einbeziehen.

EHEFRAU: Oh, als ob ich mir wünsche, dass er mehr oder weniger unabhängig von mir ist?

THERAPEUT: Ja. Sie könnten an Dinge denken, die Sie bei ihm für unabhängig oder abhängig halten und Ihre Beurteilung daran festmachen. Herr Fuchs, macht das nun für Sie auch Sinn?

PATIENT: Ja, nun macht es Sinn. Ich würde meine Frau in dieser Kategorie mit einer »6« bewerten, weil sie wirklich unabhängig in Sachen Haushaltsführung ist. Aber ich würde mir wünschen, dass sie einige Freunde finden würde. Vielleicht ist es nicht meine Sache, aber ich wäre glücklicher, wenn ich sie manchmal mit anderen Leuten sehen würde, anstatt auf mich zu warten.

THERAPEUT: **Das klingt nach einem interessanten Bereich für eine spätere Diskussion. Frau Fuchs, wie würden Sie die Unabhängigkeit Ihres Mannes bewerten?**

EHEFRAU: Oh, wahrscheinlich ebenfalls mit einer »6«. Er verbringt mehr Zeit mit seinen Kollegen als mir lieb ist. Vielleicht würde er nicht so viel trinken, wenn er mehr zu Hause wäre.

BEACHTEN SIE → *Der Therapeut geht zwei Kategorien mit dem Paar durch, um sicherzustellen, dass sie das Bewertungssystem verstanden haben. Als Nächstes würde er das Paar die restlichen Kategorien ausfüllen lassen und diese kurz zusammenfassen (siehe Anhang 5. B und 5. C). Diskussionen, die sich aus der Bewertungsskala ergeben, werden aufgeschoben, bis die gesamte Skala vervollständigt ist und der Fragebogen »Veränderungswünsche in der Partnerschaft« eingeführt wurde (siehe Anhang 5. D).*

Mögliche Probleme beim Ausfüllen der »Partnerschaftlichen Zufriedenheitsskala«

Manchmal wehrt sich ein Partner dagegen, aktiv an der Beziehung zu arbeiten. Die Person könnte behaupten, absolut glücklich in der Beziehung zu sein, und in jedem Bereich der Skala eine »10« markieren. Dies kann vorsichtig in unterschiedlicher Weise hinterfragt werden. So könnten Sie die Partner bitten, sich an ihre früheren Vorstellungen über eine Ehe zu erinnern. Erfragen Sie anschließend, ob und wie die Realität von dieser Vorstellung abweicht. Eine andere Möglichkeit besteht darin, das Paar über (glückliche) Partnerschaften ihrer Freunde nachdenken zu lassen und Unterschiede zur eigenen Beziehung herauszuarbeiten.

Der Widerstand tritt öfter bei der Person mit Substanzkonsum auf. Häufige Ursache ist die Angst, dass der Partner ärgerlich wird und die bereits instabile Partnerschaft beendet. Es ist als Therapeut dann wichtig, diese Ängste offen anzusprechen.

Fragebogen »Veränderungswünsche in der Partnerschaft«

Beschreibung und Zweck

Sobald die »Partnerschaftliche Zufriedenheitsskala« ausgefüllt und besprochen wurde, beginnen Sie mit der Erarbeitung der Verhaltensweisen, die geändert werden sollten, um die Beziehung des Paares zu verbessern. Der Fragebogen »Veränderungswünsche in der Partnerschaft« kann diesen Prozess unterstützen (siehe Anhang 5. D). Zunächst werden die beiden Partner gebeten, den Fragebogen unabhängig voneinander auszufüllen. Für jeden der zehn Bereiche, die bereits in der »Partnerschaftlichen Zufriedenheitsskala« eingeführt wurden, wird jeder Partner Verhaltensweisen aufschreiben, von denen er sich wünschen würde, dass der jeweils andere sie verändert. Hieraus werden im Verlauf der Behandlung konkrete Vereinbarungen erarbeitet, um die gewünschten Veränderungen zu realisieren. Es ist wichtig, dass alle Wünsche aufgeschrieben werden, unabhängig von der Einschätzung, ob der jeweilige Partner dem Wunsch nachkommen wird oder nicht.

Bitten Sie zu Beginn das Paar, sich daran zu erinnern, wie es war, als sich die Partner zum ersten Mal getroffen haben. Lassen Sie sich beschreiben, wie sich beide in der Zeit verhielten, in der sie am glücklichsten miteinander waren. Bestärken Sie beide Partner darin, über die positiven Aspekte ihrer früheren Beziehung zu sprechen. Sagen Sie ihnen, dass sie diese positiven Gefühle wieder erleben können. Bitten Sie dann, den Fragebogen auszufüllen und Wünsche zu formulieren, egal wie eigennützig diese auch erscheinen mögen. Diese »Wunschliste« wird die Grundlage für spätere Diskussionen bilden.

Einführung des Fragebogens »Veränderungswünsche in der Partnerschaft«

Sie sollten mit einem Bereich beginnen, den beide Partner auf der »Partnerschaftlichen Zufriedenheitsskala« relativ hoch bewertet haben, das heißt, wählen Sie einen Bereich, der bereits für beide einen mittelmäßigen Zufriedenheitsgrad aufweist und somit nur kleinere Veränderungen benötigt. Ziel ist es, dem Paar eine optimistische Grundstimmung dadurch zu vermitteln, dass es erfolgreich an der Lösung eines Problems arbeitet.

Der Fragebogen »Veränderungswünsche in der Partnerschaft« fußt auf der »Partnerschaftlichen Zufriedenheitsskala« und ist für jeden Bereich einheitlich aufgebaut: Für den ersten Bereich »Haushalt« lautet beispielsweise die Frage: »Im Bereich ›Haushalt‹ würde ich mir wünschen, dass mein Partner ...«. Es folgt eine leere Liste. Patient und Lebensgefährte werden gebeten, diese auszufüllen, wobei sie hierbei in kurzer, positiver und messbarer Art beschreiben sollen, was sie von ihrem Partner erwarten. Hierbei bedeutet »positiv«, dass Anforderungen in einer Art formuliert werden, die das neue, gewünschte Verhalten beschreibt, statt das unerwünschte Verhalten aufzulisten mit dem Wunsch, es zu unterlassen. Der Ausdruck »messbar« zielt auf eine Konkretisierung des erwünschten Verhaltens ab, das hierdurch überprüfbar wird. Es sind die gleichen Regeln, nach denen das Arbeitsblatt »Behandlungsziele« (siehe Anhang 5.D) vom Patienten ausgefüllt wurde (siehe Kapitel »Behandlungsplan«). Sie können den Patienten darauf hinweisen.

Der folgende Dialog beschreibt die Einführung des Fragebogens »Veränderungswünsche in der Partnerschaft« (siehe Anhang 5.D). Der Therapeut erinnert das Paar nochmals daran, alle Wünsche aufzuschreiben, ohne zu berücksichtigen, was der Partner tatsächlich erfüllen würde.

Der Therapeut bestimmt, welcher Partner mit dem Ausfüllen des Fragebogens beginnt. Bei der Entscheidung darüber berücksichtigt er mehrere Faktoren wie zum Beispiel welcher Ehepartner weniger ablehnend ist, welcher kompetenter erscheint und welcher eher als gutes Vorbild für den anderen dienen könnte. Wichtig ist, dass jeder vor dem Verlassen der Sitzung die Möglichkeit bekommt, Rückmeldungen zu geben und zu erhalten.

THERAPEUT: Lassen Sie uns einen Bereich aus Ihrer »Partnerschaftlichen Zufriedenheitsskala« auswählen, der von Ihnen beiden mittelhoch bewertet wurde. Das wird es Ihnen leichter machen zu lernen, wie der Fragebogen ausgefüllt werden soll. Wie Sie sehen, kommen folgende Bereiche infrage: »Haushalt«, »Unabhängigkeit des Partners«, »Umgang mit Geld« und »Arbeit / Ausbildung«. Womit sollen wir beginnen?

PATIENT: Wir haben bereits ein bisschen über den Bereich »Haushalt« gesprochen. Vielleicht ist das ein guter Bereich, oder?

EHEFRAU: Natürlich, das ist für mich in Ordnung.

THERAPEUT: Gut. Frau Fuchs, Sie haben mehr Unzufriedenheit in diesem Bereich ausgedrückt als Ihr Ehemann. Würden Sie zunächst einmal versuchen, Ihre Gefühle gegenüber Ihrem Mann bezüglich »Haushalt« zu beschreiben? Danach werde ich Ihnen helfen, Ihren Wunsch gemäß der drei Grundregeln zu beschreiben.

EHEFRAU: Ich denke, mein Mann vergisst, dass ich tatsächlich zwei Jobs habe. Ich arbeite den ganzen Tag im Büro, wenn ich dann von der Arbeit nach Hause komme, habe ich einen Haufen Hausarbeit, der auf mich wartet. Das nervt mich, ich denke, mein Mann sollte auch seinen Anteil erledigen. Wenn ich koche, dann sollte er den Abwasch machen. Das wäre gerecht.

THERAPEUT: Der Anfang ist gut. Es gibt verschiedene Möglichkeiten, wie Sie Ihren Wunsch ausdrücken könnten, aber das müssen wir auf die nächste Stunde verschieben. Heute werden wir uns nur darauf konzentrieren, die Wünsche aufzuschreiben. Hierbei sollten wir die Grundregeln beachten. Die Wünsche sollen kurz, positiv und messbar sein. Das ist eine Menge. Hier, fangen Sie an: »Im Bereich ›Haushalt‹ würde ich mir wünschen ...« Nun tragen Sie in die Liste Ihren Wunsch an Ihren Mann ein, dass er beim Abwaschen helfen soll. Drücken Sie es zunächst mit Ihren eigenen Worten aus.

BEACHTEN SIE → Der Therapeut fordert die Ehefrau zunächst dazu auf, die Anforderung in ihren eigenen Worten zu beschreiben und bereitet dann vor, ihre Antwort so zu gestalten, dass sie den Grundregeln entspricht.

EHEFRAU: Ich bin ziemlich nervös. Ich habe noch nie zuvor so etwas gemacht. Was ist, wenn er nicht tun möchte, worum ich ihn bitte?

THERAPEUT: Machen Sie sich darüber keine Sorgen. Ich werde Ihnen dabei in der nächsten Stunde helfen. Alles was wir heute erarbeiten, entspricht einigen kurzen, positiven und messbaren Wünschen. Versuchen Sie es. Sie werden es hinbekommen.

BEACHTEN SIE → Der Therapeut erinnert die Ehefrau daran, das es zum jetzigen Zeitpunkt nur um die Formulierung der Wünsche geht.

EHEFRAU: Wie wäre es, wenn ich sage, dass er abends den Abwasch machen soll?

THERAPEUT: **Gut, Sie möchten also, dass Ihr Mann abends den Abwasch macht. Vielleicht kann ich Ihnen dabei helfen, noch genauer zu werden. Wenn Sie sagen »abends«, macht es Ihnen etwas aus, ob er um 19 Uhr oder 23 Uhr abwäscht? Wenn ja, sollten Sie den Zeitraum genauer beschreiben. Und sollen wir annehmen, dass Sie jeden Abend meinen?**

EHEFRAU: Ich möchte ihn darum bitten, dass der Abwasch bis 20 Uhr erledigt ist. Wenn der Abwasch später noch herumsteht, dann weiß ich, dass ich letztendlich abwaschen werde. Ich weiß aber nicht, ob es um jeden Abend geht. Vielleicht sollte ich nur innerhalb der Woche um Hilfe bitten, da bin ich am meisten erschöpft.

THERAPEUT: **Aber vergessen Sie nicht, dass dies Ihre »Wunschliste« ist. Sie sollten um alles bitten, was Sie wirklich glücklich macht. Ich kann Ihnen nicht garantieren, dass Ihr Mann sich damit einverstanden erklärt. Es schadet aber nicht, etwas Spielraum zum Verhandeln zu haben. Sie können an sieben Tagen in der Woche um seine Hilfe bitten und dann fünf Tage abmachen. Den Teil des Verhandelns, das heißt Kompromisse zu finden, werden wir in der nächsten Sitzung üben.**

BEACHTEN SIE → *Der Therapeut formt den Wunsch der Ehefrau schrittweise so um, dass er den drei Grundregeln entspricht. Er erinnert sie nochmals daran, um alles zu bitten, was sie wirklich glücklich machen würde. Er fügt aber hinzu, dass vielleicht Kompromisse gefunden werden müssen.*

EHEFRAU: Ich hätte gerne, dass mein Mann jeden Abend vor 20 Uhr den Abwasch erledigt. Wie klingt das?

THERAPEUT: **Sehr gut. Nun prüfen Sie noch einmal, ob Sie alle drei Grundregeln befolgt haben.**

EHEFRAU: Ich habe mich kurz, sehr präzise und in einer positiven Art ausgedrückt.

THERAPEUT: **Es klingt perfekt. Ich werde es auf Ihrem Fragebogen eintragen.**

BEACHTEN SIE → *Siehe Anhang 5. E, Punkt 1.1. Nachdem der erste Wunsch formuliert und in das Arbeitsblatt eingetragen wurde, wechselt der Therapeut zum Partner.*

THERAPEUT: **Herr Fuchs, nun sind Sie an der Reihe. Was würden Sie sich von Ihrer Frau im Bereich »Haushalt« wünschen?**

PATIENT: Das ist schwierig. Wie ich bereits sagte, ist sie in diesem Punkt sehr gut.

THERAPEUT: Ausgehend von dem, was Sie bereits gesagt haben, kann ich Ihnen zustimmen. Aber dies ist Ihre »Wunschliste«. Gibt es etwas, was Ihre Frau tun könnte? Etwas, was Sie richtig glücklich machen würde?

BEACHTEN SIE → Der Therapeut fordert den Patienten trotz seiner Zurückhaltung dazu auf, einen Wunsch zu benennen. Gewöhnlich sind Patienten mit Unterstützung und Zuspruch in der Lage, einige Ideen zu entwickeln.

PATIENT: Es gibt etwas. Ich hätte gerne, dass sie meine Arbeitskleidung am Abend vorher bügelt, statt morgens um 7 Uhr.

THERAPEUT: Können Sie es so formulieren, dass es den drei Grundregeln entspricht?

PATIENT: Soll ich zuerst sagen, warum ich es möchte?

THERAPEUT: Das ist nicht notwendig, aber Sie können es gerne tun.

PATIENT: Ich werde immer nervös, wenn sie es morgens macht, weil ich Angst habe, dass ich zu spät zur Arbeit komme.

THERAPEUT: Gut, das hört sich vernünftig an. Wie wollen Sie den Wunsch formulieren? Tragen Sie in die Liste ein: »Im Bereich ›Haushalt‹ würde ich mir wünschen, dass mein Partner ...«.

PATIENT: Könntest du mir meine Arbeitskleidung am Abend vorher bügeln? Es ist mir egal, wann es erledigt ist, solange es bis zur Schlafenszeit fertig ist. Ich hätte gerne, dass du es an jedem Wochentag tust.

THERAPEUT: Machen Sie weiter und überprüfen Sie die Regeln.

PATIENT: Ich denke, dass ich es richtig gemacht habe. Ich war kurz und präzise, weil ich »jeden Abend« und »jeden Wochentag« gesagt habe. Ich denke, dass ich es positiv formuliert habe, obwohl ich nicht sicher bin, was es bedeuten würde, es negativ auszudrücken.

THERAPEUT: Gute Frage. Etwas negativ auszudrücken bedeutet zu betonen, was jemand falsch gemacht hat oder was Sie nicht von ihm wollen. Es ist eine Art, den Partner herunterzumachen. In diesem Fall würde es bedeuten zu sagen: »Ich möchte, dass du damit aufhörst, meine Kleidung morgens in der letzten Minute zu bügeln«. Merken Sie, wie unterschiedlich das klingt? Außerdem wird es unwahrscheinlicher, dass Ihre Ehefrau Ihrer Anforderung nachkommt, weil sie sich in die Ecke gedrängt fühlt.

PATIENT: Das habe ich verstanden. Dann habe ich alle Regeln befolgt.

THERAPEUT: Gut, ich trage es in Ihren Fragebogen ein.

BEACHTEN SIE → *Siehe Anhang 5. F, Punkt 1.1. Abhängig vom Grad der Unsicherheit der Partner entscheidet der Therapeut, wie viele weitere Beispiele in der Therapiesitzung durchgearbeitet werden.*

THERAPEUT: Sie scheinen es beide gut hinzubekommen. Lassen Sie uns zusammen ein weiteres Beispiel in dem Bereich »Haushalt« durchgehen. Sie sind wieder dran, Frau Fuchs.

EHEFRAU: Hm. Das erste, woran ich denke, ist die dreckige Wäsche, die ich immer auf dem Schlafzimmer- und Badezimmerboden finde. Wie soll ich es ausdrücken? Ich hätte gern, dass mein Mann seine schmutzige Wäsche in den Korb wirft. Ich würde ihn gerne darum bitten, den Korb statt den Fußboden zu benutzen. Aber vielleicht ist das zu viel.

THERAPEUT: Denken Sie daran ... »Wunschliste«. Machen Sie sich später Gedanken um das Verhandeln.

EHEFRAU: Richtig. Ich hätte gern, dass mein Mann seine schmutzige Wäsche immer direkt in den Korb statt auf den Fußboden wirft. Nein, das betont, was ich nicht will. Ich denke, dass ich es dabei belassen sollte, dass er seine schmutzige Wäsche immer in den Korb werfen soll.

THERAPEUT: Ich denke, dass Sie alle Regeln eingehalten haben. Sie waren kurz und positiv, und es hört sich messbar an. Ich trage es in Ihren Fragebogen ein.

BEACHTEN SIE → *Siehe Anhang 5. E, Punkt 1.2. Nach Aufforderung fuhr die Ehefrau fort, einen Wunsch zu formulieren, der sie zufriedener machen würde. Sie korrigiert sich sogar selbst, nachdem sie eine negative Bemerkung hinzufügte.*

PATIENT: Ich denke, dass ich nun dran bin. Das hört sich jetzt vielleicht pingelig an, aber ich habe Schwierigkeiten, bestimmte Dinge anzusprechen, die ich gerne in diesem Bereich verändert hätte.

THERAPEUT: Nun, ich sehe, es fällt Ihnen schwer, über Ihre Wünsche zu sprechen. Dabei sind wir erst bei einem zweiten Wunsch des ersten Bereiches. Wahrscheinlich möchten Sie auch nicht mehr als zwei oder drei Wünsche in diesem Bereich formulieren. Ich würde auch nicht notwendigerweise von Ihnen fünf Wünsche erwarten. Aber geben Sie nicht auf,

Wünsche auch in einem Bereich zu formulieren, der Ihnen schwerfällt. Erinnern Sie sich daran, dass wir über eine zufriedene Beziehung reden.

PATIENT: Das stimmt. In diesem Fall hätte ich gerne, dass meine Frau Näharbeiten innerhalb von zwei Wochen erledigt, nachdem etwas eingerissen ist oder ein Knopf abgerissen ist oder was auch immer. Sie hat gute Absichten, aber manchmal vergisst sie es oder ist zu beschäftigt, und ich warte zwei Monate darauf. Aber ich denke, dass ich den letzten negativ klingenden Satz nicht hinzufügen sollte.

THERAPEUT: Können Sie das noch etwas präziser ausdrücken?

PATIENT: Ich weiß nicht, ob es präziser ist, aber ich sollte sie darum bitten, die Näharbeiten in zwei Wochen fertig zu haben, nachdem ich ihr gesagt habe, dass etwas angenäht werden muss. Ich kann natürlich nicht erwarten, dass sie das einfach weiß. Nun ist es kurz, positiv und so messbar wie ich es nur ausdrücken kann.

THERAPEUT: Ich denke, dass Sie fertig sind. Ich trage es nun auf Ihrem Fragebogen ein.

BEACHTEN SIE → *Siehe Anhang 5. F, Punkt 1. 2.*

Abhängig von den Fähigkeiten des Paares können Sie entscheiden, ob Sie weitere Beispiele durcharbeiten, Sie können auch mit einem zweiten Bereich beginnen. Lassen Sie das Paar als Hausaufgabe am Fragebogen »Veränderungswünsche in der Partnerschaft« weiterarbeiten. Stellen Sie eine machbare und präzise Hausaufgabe. Denken Sie daran, dass das Paar in dieser Phase noch nicht darin geschult ist, Prioritäten zu setzen oder Wünsche zu verhandeln. Diese Fähigkeiten werden in folgenden Sitzungen trainiert.

Täglicher Erinnerungsbogen »Liebevoller Umgang in der Partnerschaft«

In den frühen Phasen einer Beziehung haben die Partner meist einen sehr liebevollen und zugewandten Umgang miteinander. Dies kann sich im weiteren Verlauf mit zunehmendem Alltag deutlich verändern. Oft ist es hilfreich, die Partner danach zu fragen, ob sie sich an die kleinen Dinge und Aufmerksamkeiten erinnern, die sie früher füreinander taten und jetzt nicht mehr. Erklären Sie ihnen, dass sie eine Beziehung anstreben

sollten, die wieder durch einen solchen positiven und zugewandten Umgang geprägt ist.
Um das Paar hierbei zu unterstützen, führen Sie den täglichen Erinnerungsbogen »Liebevoller Umgang in der Partnerschaft« ein (siehe Anhang 5. G). Dieses Arbeitsblatt enthält sieben allgemeine Kategorien von Verhaltensweisen, die Zuneigung und Liebe ausdrücken: ein Ausdruck von Wertschätzung für eine Handlung des Partners, ein Kompliment, eine angenehme Überraschung, ein sichtbarer Ausdruck von Gefühlen, eine zugewandte Unterhaltung mit voller Aufmerksamkeit, eine angenehme Unterhaltung und ein Hilfsangebot.
Bitten Sie das Paar zuerst, die Kategorien durchzulesen, um sicherzugehen, dass es die zum Teil feinen Unterschiede zwischen den Kategorien verstanden hat. Weisen Sie zum Beispiel auf den Unterschied zwischen einem Kompliment und dem Ausdruck von Wertschätzung hin. Patient und Partner sollten dann über einige Verhaltensweisen in jeder Kategorie nachdenken, die ihnen beim jeweils anderen gefallen würden. Bitten Sie dann, dieses Verhalten positiv und präzise zu beschreiben. Bereiten Sie sich darauf vor, die Antworten des Paares anzugleichen und Unterstützung anzubieten. Gehen Sie einige Kategorien mit ihnen durch, nutzen Sie bei Bedarf Rollenspiele. Ein Beispiel findet sich im folgenden Dialog.

THERAPEUT: Ist Ihnen beiden klar, wie Sie Wertschätzung ausdrücken können? Wertschätzung bedeutet, dass man Dankbarkeit zeigt oder den Wert des anderen erkennt. Es bedeutet, dass Sie nichts einfach voraussetzen. Ich könnte zum Beispiel sagen, dass ich es sehr wertschätze, dass Sie beide heute an der Therapie teilnehmen oder dass ich Ihre Bemühungen, Herr Fuchs, wertschätze, Ihren Alkoholkonsum zu verändern. Es ist also mehr als jemandem etwas Nettes zu sagen. Herr Fuchs, könnten Sie Ihre Frau ansehen und Ihre Wertschätzung ihr gegenüber ausdrücken?

PATIENT: Ich bin froh, dass du heute mit mir zu diesem Beratungsgespräch gekommen bist. *(Patient dreht sich zum Therapeuten um.)* Wie klingt das?

THERAPEUT: Perfekt. Sie haben sich kurz, präzise und positiv ausgedrückt. Gut gemacht. Frau Fuchs, nun sind Sie an der Reihe. Sehen Sie Ihren Mann an und drücken Sie Ihre Wertschätzung ihm gegenüber aus.

EHEFRAU: Ich freue mich, dass du dieses Treffen heute so arrangiert hast, dass es mit meiner Arbeit passt.

THERAPEUT: Klasse. Lassen Sie uns zur nächsten Kategorie übergehen, sie bezieht sich auf Komplimente an den Partner. Wir alle wissen, dass ein Kompliment ein Ausdruck von Lob ist, zum Beispiel dass ein Mensch attraktiv ist oder in bestimmter Kleidung besonders gut aussieht. Aber es kann auch etwas ganz anderes sein als das Aussehen. Sie können Ihrem Partner ein Kompliment für gute Arbeit machen oder dafür, dass er scharfsinnig oder lustig ist. Frau Fuchs, wollen Sie dieses Mal beginnen?

EHEFRAU: Du siehst in diesem neuen T-Shirt echt gut aus.

THERAPEUT: Prima. Ich glaube, dass es hierzu keine Fragen mehr gibt. Herr Fuchs, nun sind Sie an der Reihe.

PATIENT *(sieht seine Ehefrau an):* Ich mochte das Mittagessen gestern sehr gerne. Du kannst wirklich gut kochen.

THERAPEUT: Das haben Sie beide gut gemacht. Lassen Sie uns zur Kategorie »angenehme Überraschung« übergehen.

BEACHTEN SIE → *Sie würden nun mit weiteren Kategorien fortfahren, um sicherzugehen, dass das Paar jede Kategorie verstanden hat. Helfen Sie dem Paar dabei, Beispiele zu finden. Wie immer ist es wichtig, alle Bemühungen des Paares zu verstärken. Wenn das Paar den Zweck des täglichen Erinnerungsbogens »Liebevoller Umgang in der Partnerschaft« verstanden und der Anwendung zugestimmt hat, betonen Sie die Wichtigkeit, das besprochene Verhalten verbindlich umzusetzen, unabhängig davon, ob der Partner dasselbe tut. In schwierigen Fällen kommt es vor, dass jeder einfordert, dass der andere Partner sich zuerst ändern soll. Erklären Sie beiden, dass sich nichts verändern wird, wenn sie gegenseitig darauf warten, dass der andere beginnt. Als Resultat würden beide nur ärgerlicher und unzugänglicher werden. Achten Sie darauf, dass jeder Partner verbindlich zusagen sollte, in der nächsten Woche spezielle positive Verhaltensweisen zu zeigen, unabhängig davon, ob der Ehepartner das erwidert oder nicht. Versichern Sie, dass auftretende Probleme in der nächsten Therapiesitzung angesprochen werden. Bitten Sie das Paar darum, den Fragebogen zu jeder Sitzung mitzubringen. Die Aufzeichnungen können Ihnen dabei helfen zu differenzieren, welche Person sich konstruktiver verhält. Die weniger motivierte Person benötigt mehr therapeutische Bemühungen und Unterstützungen. Sobald das Paar wieder zu Hause ist, sollte es den Erinnerungsbogen »Liebevoller Umgang in der Partnerschaft« an einer besonders exponierten Stelle aufhängen, zum Beispiel an der Kühlschranktür oder am Badezimmerspiegel.*

Zusammenfassung der Ziele der ersten Sitzung

Häufig wird die erste Paarsitzung an dieser Stelle beendet. Das Folgende wurde erreicht:

- Beziehungsprobleme wurden betont und die Gründe für eine Paarbehandlung erläutert.
- Das Prinzip von CRA in der Paarbehandlung wurde dargestellt.
- Positive Erwartungen wurden geweckt.
- Die Einnahme von Disulfiram wurde erläutert und geübt.
- Die »Partnerschaftliche Zufriedenheitsskala« wurde eingeführt und ausgefüllt.
- Der Fragebogen »Veränderungswünsche in der Partnerschaft« wurde eingeführt, Anweisungen und Regeln wurden besprochen und eingeübt.
- Der tägliche Erinnerungsbogen »Liebevoller Umgang in der Partnerschaft« wurde eingeführt.
- Spezielle Hausaufgaben zur Beschäftigung mit den Fragebögen wurden gestellt.

Oft stellt die erste Paarsitzung eine relativ angenehme Erfahrung für das Paar dar. Das wird durch verschiedene Faktoren bedingt:

In einigen Fällen beginnt die alkoholabhängige Person mit der Einnahme von Disulfiram. Der Ehepartner erkennt daran, dass sich der Patient ernsthaft zu einer Veränderung verpflichtet, hierdurch entsteht neues Vertrauen und Hoffnung.

Grundsätzlich entsteht während der Paarsitzungen eine positiv-konstruktive Atmosphäre, da Klagen und Vorwürfe durch Intervention des Therapeuten auf ein Minimum reduziert und Anforderungen in Bezug auf Verhaltensänderungen immer positiv formuliert werden.

Probleme, die zu Beginn unüberwindbar erscheinen, werden in kleinere und besser handhabbare Teilprobleme unterteilt. Es werden spezielle Fähigkeiten identifiziert, mit diesen Teilproblemen umzugehen, gegebenenfalls wird in Aussicht gestellt, fehlende Fähigkeiten in weiteren Sitzungen zu vermitteln. Hierdurch wird die Zuversicht des Paares gestärkt. Es ist wichtig, dass die nächste Paarsitzung kurz nach der ersten Behandlung stattfindet. Wenn möglich, sollten nicht mehr als drei oder vier Tage vergehen. Zu Beginn der Behandlung ist ein enger Behandlungskontakt unbedingt erforderlich, da am Anfang alle notwendigen Veränderungen eher zaghaft erfolgen. In dieser Phase der Behandlung helfen dem Paar häufige unterstützende Sitzungen dabei, Barrieren zu überwinden und positive Veränderungen in ihrer Beziehung zu beschleunigen.

Inhalte der folgenden Sitzungen

Es gibt mehrere Aufgaben, die in den nächsten Sitzungen erreicht werden sollten:

- Die Einnahme von Disulfiram sollte eingeübt werden. Geben Sie, wenn nötig, korrigierende Rückmeldungen und verstärken Sie die Bemühungen des Paares.
- Bitten Sie das Paar, eine neue »Partnerschaftliche Zufriedenheitsskala« auszufüllen. Hierdurch können Sie den Fortschritt der Behandlung kontrollieren. Jegliche nennenswerte Veränderung im Vergleich zu vorangegangenen Wochen sollte hinterfragt werden. Verbesserungen können so anerkannt und verstärkt werden. Neu entstandene oder sich zuspitzende Probleme können bearbeitet werden.
- Besprechen Sie den Erinnerungsbogen »Liebevoller Umgang in der Partnerschaft«. Fragen Sie beide, wie sie sich im Umgang miteinander fühlen. Fragen Sie nach weiterem Unterstützungsbedarf.
- Setzen Sie die Arbeit mit dem Fragebogen »Veränderungswünsche in der Partnerschaft« fort. Unterstützen Sie das Paar dabei, weitere Wünsche zu erarbeiten.
- Wiederholen Sie Inhalte der vorhergehenden Sitzung, erinnern Sie neue gelernte Fähigkeiten (zum Beispiel Kommunikationstraining, Problemlösen) und bitten Sie, diese im Rollenspiel weiter einzuüben. Verstärken Sie jeden Versuch.

Im Verlauf der Behandlung entsteht während der Sitzungen eine Atmosphäre, die darauf hinweist, wie in der vorhergehenden Woche sich Patient und Partner an der Behandlung beteiligt haben. Wenn beide Personen sich bemüht haben, die neuen Fähigkeiten zu üben, wird eine optimistische Stimmung herrschen. Dann sollten Sie im Behandlungsprozess wie geplant fortfahren, was zunächst eine Verfeinerung und verbale Übung von weiteren Wünschen bedeuten könnte. Wenn auf der anderen Seite ein oder beide Partner weder versucht haben, die Hausaufgaben zu erfüllen, noch irgendwelche Anzeichen für einen positiven Umgang miteinander zeigen, sollten Sie den Widerstand bearbeiten.

Umgang mit Ambivalenz gegenüber Veränderungen

Beim Umgang mit unvollständig ausgeführten Hausaufgaben ist es wichtig, das Problem anzusprechen, ohne dies zu werten. Erkunden Sie die Gründe für den Widerstand in einer sachlichen, lösungsorientierten Art mit dem Ziel der Beseitigung von Hindernissen. Hierbei könnte deutlich werden, dass das Paar bezüglich der Veränderung seiner Beziehung eine deutliche Ambivalenz erlebt. Dies sollte vom Therapeuten rückgemeldet werden. Er sollte auch darauf hinweisen, dass es oft leichter ist, den aktuellen Zustand ungeachtet der dadurch entstandenen Unzufriedenheit aufrechtzuerhalten.

Manchmal ist es sinnvoll, dem Paar direkt zu empfehlen, ein paar Wochen harter Arbeit in die Beziehung zu investieren, um diese zukünftig zufriedenstellender gestalten zu können. Weisen Sie gleichzeitig ohne Vorwurf darauf hin, dass stabile Veränderungen nur durch Bemühungen beider Partner erreicht werden können. Dazu gehört, dass beide Partner ihren Anteil der vereinbarten Hausaufgaben erledigen. Wenn die Aufgaben dem Paar zu banal erscheinen, erklären Sie, dass die kleinen, aber täglichen Veränderungen die Grundlage für positive Gefühle und neu entstehendes Vertrauen in die Beziehung bilden.

Die Grundlagen positiver Kommunikation

Bevor Sie die eigentlichen Bestandteile eines angemessenen Gesprächs beschreiben, begründen Sie die notwendige Arbeit an Kommunikationsfähigkeiten. Erläutern Sie, wie das Suchtproblem des Patienten zu einer Verschlechterung der Kommunikationsfähigkeit des Paares beigetragen hat. Bitten Sie das Paar dann, entsprechende Beispiele zu benennen, wie sich dieser Prozess im Laufe der Zeit verselbstständigt hat. Erarbeiten Sie mit dem Paar, ob ihre Frustration und Verzweiflung soweit zugenommen hat, dass sie aufgehört haben, freundlich miteinander umzugehen.

Manchmal wenden ein oder beide Partner ein, dass sie sich gegen eine positive Kommunikation sträuben, weil sie aktuell sehr ärgerlich über ihren Partner sind. Sie bemängeln, dass es scheinheilig wäre, freundlich miteinander umzugehen, wenn Sie gerade aufgebracht sind. In dieser Situation sollten Sie dem Paar verdeutlichen, dass einer Verhaltensänderung eine Veränderung von Haltung und Gefühlen dem Partner gegenüber vorausgehen muss. Die meisten Paare werden zustimmen, dass sie bei dem Versuch, eine Woche lang friedlich miteinander umzugehen, wenig zu verlieren haben.

Wenn Sie dann zur Beschreibung der Aspekte einer positiven Kommunikation übergehen, erklären Sie, dass das Paar beim Ausfüllen des Fragebogens »Veränderungswünsche in der Partnerschaft« sich mindestens mit einigen Bereichen der grundlegenden Kommunikationsfähigkeiten bereits beschäftigt hat. Betonen Sie, dass es die ersten drei Richtlinien für eine positive Kommunikation erfüllt, wenn es nur den Regeln für das Ausfüllen dieses Fragebogens folgt.

Die grundlegenden Bestandteile lauten wie folgt:

- Stellen Sie ein Problem kurz dar.
- Drücken Sie sich positiv aus und vermeiden Sie alle anschuldigenden Aussagen.
- Definieren Sie das Problem klar und präzise.
- Stellen Sie Ihre Gefühle bezüglich des Problems dar.
- Versuchen Sie, das Problem aus dem Blickwinkel Ihres Partners zu betrachten, und äußern Sie Ihr Verständnis bezüglich dieser Sichtweise.
- Akzeptieren Sie, dass Sie einen Teil der Verantwortung für entstandene Probleme tragen, statt Ihren Partner als allein verantwortlich zu betrachten.
- Bieten Sie Ihrem Partner Ihre Hilfe an.

Listen Sie die sieben Stufen positiver Kommunikation auf einer Tafel auf oder geben Sie dem Paar ein Handout. Weisen Sie das Paar darauf hin, dass die Stufen abhängig vom Zweck der Interaktion leicht variieren können.

Wünsche äußern mithilfe des Fragebogens »Veränderungswünsche in der Partnerschaft«

Das Ehepaar Fuchs kommt jetzt zur zweiten Sitzung. Erinnern Sie die Partner daran, dass sie in der ersten Sitzung einen Teil des Fragebogens »Veränderungswünsche in der Partnerschaft« ausgefüllt haben. Zusätzlich sollten sie einige Bereiche als Teil der Hausaufgabe bearbeitet haben. Der Therapeut bespricht das Ergebnis, gibt Rückmeldung und Verstärkung. Er stellt dann die grundlegenden Bestandteile einer positiven Kommunikation dar und bereitet sich darauf vor, dem Paar beim Einüben einer wichtigen praktischen Fähigkeit zu helfen: das verbale Stellen und Verhandeln von Wünschen an den Partner.

THERAPEUT: Als Nächstes werden wir einige Eintragungen auf Ihrem Fragebogen »Veränderungswünsche in der Partnerschaft« nutzen, um das verbale Äußern und Verhandeln von Wünschen zu üben. Sie haben bereits eine Menge Arbeit erledigt, indem Sie beim Aufschreiben Ihrer Wünsche die drei Grundregeln beachtet haben. Nun werde ich Ihnen zeigen, wie Sie die grundlegenden Bestandteile einer positiven Kommunikation, die ich gerade beschrieben habe, in Alltagssituationen einsetzen können. Ich denke, wir beginnen mit dem Bereich, an dem Sie bereits gearbeitet haben: »Haushalt«. Herr Fuchs, wollen Sie mit einem Wunsch an Ihre Ehefrau beginnen? Schauen Sie auf Ihren Fragebogen und entscheiden Sie, welchen Wunsch Sie als Erstes äußern wollen. Dann beginnen Sie und lesen ihn laut vor. Dies wäre ein guter Anfang, weil Sie ihn bereits präzise, positiv und kurz aufgeschrieben haben.

PATIENT: Ich sag mal den ersten Wunsch, den ich auf meiner Liste habe. Ich möchte, dass du meine Arbeitskleidung jeden Abend vor der Schlafenszeit bügelst.

THERAPEUT: Frau Fuchs, antworten Sie bitte noch nicht. Wir müssen erst noch an der Art arbeiten, wie Ihr Mann seinen Wunsch äußert. Wenden

wir uns der Liste von Aspekten für eine positive Kommunikation zu. Herr Fuchs, indem Sie einige dieser anderen Aspekte hinzufügen, erhöhen Sie die Chance, dass Ihre Frau Ihrem Wunsch nachkommt.

BEACHTEN SIE → *Weisen Sie auf die sieben grundlegenden Bestandteile positiver Kommunikation hin.*

PATIENT: Aber ich habe diese Liste nicht bei mir, wenn ich außerhalb dieser Sitzungen mit ihr spreche. Wie soll ich mich an all die Dinge erinnern, die ich berücksichtigen muss?

THERAPEUT: Ich bin froh, dass Sie das angesprochen haben. Sie haben Recht. Normalerweise werden Sie die Unterlagen nicht mit sich herumtragen. Aber wenn Sie während unserer Sitzungen und in den nächsten paar Wochen zu Hause üben, werden Sie diese Aspekte immer mehr verinnerlichen, und so eine große Verbesserung im Umgang miteinander erreichen.

BEACHTEN SIE → *Bislang hat der Therapeut zum Üben einen relativ einfachen Bereich ausgewählt und den Patienten angeleitet, Wünsche direkt von seinem Fragebogen abzulesen. Er hat darauf hingewiesen, dass er mit zunehmender Übung die Aspekte einer positiven Kommunikation verinnerlichen und automatisch anwenden wird. Schrittweise werden nun neue Kommunikationsfähigkeiten (Item 4–7) eingeführt und geübt. Dann wird die Endversion des Wunsches formuliert.*

THERAPEUT: Herr Fuchs, beginnen Sie und lesen Sie Ihren Wunsch noch einmal vor. Dann werden wir damit weitermachen.

PATIENT: Natürlich. Also, ich wünsche mir, dass du meine Arbeitskleidung jeden Abend vor der Schlafenszeit bügelst.

THERAPEUT: Nun sehen Sie genau hin. Sie werden überrascht sein, wie viele der aufgelisteten Punkte Sie bereits erfüllt haben. Sie haben ein Problem kurz dargestellt, Sie haben sich positiv ausgedrückt, ohne Anschuldigungen auszusprechen, und Sie haben das Problem klar und präzise definiert. Somit sind die ersten drei Aspekte erfüllt. Nun kommt der neue Teil. Können Sie Ihre Gefühle ausdrücken, warum es für Sie wichtig ist, dass Ihre Frau Ihre Kleidung abends bügelt? Ich denke, dass Sie den Grund dafür in der letzten Woche erwähnt haben, als Sie den Wunsch erstmals ansprachen.

PATIENT: Das habe ich. Sicher. Ich werde wirklich nervös, wenn sie morgens bügelt, weil ich Angst habe, dass ich zu spät zur Arbeit komme. Morgens gibt es bei uns zu Hause immer eine Menge Unruhe, und manchmal muss sie sich wirklich beeilen, damit sie die Kleidung fertigbekommt.

THERAPEUT: Das ist perfekt. Sie haben gesagt, dass es Sie nervös macht, und haben erklärt, warum. Nun schauen Sie sich Punkt 5 an: Versuchen Sie, dass Problem aus dem Blickwinkel Ihrer Partnerin zu betrachten, und äußern Sie Ihr Verständnis bezüglich dieser Sichtweise.

PATIENT: Na ja, ich kann sicherlich verstehen, dass es für meine Frau grundsätzlich schwierig ist, Zeit zum Bügeln zu finden, weil sie so viele andere Dinge zu tun hat.

THERAPEUT: Gut. Das ist Ihr Verständnis der Sichtweise Ihrer Frau. Nun kommt ein weiterer interessanter Punkt. Können Sie einen Teil der Verantwortung für das Problem, das Sie angesprochen haben, übernehmen?

PATIENT: Lassen Sie mich nachdenken. Ja, wenn ich gemäß ihrer Bitte abends den Abwasch erledigen würde, dann hätte sie abends Zeit zum Bügeln.

THERAPEUT: Wunderbar ausgedrückt. Und der letzte Punkt? Können Sie Ihrer Partnerin irgendwie Ihre Hilfe anbieten?

PATIENT: Ich nehme an, die naheliegende Möglichkeit ist, ihr Hilfe beim Abwasch anzubieten.

BEACHTEN SIE→ Als Nächstes wird der Therapeut den Patienten darum bitten, alle Bestandteile zusammenzufügen. Dies wird nicht nur für ihn eine Übung sein, sondern es wird der Partnerin auch ermöglicht, den vollständigen Wunsch ohne Unterbrechung zu hören. Meist löst die ausgearbeitete Version des Wunsches eine deutlich positivere Reaktion aus.

THERAPEUT: Beginnen Sie nun und fügen Sie alles zusammen, damit wir sehen können, wie es klingt. Ich werde Sie an die neuen Regeln erinnern, oder Sie können auf meine Aufzeichnungen an der Tafel Bezug nehmen.

PATIENT: Ich werde zuerst den Abschnitt auf dem Fragebogen vorlesen. Also, ich wünsche mir, dass du meine Arbeitskleidung jeden Abend vor der Schlafenszeit bügelst. Nun der neue Teil: Es macht mich nervös, wenn du meine Kleidung morgens bügelst, weil du mit so vielen Dingen beschäftigt bist. Ich habe dann Angst, dass du keine Zeit mehr haben könntest. Dann käme ich zu spät zur Arbeit.

THERAPEUT: **Das machen Sie hervorragend, Herr Fuchs. Zwei weitere Sätze müssen Sie jetzt noch hinzufügen. Können Sie einen Teil der Verantwortung übernehmen und Ihre Hilfe anbieten?**

PATIENT: Richtig. Ich denke, dass ich dir eigentlich mehr helfen müsste und dass du vermutlich abends mehr Zeit zum Bügeln hättest, wenn ich dich bei der Hausarbeit entlaste. Wie wäre es, wenn ich beim Abwasch helfe?

THERAPEUT: **Das klingt meiner Ansicht nach gut. Aber viel wichtiger ist, wie Ihre Frau darüber denkt.**

Die Rolle des Zuhörers

Auch die perfekteste Kommunikation wird auf Dauer nicht zur Anwendung kommen, wenn es kontinuierlich nicht gelingt, die gewünschte Antwort des Partners auszulösen. Das bedeutet nicht, dass der Partner jedem Wunsch zustimmen muss, aber er sollte zumindest aufmerksam zuhören und, wenn nötig, um Klarheit bitten. Eine wichtige Regel für den Zuhörer ist, einen Wunsch nicht gänzlich abzulehnen, sondern stattdessen eine Alternative anzubieten.

THERAPEUT: **Was denken Sie darüber, Frau Fuchs?**

EHEFRAU: Es ist komisch, aber als er zuerst sagte, dass er mich bitten möchte, seine Kleidung abends zu bügeln, bin ich irgendwie ärgerlich geworden. Als ob er noch mehr von mir verlangen würde. Aber als er es dann so ausgedrückt hat wie jetzt, hat es mich nicht richtig ärgerlich gemacht. Ich bin nicht sicher, ob ich dem jetzt schon zustimmen möchte, aber ich weiß, dass ich mit ihm darüber sprechen kann.

THERAPEUT: **Das ist genau der Punkt, an dem Sie jetzt sein sollten. Bereit sein, darüber zu sprechen oder vielleicht sogar zu verhandeln. Aber bevor wir das tun, lassen Sie mich mit Ihnen einfach ein paar Dinge durchgehen. Haben Sie aufmerksam zugehört oder müssen Sie Ihren Mann zur Klärung seiner Bitte noch etwas fragen?**

EHEFRAU: Ich habe mir alles angehört, was er gesagt hat. Die einzige Sache, die mir noch nicht klar ist, ist, wie viel er bereit ist, im Gegenzug zu tun und wie oft.

THERAPEUT: Es klingt so, als ob Sie den Gedanken in Betracht ziehen, den Wunsch Ihres Mannes zu akzeptieren. Aber Sie müssen die Bedingungen noch ein bisschen verhandeln, damit es funktionieren kann. Richtig?

EHEFRAU: Ja. Und er hat bereits gesagt, dass er nicht genug hilft.

THERAPEUT: Gut. Sie sprechen eine ungeschriebene Regel an, die besagt, dass es am besten ist, eine Anforderung niemals vollständig abzulehnen, sondern eine Alternative anzubieten. Vielleicht möchten Sie gleich jetzt darüber verhandeln? Es wäre wirklich so, als ob Sie ein Angebot machten. Sie werden abends seine Kleidung bügeln, wenn ... Sagen Sie es einfach.

EHEFRAU: Ich möchte ihn darum bitten, mir nach dem Abendessen beim Abwasch zu helfen. Das ist tatsächlich genau der Wunsch, den ich als Erstes auf meinem Arbeitsblatt »Veränderungswünsche in der Partnerschaft« aufgeschrieben habe. Ich wollte ihn sowieso darum bitten. Wenn er jetzt zustimmt, mir zu helfen, erhält er im Gegenzug auch etwas dafür.

Die Kunst des Verhandelns

Es ist erforderlich, dass beide Partner die Möglichkeit haben, einen Wunsch vollständig zu betrachten und in Ruhe darauf zu reagieren. Andernfalls könnte es sein, dass eine Person während der Therapiesitzung zustimmt, sich aber insgeheim ärgert. Die Wahrscheinlichkeit ist gering, dass nach der Sitzung der Wunsch weiter akzeptiert wird. Daher fordert der Therapeut die Ehefrau zu einer Verhandlung auf, indem sie selbst einen Wunsch anbietet.

THERAPEUT: Herr Fuchs, es klingt so, als würden Sie keine endgültige Antwort von Ihrer Frau bekommen, solange sie nicht weiß, ob und wie viel Sie bereit sind, für sie zu tun. Frau Fuchs, beginnen Sie und stellen Sie Ihren Wunsch so, wie er auf Ihrem Fragebogen aufgeschrieben ist. Dann werden wir an den Punkten arbeiten, um es noch besser klingen zu lassen.

EHEFRAU: Gut, ich möchte, dass du jeden Abend vor 20 Uhr den Abwasch erledigst. Und nun füge ich den nächsten Teil hinzu, beginnend mit Punkt 4, oder?

THERAPEUT: **Machen Sie gleich weiter. Melden Sie sich, wenn Sie Hilfe brauchen.**

EHEFRAU: Weißt du, ich bin wirklich müde, wenn ich von der Arbeit nach Hause komme, und ich weiß, dass du auch erschöpft bist, weil deine Arbeit auch sehr anstrengend ist. Aber es würde mir wirklich zeigen, dass du dich bemühst. Warte, ich habe mich verhaspelt! Übernahme eines Teils der Verantwortung. Da bin ich mir jetzt nicht sicher. Ich bin natürlich für einen Teil des schmutzigen Geschirrs verantwortlich. Aber das ist doch nicht das, was Sie meinen, oder?

THERAPEUT: **Übernahme eines Teils der Verantwortung ist ein Weg, den Partner nicht zu beschuldigen oder ihm nicht zu unterstellen, dass das ganze Problem seine Schuld sei. So können Sie ihm vermitteln, dass Sie genau wie er eine Rolle bei der Entstehung des Problems spielen.**

EHEFRAU: Vielleicht könnte ich sagen, dass ich am liebsten – so wie ich es von früher gewohnt bin – mehr Energie nach dem Abendessen hätte. Früher hat es mich nie so gestört. Ich habe den Abwasch immer allein gemacht, ohne etwas zu sagen. Ich kann verstehen, warum er sich daran gewöhnt hat. Klingt das nach Übernahme eines Teils der Verantwortung?

THERAPEUT: **Ja. Und Sie machen sogar eine zweite verständnisvolle Aussage. Ich dachte bei der Übernahme von teilweiser Verantwortung zum Beispiel auch daran, dass Sie vielleicht den Tisch nicht mit abräumen. Ich weiß nicht, ob das in Ihrem Fall zutrifft. Wenn ja, wäre es auch ein gutes Beispiel für Übernahme teilweiser Verantwortung.**

EHEFRAU: Nein, ich denke nicht, dass das Teil des Problems ist. Ich habe den Tisch normalerweise sehr schnell abgeräumt.

BEACHTEN SIE → *Es gibt viele verschiedene Möglichkeiten, einen Teil der Verantwortung zu übernehmen. Man kann sich von verschiedenen Standpunkten nähern, zum Beispiel, dass man einen Teil der Verantwortung dafür übernimmt, dass das Problem überhaupt existiert oder dass man noch keine Lösung gefunden hat. Das Hauptziel besteht darin, dass das Paar sich daran gewöhnt, niemals den jeweiligen Partner als gänzlich schuldig an einem Problem zu betrachten. Stattdessen sollte das Paar akzeptieren, dass an einem Problem immer beide Parteien ihren Anteil haben.*

THERAPEUT: **Letzter Punkt: Können Sie Hilfe anbieten?**

EHEFRAU: Hm. Das ist schwierig, weil ich bereits das Gefühl habe, die meiste Hausarbeit zu machen. Wäre es in Ordnung, wenn ich einfach anbiete, ihn bis 20 Uhr nicht mit dem Abwasch zu nerven? Ich würde es wirklich vorziehen, wenn der Abwasch eher erledigt wäre, aber wenn wir uns auf diese Zeit einigen, würde ich mir große Mühe geben, vorher nichts über den Abwasch zu sagen.

THERAPEUT: **Das klingt nach einem guten Angebot. Lassen Sie uns die Reaktion Ihres Mannes abwarten. Aber zuerst, haben Sie gut zugehört, Herr Fuchs?**

PATIENT: Ich habe jedes Wort gehört.

THERAPEUT: **Soll Ihre Frau erklären, was sie mit ihrem Wunsch meint?**

PATIENT: Nur den Teil, den Sie gerade angesprochen haben. Wer soll den Tisch abräumen? Ich nehme an, dass sie es wie immer macht, aber ich bin mir jetzt nicht mehr so sicher.

EHEFRAU: Nein, es macht mir nichts aus, auch weiterhin den Tisch abzuräumen und das Geschirr zu stapeln. Ich wäre froh, wenn du das Geschirr einfach abwäschst.

THERAPEUT: **Dann ist es Zeit für eine Entscheidung. Herr Fuchs, wollen Sie dem Wunsch Ihrer Frau zustimmen oder eine Alternative anbieten? Es ist etwas kompliziert, weil Sie beide zur selben Zeit Wünsche stellen. Können Sie einen Weg finden, wie Sie beide bekommen, was Sie wollen?**

BEACHTEN SIE → Der Therapeut hat den Teil des Zuhörers besprochen. Nun beobachtet er, ob das Paar allein eine endgültige Lösung findet oder ob es bei diesem Prozess Unterstützung benötigt.

EHEFRAU: Wie wäre es damit? Ich stimme zu, die Kleidung abends zu bügeln, wenn er an denselben Abenden den Abwasch erledigt. Mit anderen Worten, ich werde meinen Wunsch auf fünf Abende in der Woche begrenzen, sodass wir beide an denselben Abenden etwas Nettes füreinander tun. Was sagst du dazu?

PATIENT: Das klingt gut. Ich weiß, dass ich dir bei der Hausarbeit mehr helfen muss, und wie du schon gesagt hast, bekomme ich auf diese Weise etwas zurück, was ich mir wirklich wünsche.

THERAPEUT: **Also haben Sie den Wünschen des anderen zugestimmt?**

PATIENT: Es sieht so aus.

THERAPEUT: Darauf können Sie stolz sein. Und ich hoffe, dass Sie, nachdem wir noch ein paar weitere Übungen gemacht haben, Lust dazu haben, diese Art der Kommunikation auch allein auszuprobieren. Können wir absprechen, dass Sie Ihre Vereinbarung in der nächsten Woche ausprobieren? In der folgenden Sitzung können wir dann über aufgetretene Probleme sprechen.

BEACHTEN SIE → *Der Therapeut erwartet, dass jeder Partner seine neue Aufgabe eine Woche lang umsetzen wird. Er weist das Paar ebenfalls darauf hin, dass gewisse Schwierigkeiten auftreten könnten, die aber in der nächsten Sitzung angesprochen werden. Da die neuen Aufgaben ziemlich umfangreich sind und an fünf von sieben Wochentagen erfüllt werden sollen, wird der Therapeut den Bereich in dieser Sitzung nicht weiter bearbeiten. Er könnte jedoch zu einem anderen Bereich wechseln und eine weitere Übung machen. Er wird die Partner auch bitten, ihre Aufgaben auf einem Blatt Papier aufzuschreiben, das sie zu Hause als Erinnerungshilfe verwenden können.*

Wenn Sie in nachfolgenden Sitzungen die Umsetzung der Absprachen überprüfen, könnte Ihnen auffallen, dass einige Paare besser auf Wünsche ansprechen, die eine Sanktion enthalten für den Fall, dass die Absprache nicht eingehalten wird. Nehmen Sie zum Beispiel an, dass der Ehemann zugestimmt hat, den Müll hinauszubringen, wenn dieser in Müllbeuteln neben der Tür steht. Er hat ebenso zugestimmt, zusätzlich zum Wegbringen des Mülls Abendbrot zu machen, wenn er seine Aufgabe vergisst. Probieren Sie verschiedene Variationen aus, um herauszufinden, was am besten funktioniert und was für jedes einzelne Paar stimmig ist.

Beenden der Sitzung

Bevor Sie eine Sitzung beenden, sollten Sie die Arbeit des Paares bis zu diesem Punkt positiv verstärken und ihm versichern, dass sich alles auch weiterhin verbessern wird. Erinnern Sie die Partner daran, ihre Hausaufgaben in der Woche umzusetzen und ihre Fragebögen zur nächsten Sitzung wieder mitzubringen. Schließlich ermutigen Sie sie anzurufen, falls zwischendurch Probleme auftauchen sollten. Nach den ersten Paarsitzungen in kürzeren Abständen sollten die verbleibenden Sitzungen wöchentlich durchgeführt werden.

ANHANG 5.A

Partnerschaftliche Zufriedenheitsskala

Die vorliegende Skala dient dazu, Ihre aktuelle Zufriedenheit mit Ihrem Partner in zehn verschiedenen Bereichen darzustellen. Ihre Aufgabe ist es, eine der Nummern (1–10) für jedes Gebiet anzukreuzen.

Die Zahlen auf der linken Seite der Skala bedeuten hierbei verschiedene Grade von Unzufriedenheit, während die Zahlen auf der rechten Seite der Skala verschiedene Grade von Zufriedenheit zum Ausdruck bringen. Fragen Sie sich selbst beim Ausfüllen der Skala für jeden Lebensbereich: »Wie glücklich bin ich heute mit meinem Partner in diesem Bereich?« Mit anderen Worten, markieren Sie auf der Skala von 1 bis 10 genau, wie zufrieden Sie am heutigen Tage mit Ihrem Partner in dem entsprechenden Bereich sind. Versuchen Sie hierbei, Gefühle von gestern auszuschließen, und konzentrieren Sie sich ausschließlich auf die aktuellen Gefühle. Versuchen Sie auch zu verhindern, dass die Ergebnisse auf einer Skala durch die Ergebnisse auf einer anderen Skala beeinflusst werden.

Lebensbereich	**völlig unzufrieden**									**völlig zufrieden**
1. Haushalt	1	2	3	4	5	6	7	8	9	10
2. Arbeit/Ausbildung	1	2	3	4	5	6	7	8	9	10
3. Umgang mit Geld	1	2	3	4	5	6	7	8	9	10
4. Sozialleben	1	2	3	4	5	6	7	8	9	10
5. Kindererziehung	1	2	3	4	5	6	7	8	9	10
6. Emotionale Unterstützung	1	2	3	4	5	6	7	8	9	10
7. Unabhängigkeit des Partners	1	2	3	4	5	6	7	8	9	10
8. Sexualität und Gefühlsleben	1	2	3	4	5	6	7	8	9	10
9. Kommunikation	1	2	3	4	5	6	7	8	9	10
10. Allgemeine Zufriedenheit	1	2	3	4	5	6	7	8	9	10

Name: ....

Datum: ....

ANHANG 5.B

Partnerschaftliche Zufriedenheitsskala

Die vorliegende Skala dient dazu, Ihre aktuelle Zufriedenheit mit Ihrem Partner in zehn verschiedenen Bereichen darzustellen. Ihre Aufgabe ist es, eine der Nummern (1–10) für jedes Gebiet anzukreuzen.

Die Zahlen auf der linken Seite der Skala bedeuten hierbei verschiedene Grade von Unzufriedenheit, während die Zahlen auf der rechten Seite der Skala verschiedene Grade von Zufriedenheit zum Ausdruck bringen. Fragen Sie sich selbst beim Ausfüllen der Skala für jeden Lebensbereich: »Wie glücklich bin ich heute mit meinem Partner in diesem Bereich?« Mit anderen Worten, markieren Sie auf der Skala von 1 bis 10 genau, wie zufrieden Sie am heutigen Tage mit Ihrem Partner in dem entsprechenden Bereich sind. Versuchen Sie hierbei, Gefühle von gestern auszuschließen, und konzentrieren Sie sich ausschließlich auf die aktuellen Gefühle. Versuchen Sie auch zu verhindern, dass die Ergebnisse auf einer Skala durch die Ergebnisse auf einer anderen Skala beeinflusst werden.

Lebensbereich	völlig unzufrieden								völlig zufrieden
1. Haushalt	1	2	3	4	5	6	**7**	8	9	10
2. Arbeit/Ausbildung	1	2	3	4	5	**6**	7	8	9	10
3. Umgang mit Geld	1	2	3	4	5	**6**	7	8	9	10
4. Sozialleben	1	2	**3**	4	5	6	7	8	9	10
5. Kindererziehung	1	2	3	4	**5**	6	7	8	9	10
6. Emotionale Unterstützung	1	2	**3**	4	5	6	7	8	9	10
7. Unabhängigkeit des Partners	1	2	3	4	5	**6**	7	8	9	10
8. Sexualität und Gefühlsleben	1	2	**3**	4	5	6	7	8	9	10
9. Kommunikation	1	2	3	**4**	5	6	7	8	9	10
10. Allgemeine Zufriedenheit	1	2	3	**4**	5	6	7	8	9	10

Name: Frau Fuchs

Datum: 1.7.06

ANHANG 5.C

Partnerschaftliche Zufriedenheitsskala

Die vorliegende Skala dient dazu, Ihre aktuelle Zufriedenheit mit Ihrem Partner in zehn verschiedenen Bereichen darzustellen. Ihre Aufgabe ist es, eine der Nummern (1–10) für jedes Gebiet anzukreuzen.

Die Zahlen auf der linken Seite der Skala bedeuten hierbei verschiedene Grade von Unzufriedenheit, während die Zahlen auf der rechten Seite der Skala verschiedene Grade von Zufriedenheit zum Ausdruck bringen. Fragen Sie sich selbst beim Ausfüllen der Skala für jeden Lebensbereich: »Wie glücklich bin ich heute mit meinem Partner in diesem Bereich?« Mit anderen Worten, markieren Sie auf der Skala von 1 bis 10 genau, wie zufrieden Sie am heutigen Tage mit Ihrem Partner in dem entsprechenden Bereich sind. Versuchen Sie hierbei, Gefühle von gestern auszuschließen, und konzentrieren Sie sich ausschließlich auf die aktuellen Gefühle. Versuchen Sie auch zu verhindern, dass die Ergebnisse auf einer Skala durch die Ergebnisse auf einer anderen Skala beeinflusst werden.

Lebensbereich	völlig unzufrieden									völlig zufrieden
1. Haushalt	1	2	3	4	5	6	7	8	9	10
2. Arbeit/Ausbildung	1	2	3	4	5	6	7	8	9	10
3. Umgang mit Geld	1	2	3	4	5	6	7	8	9	10
4. Sozialleben	1	2	3	4	5	6	7	8	9	10
5. Kindererziehung	1	2	3	4	5	6	7	8	9	10
6. Emotionale Unterstützung	1	2	3	4	5	6	7	8	9	10
7. Unabhängigkeit des Partners	1	2	3	4	5	6	7	8	9	10
8. Sexualität und Gefühlsleben	1	2	3	4	5	6	7	8	9	10
9. Kommunikation	1	2	3	4	5	6	7	8	9	10
10. Allgemeine Zufriedenheit	1	2	3	4	5	6	7	8	9	10

Name: Herr Fuchs

Datum: 1.7.06

ANHANG 5.D

Veränderungswünsche in der Partnerschaft

Bitte nennen Sie für jeden unten aufgelisteten Bereich Verhaltensweisen, die für Sie zu einer idealen Partnerschaft gehören. Drücken Sie sich dabei kurz, positiv, präzise und in einer messbaren Weise aus, was Sie sich an Veränderungen wünschen.

Im Bereich »Haushalt« würde ich mir wünschen, dass mein Partner ...

1. ....
2. ....
3. ....
4. ....
5. ....

Im Bereich »Arbeit/Ausbildung« würde ich mir wünschen, dass mein Partner ...

1. ....
2. ....
3. ....
4. ....
5. ....

Im Bereich »Umgang mit Geld« würde ich mir wünschen, dass mein Partner ...

1. ....
2. ....
3. ....
4. ....
5. ....

Im Bereich »Sozialleben« würde ich mir wünschen, dass mein Partner ...

1. ....
2. ....
3. ....
4. ....
5. ....

Im Bereich »Kindererziehung« würde ich mir wünschen, dass mein Partner ...

1. ....
2. ....
3. ....
4. ....
5. ....

Im Bereich »Emotionale Unterstützung« würde ich mir wünschen, dass mein Partner ...

1. ....
2. ....
3. ....
4. ....
5. ....

Im Bereich »Unabhängigkeit des Partners« würde ich mir wünschen, dass mein Partner ...

1. ....
2. ....
3. ....
4. ....
5. ....

Im Bereich »Sexualität und Gefühlsleben« würde ich mir wünschen, dass mein Partner ...

1. ....
2. ....
3. ....
4. ....
5. ....

Im Bereich »Kommunikation« würde ich mir wünschen, dass mein Partner ...

1. ....
2. ....
3. ....
4. ....
5. ....

Im Bereich »Allgemeine Zufriedenheit« würde ich mir wünschen, dass mein Partner ...

1. ....
2. ....
3. ....
4. ....
5. ....

ANHANG 5.E

Veränderungswünsche in der Partnerschaft

Bitte nennen Sie für jeden unten aufgelisteten Bereich Verhaltensweisen, die für Sie zu einer idealen Partnerschaft gehören. Drücken Sie sich dabei kurz, positiv, präzise und in einer messbaren Weise aus, was Sie sich an Veränderungen wünschen.

Im Bereich »Haushalt« würde ich mir wünschen, dass mein Partner ...

1. jeden Abend bis 20 Uhr abgewaschen hat.
2. schmutzige Wäsche immer in den Wäschekorb legt.
3. ....
4. ....
5. ....

Im Bereich »Arbeit/Ausbildung« würde ich mir wünschen, dass mein Partner ...

1. ....
2. ....
3. ....
4. ....
5. ....

Im Bereich »Umgang mit Geld« würde ich mir wünschen, dass mein Partner ...

1. ....
2. ....
3. ....
4. ....
5. ....

Im Bereich »Sozialleben« würde ich mir wünschen, dass mein Partner ...

1. ....
2. ....
3. ....
4. ....
5. ....

ANHANG 5.F

Veränderungswünsche in der Partnerschaft

Bitte nennen Sie für jeden unten aufgelisteten Bereich Verhaltensweisen, die für Sie zu einer idealen Partnerschaft gehören. Drücken Sie sich dabei kurz, positiv, präzise und in einer messbaren Weise aus, was Sie sich an Veränderungen wünschen.

Im Bereich »Haushalt« würde ich mir wünschen, dass mein Partner ...

1. meine Arbeitskleidung bis vor dem Schlafengehen jeden Wochentag bügelt.
2. Näharbeiten innerhalb von zwei Wochen nach Informierung erledigt.
3. ....
4. ....
5. ....

Im Bereich »Arbeit/Ausbildung« würde ich mir wünschen, dass mein Partner ...

1. ....
2. ....
3. ....
4. ....
5. ....

Im Bereich »Umgang mit Geld« würde ich mir wünschen, dass mein Partner ...

1. ....
2. ....
3. ....
4. ....
5. ....

Im Bereich »Sozialleben« würde ich mir wünschen, dass mein Partner ...

1. ....
2. ....
3. ....
4. ....
5. ....

ANHANG 5.G

Liebevoller Umgang in der Partnerschaft

Name: **Woche:**

Wochentag	**Mo**	**Di**	**Mi**	**Do**	**Fr**	**Sa**	**So**
Haben Sie heute Ihrem Partner gegenüber Wertschätzung ausgedrückt?							
Haben Sie Ihrem Partner heute schon ein Kompliment gemacht?							
Haben Sie Ihren Partner heute schon angenehm überrascht?							
Haben Sie heute offen Gefühle gegenüber Ihrem Partner ausgedrückt?							
Haben Sie heute Ihre ungeteilte Aufmerksamkeit einer angenehmen Unterhaltung mit Ihrem Partner gewidmet?							
Haben Sie eine angenehme Unterhaltung angeregt?							
Haben Sie ungefragt Ihre Hilfe angeboten?							

Rückfallprävention

Rückfallprävention ist inzwischen in allen anerkannten Behandlungsprogrammen integraler Bestandteil. Sie beginnt im CRA bereits in der ersten Therapiesitzung und stellt einen kontinuierlichen Prozess dar. Die Verhaltensanalyse wurde bereits vorgestellt (siehe Kapitel »Assessment«), mit deren Hilfe die Vorgeschichte und die Konsequenzen von Trinkverhalten erarbeitet werden können. Zur Bearbeitung eines Rückfallereignisses wird in diesem Kapitel die Rückfallversion der Verhaltensanalyse vorgestellt.

Verhaltensanalyse bei Rückfall

Mithilfe der Rückfallvariante der Verhaltensanalyse kann ein Rückfall zeitlich sehr genau dargestellt und die Ursache des Rückfalls präzise erarbeitet werden. Im folgenden Dialog wird die Anwendung dieses Arbeitsblattes (siehe Anhang 6.A) zur Bearbeitung eines Rückfalls dargestellt. Der Therapeut beginnt die Sitzung, indem er den Patienten für die weitere Teilnahme an der Therapie trotz der schwierigen Situation lobt. Er nimmt sofort eine lösungsorientierte Haltung ein (siehe Kapitel »Zusätzliche Techniken«) und versucht, den Patienten in dieselbe Richtung zu leiten. Die Verbindung zwischen Triggern von Konsumverhalten und dem stattgefundenen Rückfall wird hervorgehoben. Danach werden zur Rückfallsituation passende alternative Verhaltensweisen erarbeitet. Als Letztes überprüft der Therapeut, ob die kurzfristig erreichbaren positiven Konsequenzen des Substanzkonsums auch durch die alternativen Verhaltensweisen hätten erreicht werden können. Dadurch wird die Wahrscheinlichkeit erhöht, dass der Patient die Alternativen tatsächlich in zukünftigen ähnlichen Risikosituationen einsetzt.

THERAPEUT: **Herr Fuchs, es ist schön, Sie zu sehen. Es tut mir leid zu hören, dass Sie in Schwierigkeiten sind, aber ich bin froh, dass Sie trotzdem hierher gekommen sind. Was ist passiert?**

PATIENT: Ich bin entlassen worden und habe wieder angefangen zu trinken. Zehn Jahre habe ich diese Arbeit gemacht. Das macht mir große Sorgen.

THERAPEUT: **Das ist schrecklich. Gibt es eine Chance, dass Sie wieder eingestellt werden?**

PATIENT: Nein, sie haben den Betrieb geschlossen.

THERAPEUT: **Ich denke, es wäre eine gute Idee, wenn Sie bald zum Arbeitsamt gehen würden und sich so schnell wie möglich nach einem neuen Job umsehen.**

BEACHTEN SIE → Der Therapeut lobt den Patienten dafür, dass er nach dem Rückfall in die Therapiesitzung gekommen ist. Er lenkt das Gespräch in eine positive Richtung, indem er dem Patienten die Kontaktaufnahme mit dem Arbeitsamt vorschlägt.

PATIENT: Ja, das tue ich. Ich möchte gerne wieder arbeiten. Ich brauche das Geld. Ich muss das Auto noch abzahlen.

THERAPEUT: **Sie sollten vielleicht gleich nach unserer Sitzung zum Arbeitsamt. Zunächst möchte ich aber mit Ihnen über Ihren Rückfall sprechen. Erinnern Sie sich noch an die Tabelle, in der wir Trigger und Konsequenzen von Alkoholkonsum erarbeitet haben? Wir haben sie ganz am Anfang der Behandlung ausgefüllt.**

PATIENT: Ja. Das haben wir in der ersten Sitzung gemacht. Was ist damit?

THERAPEUT: **Ich möchte heute mit Ihnen eine ähnliche Tabelle bearbeiten. Mithilfe dieser Tabelle können wir den Rückfall analysieren. Wir können so besser einen weiteren Rückfall verhindern.**

PATIENT: Ich weiß, warum ich getrunken habe. Ich bin entlassen worden. Das regt mich furchtbar auf. Das war unfair!

THERAPEUT: **Das ist unfair, und ich kann verstehen, dass Sie darüber sehr aufgebracht sind. Lassen Sie uns bei diesem Gefühl anfangen. Das hat wahrscheinlich zum Alkoholkonsum geführt. Lassen Sie es uns in die Tabelle eintragen. Machen wir jetzt weiter, fangen Sie links oben an.**

BEACHTEN SIE → Der Therapeut verweist auf die Verhaltensanalyse für Trinkverhalten (Rückfall), Anhang 6.A.

PATIENT: Ich war mit meinem Schwager Max zusammen. Er wurde auch entlassen. Soll ich weitermachen und die nächste Frage beantworten?

THERAPEUT: **Ja, Sie machen das sehr gut.**

PATIENT: Wir haben hauptsächlich bei ihm zu Hause getrunken. Er lebt allein, sodass uns niemand daran hindern konnte. Seit der Entlassung haben wir Bier getrunken. Also haben wir jetzt fast fünf Tage durchgehend getrunken.

BEACHTEN SIE → *Der Patient hat alle notwendigen Informationen bezüglich der externen Trigger gegeben. Der Therapeut hat die erste Spalte vervollständigt (siehe Anhang 6. B).*

THERAPEUT: **Ich bin froh darüber, dass Sie beschlossen haben, mit dem Trinken aufzuhören. Das war bestimmt nicht leicht. Machen wir mit der zweiten Spalte weiter. Worüber haben Sie nachgedacht, kurz bevor Sie getrunken haben?**

PATIENT: Ich habe darüber nachgedacht, wie unfair es war, entlassen zu werden. Ich war einfach wütend.

THERAPEUT: **Also, Sie haben darüber nachgedacht, wie unfair es war, entlassen zu werden.**

PATIENT: Das ist richtig. Sie haben uns angelogen und dann rausgeworfen. Ich war richtig krank. Ich meine körperlich krank.

THERAPEUT: **Was meinen Sie damit, dass Sie sich körperlich krank gefühlt haben?**

PATIENT: Mir hat sich der Magen umgedreht. Ich habe mich angespannt gefühlt und wollte mich irgendwie beruhigen, den Druck loswerden. Ich habe mich verletzt und ärgerlich gefühlt. Deshalb habe ich mich völlig betrunken. Ich hatte es verdient. Ich war schließlich entlassen worden.

THERAPEUT: **Also gingen Sie mit diesem Problem um, indem Sie tranken.**

PATIENT: Richtig! Ich war sechs Monate trocken. Ich bin schließlich entlassen worden.

BEACHTEN SIE → *Die zweite Spalte »interne Trigger« ist nun vervollständigt. Sie können an diesem Punkt den Einfluss negativer Gefühle, negativer Selbstwahrnehmung und unzureichender Coping-Strategien auf den Rückfall erkennen.*

THERAPEUT: **Ich kann mir gut vorstellen, dass Sie wegen der Entlassung sehr aufgebracht waren und sich betrogen gefühlt haben. Aber hätte es vielleicht andere Möglichkeiten gegeben, mit diesem Problem umzugehen? Zu trinken ist sicherlich nicht die beste Lösung. Nachher werden wir überlegen, ob Problemlösestrategien hätten helfen können. Aber lassen Sie uns erst die Rückfallanalyse beenden. Wenn Sie die Tabelle be-**

trachten, können Sie sehen, dass Sie in Spalte drei bereits fast alle Fragen beantwortet haben. Sie haben berichtet, dass Sie in den letzten fünf Tagen zusammen mit Ihrem Schwager Bier getrunken haben. Wie hoch würden Sie die Menge schätzen?

PATIENT: Wir haben eine Kiste Bier am Tag getrunken, sodass ich wahrscheinlich eine halbe Kiste getrunken habe. Insgesamt waren es also zweieinhalb bis drei Kisten.

THERAPEUT: Was waren die unmittelbaren positiven Erlebnisse, die mit dem Alkoholkonsum verbunden waren?

PATIENT: Wir haben ständig über unsere Entlassung gequatscht. Ich bin gern mit Max zusammen. Und ich mag seine Wohnung. Wir können dort ungestört trinken.

THERAPEUT: Gut, machen Sie genauso weiter.

PATIENT: Am Anfang habe ich mich gut gefühlt, wahrscheinlich weil wir die Firma heruntergemacht haben. Es war ein bisschen Rache. Aber dann war es schwierig, wieder damit aufzuhören.

THERAPEUT: Wie war das mit angenehmen körperlichen Gefühlen?

PATIENT: Ich habe mich total entspannt gefühlt.

THERAPEUT: Woran haben Sie gemerkt, dass Sie entspannt waren?

PATIENT: Mein Magen hat sich beruhigt. Es war, als wenn ein Knoten platzen würde.

BEACHTEN SIE → *Der Therapeut hat die Informationen für das Verhalten und die unmittelbaren positiven Konsequenzen erfasst. Als Nächstes kann er die langfristigen negativen Konsequenzen des Alkoholkonsums erfragen oder diejenigen alternativen Verhaltensweisen erarbeiten, die dem Patienten die kurzfristigen positiven Konsequenzen ebenfalls verschafft hätten. Die Entscheidung trifft der Therapeut individuell danach, was ihm für den jeweiligen Patienten am günstigsten erscheint. In diesem Beispiel wählt der Therapeut die Möglichkeit, alternative Verhaltensweisen zu erarbeiten.*

THERAPEUT: Herr Fuchs, es wird deutlich, dass Sie sich durch den Alkoholkonsum einige Dinge verschafft haben, die Sie zu diesem Zeitpunkt benötigt haben. Aber ich bin davon überzeugt, dass es alternative Verhaltensweisen gegeben hätte, die Ihnen die gleichen angenehmen Gedanken und Gefühle hätten vermitteln können. Fällt Ihnen dazu etwas ein?

PATIENT: Ich habe schon darüber nachgedacht. Ich weiß, dass wir uns damit vor ein paar Wochen beschäftigt haben. Ich denke, ich hätte nach Hause gehen und mit meiner Frau darüber sprechen sollen. Oder ich hätte zur Selbsthilfegruppe gehen können. Ich frage mich, ob Max mit mir zu den Anonymen Alkoholikern gegangen wäre.

THERAPEUT: Das scheinen mir alles gute Ideen zu sein. Was wäre für Sie am besten gewesen? Denken Sie daran, dass Sie mit jemandem zusammen sein wollten, den Sie mögen. Sie wollten die Möglichkeit haben, über Ihren Ärger zu sprechen. Sie haben erwähnt, dass Sie ein Gespräch entlastet hat und Sie sich danach entspannter fühlten.

BEACHTEN SIE→ Der Therapeut geht die vom Patienten aufgestellte Liste der kurzfristigen positiven Konsequenzen von Alkoholkonsum durch. Wenn die alternative Verhaltensweise nicht dieselben positiven Effekte erzeugt, ist die Wahrscheinlichkeit gering, dass der Patient diese Strategie in Zukunft anwenden wird.

PATIENT: Ich denke, ich hätte Max zu einem Treffen der Anonymen Alkoholiker mitnehmen sollen. Anschließend hätte er zum Abendessen zu mir nach Hause kommen können. Meiner Frau hätte es nichts ausgemacht.

THERAPEUT: Und denken Sie, dass Sie das, was Sie zu diesem Zeitpunkt gebraucht hätten, auf diese Weise bekommen hätten?

PATIENT: Wahrscheinlich. Jetzt klingt es für mich plausibel.

THERAPEUT: Welchen Vorteil hätte es gehabt, Ihre Gefühle in den Griff zu bekommen, indem Sie mit Max zu einem Treffen der Anonymen Alkoholiker und anschließend zum Abendessen nach Hause gegangen wären, anstatt fünf Tage lang zu trinken?

PATIENT: Ich hätte mich gar nicht erst betrunken. Ich bin sehr impulsiv, und wenn ich mich für ein oder zwei Tage beruhigt hätte, hätte ich es vielleicht auch so geschafft. Ich war einfach nur ärgerlich, ich bin einfach aus der Haut gefahren.

THERAPEUT: Es ist in Ordnung, Herr Fuchs, Sie schlagen jetzt den richtigen Weg ein, indem Sie mit der Therapie weitermachen und die Trinkphase beenden. Wir werden in ein paar Minuten mit dem Problemlösen weitermachen. Jetzt möchte ich aber erst mit Ihnen die Tabelle bezüg-

lich des Rückfalls beenden. Lassen Sie uns die letzte Spalte ansehen: langfristige negative Konsequenzen von Alkoholkonsum.

PATIENT: Wollen Sie, dass ich die Liste durchgehe, oder soll ich nur über die negativen Dinge sprechen?

THERAPEUT: **Lassen Sie uns zunächst nur darüber sprechen.**

PATIENT: Meine Frau und meine Eltern sind sehr ärgerlich. Ich fühle mich krank und sehe das auch als Versagen an. Den Rest kann man sich gut ausrechnen. Ich brauche einen Job.

THERAPEUT: **Schadet diese Trinkphase Ihrer Arbeitssituation oder Ihrer finanziellen Situation?**

PATIENT: Ich habe Geld für Bier ausgegeben, das könnte ich sicherlich besser verwenden. Mein Job? Ich hätte mich bereits um eine neue Arbeit bemühen können oder mir wenigstens schon ein paar Gedanken machen können.

THERAPEUT: **Sie haben das heute wirklich gut gemacht. Lassen Sie uns den Rückfall mithilfe der Tabelle jetzt gründlich anschauen. Dann wenden wir das Problemlösen an, damit Sie beim nächsten Mal in einer ähnlichen Krise besser reagieren können.**

BEACHTEN SIE → *Der Therapeut trägt die Informationen in die letzte Spalte ein (siehe Anhang 6. B). Als Nächstes nutzt er die Tabelle, um die Rückfallsituation zusammenzufassen. Er bespricht die Trigger-Situation detailliert, um dem Patienten zu verdeutlichen, an welcher Stelle er eine riskante Entscheidung getroffen hat. Dann folgen Techniken der kognitiven Umstrukturierung und Problemlösestrategien, um angemessene Coping-Strategien zu erarbeiten. Der Therapeut benutzt den Rückfall als Modell, um alternative Entscheidungs- und Handlungsmöglichkeiten aufzuzeigen.*

Die Verhaltenskette

Eine der Fähigkeiten, die bei der Behandlung vermittelt werden soll, ist das frühzeitige Erkennen von Versuchungssituationen oder drohendes Fehlverhalten. Ein Fehlverhalten tritt meist nicht als Reaktion auf einen einzigen, sondern meist infolge mehrerer Trigger auf. Diese Abfolge von Ereignissen wird als Verhaltenskette bezeichnet. Bei der Erarbeitung der Verhaltenskette wird mit dem Patienten der Ablauf von Entscheidungen und von Ereignissen besprochen, die zu seinem Rückfall geführt haben. Man kann hierzu auch eine grafische Darstellungsform wählen.

Das folgende Beispiel bezieht sich inhaltlich auf den eben dargestellten Rückfall von Herrn Fuchs:

Herr Fuchs ist ärgerlich und fühlt sich betrogen. Er möchte wissen, wie Max mit seiner Entlassung umgeht. Er verlässt seine Arbeitsstelle und fährt zu Max nach Hause. Er glaubt, dass er nur die Meinung von Max hören will.

Er fühlt sich ängstlich, je näher er an Max' Haus kommt. Er betritt die Wohnung von Max mit einem unangenehmen Gefühl. Die Atmosphäre erzeugt alte Gefühle, die in Verbindung mit Alkoholkonsum stehen.

Herr Fuchs und Max setzen sich in die Küche und beginnen, die Firma niederzumachen. Die Stimmen werden lauter und lauter. Max beginnt im Zimmer auf und ab zu gehen und sagt, dass er durstig ist. Er sucht im Kühlschrank nach zwei Flaschen Bier.

Max stellt das Bier vor Herrn Fuchs auf den Tisch. Er schiebt die Flasche Bier zu Herrn Fuchs herüber und sagt zu ihm, dass er sich wieder beruhigen müsse. Herr Fuchs nimmt das Angebot an und beginnt zu trinken.

Anhand der Abfolge der Ereignisse kann dem Patienten aufgezeigt werden, dass die Entscheidung von Herrn Fuchs, mit seinem Schwager zu sprechen, bereits den Rückfallprozess in Gang setzte. Dem Patienten sollte verdeutlicht werden, wie ihn kleine Entscheidungen immer weiter in Richtung Alkoholkonsum geführt haben.

Als Max beispielsweise begann, im Zimmer auf und ab zu gehen, und sagte, dass er durstig sei, entschied sich Herr Fuchs dazu, am Tisch sitzen zu bleiben. Besser wäre es gewesen aufzustehen, zu gehen oder Max mitzuteilen, dass er nicht bleiben könne, falls dieser trinken werde. Sie sollten betonen, dass es in der Regel leichter ist, die Verhaltenskette zu einem früheren als zu einem späteren Zeitpunkt zu unterbrechen. Es wäre Herrn Fuchs an diesem Abend deutlich leichter gefallen, abstinent zu bleiben, wenn er einen Freund aus seinem nicht konsumierenden Umfeld um Rat gefragt hätte, das heißt, wenn er nicht zu Max nach Hause fahren wäre. Die Entscheidung, nicht zu trinken, wurde schwerer, da sich Herr Fuchs bereits in einer gewohnten Konsumumgebung (Max' Küche) befand.

Eine Verhaltenskette kann in jeder Therapiesitzung, die sich mit Rückfallsituationen beschäftigt, verwendet werden. Sie können die Verhaltenskette nach Besprechung der Trigger oder nach der vollständigen Verhaltensanalyse in die Therapie einbringen.

Das Frühwarnsystem

Sowohl die Verhaltensanalyse (Rückfall) als auch die Verhaltenskette sind gut geeignete Instrumente, mit einem Patienten eine Rückfallsituation aufzuarbeiten. Hinsichtlich der Prävention stützen sich viele Therapeuten auf die Herausarbeitung von Triggern mithilfe der Verhaltensanalyse. Auf diese Weise können Patienten auf Risikosituationen aufmerksam gemacht werden. Andere Therapeuten bevorzugen eine einfachere Methode: Das Frühwarnsystem. Das Frühwarnsystem ist ein Selbstüberwachungsmodul speziell zur Rückfallprävention. Es wurde entwickelt, um das Verhalten der Patienten, das als Vorläufer zum Konsum auftritt, sowie Triggersituationen näher zu bestimmen. Das Frühwarnsystem ist besonders dann Erfolg versprechend, wenn ein Angehöriger zusammen mit dem Patienten das Training absolviert. Zum einen erhalten die Angehörigen zusätzliche nützliche Informationen über Triggersituationen, zum anderen können sie oft noch früher als der Patient selbst die Anzeichen für einen drohenden Rückfall erkennen. Patient und Angehöriger sollten sich darüber verständigen, sich gegenseitig im Falle einer Risikosituation gegenseitig zu unterstützen. Wenn einer von beiden das Auftreten alter riskanter Verhaltensmuster bemerkt, sollten beide sofort miteinander nach einem vorher besprochenen Verfahren den nächsten Schritt zur Prävention des Rückfalls abstimmen. Dieser nächste Schritt kann unterschiedlich sein, abhängig vom jeweiligen Patienten und von der Situation. Manchmal besteht die einfachste, jedoch auch wirksamste Reaktion darin, den Therapeuten zu benachrichtigen. Häufig reicht ein kurzes Telefonat mit dem Therapeuten aus. Zu Beginn der Behandlung oder unter schwierigen Umständen kann es auch notwendig werden, eine Therapiesitzung zeitnah zu vereinbaren.

Im folgenden Fallbeispiel lebt der Patient erst seit drei Wochen abstinent. Das Paar vereinbarte, bei den ersten Anzeichen für einen Rückfall den

Therapeuten anzurufen, da beide in diesem frühen Stadium der Behandlung die direkte Unterstützung durch den Therapeuten für notwendig hielten. Der Therapeut wurde von der Ehefrau angerufen, die berichtete, dass sich ihr Mann seit einigen Tagen zurückziehe. Sie hatte sich dazu entschieden, nachdem ihr Ehemann die Einnahme von Disulfiram an zwei nacheinander folgenden Tagen unterlassen hatte. Beachten Sie, dass der Therapeut eine möglichst baldige Therapiesitzung vereinbart und die Ehefrau für die Befolgung des Frühwarnsystems lobt. Er versucht herauszufinden, was aktuell der Grund für das Auftreten der Vorboten bzw. der Trigger ist, erinnert den Patienten an seine persönlichen Verstärker bezüglich eines abstinenten Lebens und bietet ihm eine klare Vorgehensweise zur Problemlösung an.

THERAPEUT: **Ich bin froh, dass Sie beide heute gekommen sind. Herr Lenz, als ich heute Morgen mit Ihrer Frau gesprochen habe, schien sie sehr beunruhigt darüber zu sein, dass Sie das Antabus in den letzten Tagen nicht mehr eingenommen haben.**

PATIENT: Ich trinke nicht, ich möchte nur das Antabus nicht mehr einnehmen.

THERAPEUT: **Was hat zu dieser Endscheidung geführt?**

PATIENT: Ich denke, dass ich es allein schaffe. Ich brauche das Antabus nicht mehr.

THERAPEUT: **Warum denken Sie, dass Sie Antabus nicht mehr brauchen?**

PATIENT: Ich trinke zurzeit keinen Alkohol und habe das auch in Zukunft nicht vor. Warum also noch weiter die Medikamente nehmen?

THERAPEUT: **Können Sie sich noch an die Zeit vor einen Monat erinnern, als wir mit der Therapie begonnen haben? Sie haben mir erzählt, dass Sie ohne die Einnahme von Antabus sieben Tage abstinent leben wollen. Sie haben es aber nur fünf Tage lang durchgehalten. Es hatte also in der Vergangenheit Zeiten gegeben, in denen Sie Ihr Abstinenzziel nicht erreichen konnten. Ich hoffe, dass das jetzt nicht der Fall ist. Wir haben vereinbart, dass Sie Antabus mindestens für 30 Tage einnehmen. Ich bin neugierig. Was ist passiert, dass Sie diese Vereinbarung aufheben?**

PATIENT: Ich hebe diese Vereinbarung nicht auf, ich brauche dieses Medikament einfach nicht mehr.

EHEFRAU: Lassen Sie mich aus meiner Sicht erzählen, was passiert ist. Er ist Tag und Nacht ums Haus herumgeschlichen, hat die Kinder ignoriert und mich angemeckert. Irgendetwas stimmt nicht.

THERAPEUT: **Was ist passiert, Herr Lenz? Sie sind in der letzten Zeit leicht reizbar und aufbrausend. Oftmals verändert sich der Körperstoffwechsel in den ersten zwei bis drei Wochen der Abstinenz, und Stimmungsschwankungen treten häufiger auf. So etwas ist zu erwarten. Wir haben es bereits besprochen. Aber bei Ihnen scheint es wesentlich stärker als gewöhnlich zu sein. Wie Sie beide wissen, gehören Unruhe und Reizbarkeit zu Ihren persönlichen Vorboten von Alkoholkonsum. Frau Lenz, in unserem Telefonat hörte es sich so an, dass Sie dieses Verhalten als möglichen Vorboten für einen drohenden Rückfall angesehen haben. Und Sie haben wie besprochen erst angerufen, als Ihr Mann das Antabus zwei Tage weggelassen hatte.**

EHEFRAU: Ich bin froh, dass wir es so vereinbart haben. Ich hätte sonst nicht gewusst, was zu tun ist.

THERAPEUT: **Sie haben das gut hinbekommen.**

BEACHTEN SIE → *Der Therapeut nutzt die Gelegenheit, die Ehefrau für die Einhaltung der Absprachen zu loben. Es ist wichtig, im Weiteren die Gründe für das Absetzen der Medikation herauszuarbeiten.*

THERAPEUT: **Herr Lenz, gibt es etwas, worüber wir sprechen sollten?**

PATIENT: Ich weiß nicht, warum fragen Sie nicht meine Frau? Sie scheint ja sowieso alles zu wissen.

THERAPEUT: **Ich würde es aber lieber von Ihnen hören. Sie haben die Entscheidung getroffen, mit dem Trinken aufzuhören. Und nun entscheiden Sie sich, das Antabus abzusetzen. Ich denke, es ist in Ordnung, das Antabus zu einem bestimmten Zeitpunkt abzusetzen. Ich bin mir aber nicht sicher, ob jetzt ein günstiger Zeitpunkt dafür ist, ohne dies vorher zu besprechen.**

PATIENT: Um ehrlich zu sein ... ich bin es leid, nichts richtig zu machen. Ich dachte, dass es nun besser würde. Meine Frau redet immer wieder von meinen früheren Exzessen und anderen Dingen, die mir heute unangenehm sind. Sie vertraut mir nicht.

EHEFRAU: Ich vertraue dir wesentlich mehr als früher.

PATIENT: Ich dachte, wenn ich mit dem Trinken aufhöre und Antabus einnehme, wird es besser. Ich dachte, dass ich glücklicher wäre, dass wir beide glücklicher wären.

THERAPEUT: Wie lange sind Sie jetzt trocken, Herr Lenz?

PATIENT: Fast drei Wochen.

THERAPEUT: Und wie viele Jahre haben Sie getrunken?

PATIENT: Fünf Jahre, vielleicht sechs. Ich weiß nicht mehr genau.

THERAPEUT: Das ist eine lange Zeit. Es wird eine Weile dauern, bis Ihre Mitmenschen überzeugt sind, dass Sie es ernst meinen, wenn Sie von Abstinenz sprechen. Versuchen Sie, sich nicht entmutigen zu lassen. Ich weiß, einer Ihrer Gründe, mit dem Trinken aufzuhören, bestand darin, wieder bei Ihrer Frau und den Kindern zu sein. Ich denke, dass Sie nun glücklicher sind als damals, als Sie in einem Hotel gewohnt haben.

PATIENT: Ja.

BEACHTEN SIE → *Der Therapeut versucht, dem Patienten eine optimistischere Sichtweise zu vermitteln, und erinnert ihn an seine persönlichen Verstärker für einen abstinenten Lebensstil.*

THERAPEUT: Wie soll es nun weitergehen?

PATIENT: Ich möchte nicht alles vermasseln. Vielleicht bin ich nur ärgerlich.

THERAPEUT: Es ist in Ordnung, ärgerlich zu sein. Aber lassen Sie uns schauen, wie Sie Ihren Ärger besser in den Griff bekommen. Ich denke, dass Sie beide Zeit für die Erarbeitung neuer Kommunikationsfähigkeiten benötigen. Wir können damit heute bereits beginnen. Sie beide müssen Möglichkeiten finden, Ihre Gefühle dem anderen gegenüber auszudrücken, auch wenn es um schwierige Themen geht. Frau Lenz, ich glaube, wir sollten nochmals üben, wie wir Sie unterstützen können, sofern sich Ihr Mann entschließt, das Antabus weiter einzunehmen. Ihn an die Probleme der Vergangenheit zu erinnern, wird ihm zum jetzigen Zeitpunkt definitiv nicht helfen. Herr Lenz, wenn Sie möchten, können wir die Vorteile von Antabus nochmals besprechen.

BEACHTEN SIE → *Der Therapeut erinnert den Antabus-Coach an die Wichtigkeit seiner unterstützenden Haltung gegenüber dem Patienten. Er plant eine dringend erforderliche Sitzung zum Kommunikationstraining. Zuletzt bietet er an, die Vorteile von Antabus nochmals zu besprechen.*

PATIENT: Ich muss das nicht noch einmal durchsprechen. Gut, ich werde das Antabus insgesamt 30 Tage einnehmen. Aber für die Zeit danach verspreche ich nichts.

THERAPEUT: Das ist gut. Lassen Sie uns in kleinen Schritten weitermachen. Wir werden die Einnahme von Antabus nach den 30 Tagen neu bewerten. Lassen Sie uns nun eine Alternative für Sie beide finden, wie Sie Ihren Ärger gegenüber dem anderen besser ausdrücken können.

BEACHTEN SIE → *Wichtig an dem dargestellten Fallbeispiel ist, dass die Ehefrau entsprechend des vorher besprochenen Frühwarnsystems handelt und den Therapeuten angerufen hat, sobald ihr Ehemann die Einnahme von Antabus zwei Tage nacheinander abgelehnt hatte. Im Gegenzug vereinbarte der Therapeut eine sofortige Therapiesitzung und besprach mit dem Patienten die Gründe für die Nichteinhaltung der Absprachen. Diese frühzeitige Intervention kann einen Rückfall verhindern. Obwohl die aktuelle Krise vorüber war, ist es offensichtlich, dass das Paar neue Kommunikationsfähigkeiten zur Bewältigung von Ärger benötigt.*

Während der frühen Behandlungsphase kommt es häufiger vor, dass der Patient als »Test« das Antabus absetzen möchte. Dieses Verhalten kann unterschiedlich stark ausgeprägt sein und muss nicht unbedingt vom Patienten ausgehen. Es muss dabei auch nicht unbedingt um die Einnahme von Antabus gehen, Patienten »testen« sich auch durch erneuten Kontakt mit persönlichen Triggersituationen, was ebenfalls das Frühwarnsystem in Gang setzen kann.

Kognitive Umstrukturierung und Rückfallprävention

Im vorangegangenen Dialog sollte das Ehepaar den Therapeuten anrufen, sobald Frühwarnzeichen oder Triggersituationen auftreten. Wie bereits erwähnt, befand sich der Patient in einem frühen Stadium der Therapie, sodass eine solche Vorgehensweise als notwendig erachtet wurde. Mit fortschreitender Therapie erreichen die Patienten jedoch ein höheres Stabilitätsniveau, sodass sie kritische Situationen auch alleine bewältigen können. Wichtig sind hierbei kognitiv-verhaltenstherapeutische Techniken, insbesondere die kognitive Umstrukturierung (siehe Kapitel »Skills-Training«).

Die kognitive Umstrukturierung wird eingesetzt, um negative Denkabläufe zu erkennen und zu verändern. Häufige negative Gedanken bei Patienten, die unter Suchtdruck leiden, sind beispielsweise:

- Die Situation ist zu schwierig, um sie ohne Alkohol durchzustehen.
- Ich bin mir sicher, dass ich nach ein oder zwei Gläsern Alkohol aufhören kann.

Ich kann nichts mehr tun. Ich bin Alkoholiker.

- Ich habe bereits alles vermasselt, ich kann genauso gut weitertrinken.
- Ich habe bisher alles gut hinbekommen. Ich verdiene ein Glas Alkohol.

Gehen Sie noch einmal zurück zur Verhaltensanalyse (siehe Anhang 1. A), um die negativen Gedanken zu veranschaulichen, die in der Vergangenheit Rückfälle verursacht haben. Sobald dem Patienten der Zusammenhang zwischen negativen Gedanken und Rückfall bewusst wird, kann er in der Regel von weiteren für ihn typischen negativen Überzeugungen berichten. Die nächste Aufgabe besteht darin, dem Patienten alternative Verhaltensweisen in entsprechenden Triggersituationen aufzuzeigen.

Die kognitive Umstrukturierung zielt in erster Linie darauf, neue positive Gedanken zu erzeugen, die mit den negativen Gedanken konkurrieren. Je mehr positive Gedanken erzeugt werden, umso höher ist die Wahrscheinlichkeit, dass hierdurch auch positive Gefühle entstehen. Idealerweise sollte der Patient die positiven Gedanken so verinnerlicht haben, dass die Ablösung im Alltag nahezu automatisch erfolgt, sobald negative Gedanken auftauchen. Die folgenden Beispiele sollen dies verdeutlichen:

- Will ich wirklich alles verderben? Ich habe es bislang so gut geschafft. Ich denke, dass es mir besser gehen wird, wenn ich jetzt nicht trinke.
- Ich brauche den Alkohol nicht wirklich. Es ist wieder die alte Denkweise. Eigentlich geht es mir zurzeit gut!

Es ist manchmal hilfreich, positive Gedanken mit einem alternativen Verhalten zu kombinieren. Dieses Verhalten könnte ein Spaziergang, ein Telefonat mit einem Freund, die Teilnahme an einem Treffen der Selbsthilfegruppe oder Ähnliches sein. Rückfallprophylaxe erweist sich dann als besonders Erfolg versprechend, wenn das Verhalten im Vorfeld geplant wird. Durch das konkurrierende Verhalten sollten möglichst die meisten kurzfristigen positiven Konsequenzen von Konsumverhalten erreicht werden. Dies erhöht die Wahrscheinlichkeit, dass der Patient in einer Krise auch wirklich hierauf zurückgreift.

ANHANG 6.A

Verhaltensanalyse bei Rückfall

Trigger		Verhalten	Kurzfristige positive Konsequenzen	Langfristige negative Konsequenzen
Extern	Intern			
Mit wem haben Sie zusammen getrunken?	Was dachten Sie, kurz bevor Sie tranken?	Was tranken Sie?	1. Was mochten Sie am Trinken?	Was waren die negativen Folgen des Konsums in den folgenden Bereichen?
		Wie viel tranken Sie?	(mit wem)	Zwischenmenschlich
Wo haben Sie Sie getrunken?	Was nehmen Sie körperlich wahr, kurz bevor Sie tranken?	Über welche Zeit hinweg tranken Sie?	2. Was mochten Sie am Trinken?	Körperlich
			(wo)	
Wann haben Sie getrunken?				Emotional
	Was nehmen Sie emotional wahr, kurz bevor Sie tranken?		3. Was mochten Sie am Trinken?	
			(wann)	Rechtlich
			Was waren angenehme Gedanken, während Sie tranken?	Arbeit
				Finanzen
			Was waren angenehme körperliche Wahrnehmungen, während Sie tranken?	Andere
			Was waren angenehme emotionale Wahrnehmungen, während Sie tranken?	

ANHANG 6.B

Verhaltensanalyse bei Rückfall

Trigger **Extern**	 **Intern**	**Verhalten**	**Kurzfristige positive Konsequenzen**	**Langfristige negative Konsequenzen**
Mit wem haben Sie zusammen getrunken? Max	Was dachten Sie, kurz bevor Sie tranken? wie unfair die Entlassung war, ich hatte es verdient	Was tranken Sie? Bier	1. Was mochten Sie am Trinken? Max (mit wem) wir quatschten über die Entlassung, ich fühlte mich gut	Was waren die negativen Folgen des Konsums in den folgenden Bereichen?
Wo haben Sie Sie getrunken? Max' Wohnung	Was nehmen Sie körperlich wahr, kurz bevor Sie tranken? körperlich krank, Magen umgedreht	Wie viel tranken Sie? 2–3 Kisten	2. Was mochten Sie am Trinken? in Max' Wohnung (wo) niemand stört beim Trinken	Zwischenmenschlich Frau ist verärgert (Eltern auch)
Wann haben Sie getrunken? Freitag, nach der Entlassung	Was nehmen Sie emotional wahr, kurz bevor Sie tranken? verletzt, ärgerlich	Über welche Zeit hinweg tranken Sie? 5 Tage	3. Was mochten Sie am Trinken? nach der Entlassung (wann) ich fühlte mich gut, die Firma herunterzumachen	Körperlich krank fühlen
			Was waren angenehme Gedanken, während Sie tranken? das ist die Rache	Emotional erlebe Rückfall als Versagen
			Was waren angenehme körperliche Wahrnehmungen, während Sie tranken? entspanntes Gefühl, Knoten platzt	Rechtlich –
			Was waren angenehme emotionale Wahrnehmungen, während Sie tranken? Zufriedenheit, Rache	Arbeit noch nicht nach neuer Arbeit gesucht
				Finanzen Geld für Bier ausgegeben
				Andere

Der große Entwurf

CRA ist mehr als ein Paket therapeutischer Interventionen; es ist eine Philosophie, wie man den besten Weg finden kann, Betroffenen zu helfen, andauernde Verhaltensänderungen für sich zu erreichen. Dabei lassen sich viele Therapeuten schon zu Beginn von dem breiten Spektrum an Interventionsmöglichkeiten ablenken. Sie verlieren hierdurch manchmal den Blick auf das große Ganze. Sie sollten sich stets vergegenwärtigen, dass es in einem schrittweisen Annäherungsprozess eigentlich nur darauf ankommt, ein abstinentes Leben lohnenswerter erscheinen zu lassen als ein Leben mit Konsum. Wir haben inzwischen viele Therapeuten ausgebildet und diese zentrale Perspektive stets in den Mittelpunkt gerückt. Dennoch sind im Laufe der Jahre auf dem Weg zu diesem Ziel einige charakteristische »Therapeuten-Fehler« immer wieder aufgetreten. Im Folgenden sollen diese und die zugehörigen Lösungswege kurz beschrieben werden.

Häufige Fehler bei der Implementation des CRA

Verlieren Sie nicht die Verstärker des Patienten aus dem Blick!

Die Bedeutung der durchgehenden Beachtung der Verstärker des Patienten durch den Therapeuten kann nicht genug betont werden. Ausgeprägte Veränderungen im individuellen Lebensstil einer Person werden nur von kurzer Dauer sein, wenn sie im weiteren Verlauf nicht verstärkt werden. Unglücklicherweise ist es relativ leicht, seinen Blick relativ schnell wieder auf das Trinkproblem der betroffenen Person einzuengen, ohne dabei die Verbindung mit den Verstärkern des Patienten im Auge zu behalten. Ein Beispiel für diesen Punkt war ein Therapeut, der seinen Patienten dabei unterstützen wollte, in einer naheliegenden Stadt ein Vorstellungsgespräch für eine exzellente Stelle zu bekommen. Das Problem war, dass der dafür notwendige Ortswechsel die Zeit, die dieser geschiedene Patient mit seinen beiden kleinen Kindern dann hätte verbringen können, erheblich beschnitten hätte. Der Patient hatte zuvor in seinen

Verhaltensanalysen sehr deutlich gemacht, dass die Besuche bei seinen Kindern zu seinen wichtigsten Verstärkern gehörten. Der Therapeut war so damit beschäftigt, den Patienten aus seinem trinkenden Risikokontext herauszulösen, dass er völlig aus dem Blick verlor, zu welch bedeutsamen Verlusten dies im weiteren Verlauf für den Patienten geführt hätte. Dies lässt sich gewöhnlich durch einen regelmäßigen Rückblick auf die Verhaltensanalyse und auf die Behandlungsziele vermeiden, um den Beteiligten die Verstärker wieder in Erinnerung zu rufen. Eine andere Möglichkeit liegt darin, einfach regelmäßig auf einer alltagsnahen Grundlage nachzufragen: »Was sind die Verstärker des Patienten?«

Einige Therapeuten berichten von noch größeren Schwierigkeiten bei der primären Identifikation von Verstärkern. Eine Studentin hatte in einem Ausbildungsgang einmal darauf bestanden, dass es manchmal unmöglich sei, Verstärker für die Motivation bestimmter Patienten zu finden. Sie berichtete, dass sie in einem Frauengefängnis mit Inhaftierten arbeiten würde, denen aufgegeben worden sei, an Therapiegruppen zum Thema »Alkohol« teilzunehmen. Die inhaftierten Frauen hätten aber deutlich gemacht, dass sie gar kein Interesse daran hätten, ihr Trinkverhalten zu verändern, wenn sie denn eines Tages entlassen wären. Während die Therapeutin sich auf die destruktiven Rückmeldungen ihrer Patienten einengen ließ, verlor sie das große Ganze aus dem Blick und bemerkte nicht, dass es im Leben dieser Frauen doch zumindest einen Verstärker gab: möglichst schnell aus dem Gefängnis herauszukommen. Aufbauend auf den Lebensgeschichten der Patienten wurde schnell klar, dass eine resümierende Reflexion auf die alten Trinkgewohnheiten leicht nachvollziehbar den Weg zurück ins Gefängnis vorzeichnete.

Natürlich ist es so, dass ein Therapeut, der einmal die Verbindung zwischen den Konsumgewohnheiten und den verlorenen Verstärkern erkannt hat, diese Botschaft erst einmal an die Patienten weitervermitteln muss. Eine Möglichkeit besteht darin, immer wieder in die »Colombo-Technik« zurückzufallen: Agiere naiv und stelle paradoxe Fragen. So könnte man zum Beispiel fragen: »Ich habe das jetzt nicht richtig verstanden: Ich dachte, dass Sie Gefängnisaufenthalte nicht mögen und möglichst niemals ins Gefängnis zurückkehren wollen. Wenn Sie zu Ihren alten Konsumgewohnheiten zurückkehren wollen, ist Ihnen eine Neuinhaftierung ja fast schon garantiert.« Oder Sie könnten es so versuchen: »Ich kann mir das nur so vorstellen, dass Sie mich wirklich mögen müssen, sonst würden Sie nicht all diese Anstrengungen unternehmen, um zu mir ins Gefängnis zurückzukommen.« Es ist nachvollziehbar, dass es ein Verstärker ist, mit seiner Familie zu Hause zusammen sein zu können. Dieser drohende Verstärkerverlust kann natürlich noch deutlicher gemacht werden. So könnten Sie fragen: »Hatten Sie nicht gesagt, dass Sie gerne nach Hause gehen würden, um Zeit mit Ihrem Mann und Ihrer Familie zu verbringen? Wenn Sie in Ihr altes Konsummuster zurückfallen, kommt der gleiche Ärger auf Sie zu, der Sie auch dieses Mal in Haft gebracht hat. Nur dass Sie beim nächsten Mal vermutlich noch etwas länger von Ihrer Familie getrennt wären.«

Beachten Sie, dass es immer mindestens einen Verstärker gibt, mit dem man das Konsumverhalten zur Disposition stellen kann. Man muss jedoch die vom Patienten zur Verfügung gestellten Informationen sorgfältig durchsuchen, um den geeigneten Anknüpfungspunkt zu finden.

Versäumen Sie nicht, wichtige Personen in die Behandlung einzubinden!

Ein weiterer Fehler, der häufig von Therapeuten gemacht wird, ist die fehlende Einbindung von wichtigen Personen in den Therapieprozess. Dafür gibt es vermutlich verschiedene Gründe. Einige Therapeuten fühlen sich einfach damit überfordert, Partner von Problemtrinkern mit zu berücksichtigen. Sie glauben, dass ihnen die notwendigen Kompetenzen fehlen, um mit Paaren zu arbeiten. Wir haben dies kurz im Kapitel »Paartherapie« angesprochen, ausführlicher wird das Thema bei Meyers, Domingues und Smith (1996) dargestellt.

Manche Therapeuten glauben, ausgehend von der beträchtlichen Auswahl an verfügbaren Interventionen, dass sie genügend Handwerkszeug für die Behandlung eines Patienten haben und so auf ein zusätzliches Therapieelement mit neuen Beteiligten, die alles nur noch komplizierter machen könnten, nicht mehr angewiesen seien. In gewisser Weise wiederholt sich hier die fehlende Berücksichtigung von wichtigen individuellen Verstärkern, weil die dem Patienten wichtigen Personen häufig Zugang zu sehr vielen relevanten Verstärkern haben. Abhängig von der Beziehung zum Patienten gehören zu diesen Verstärkern:

- emotionale Unterstützung;
- Freude an Kindern;
- sexuelle Beziehungsaspekte;
- Gelegenheiten zur Erholung;
- solidarische Unterstützung.

Nimmt man diese Verstärker einmal als gegeben an und berücksichtigt gleichzeitig, dass diese spezielle Person ein ausgesprochenes Interesse daran hat, dass das Konsumproblem erfolgreich angegangen wird, dann kann die beteiligte Person eine vielversprechende Ergänzung zu dem schon bestehenden Therapieprogramm sein.

Vergleichsweise häufig scheint es einen substanziellen Gewinn zu haben, diesen zusätzlichen Aufwand auf sich zu nehmen und beteiligte Personen in die Therapie mit einzubeziehen. Frühe Forschungen haben gezeigt, dass die Patienten, bei denen beteiligte Personen in die Therapie einbezogen worden sind, ein deutlich besseres Outcome hatten als diejenigen, bei denen das nicht geschah (Azrin et al. 1982). Zum Teil mag das daran gelegen haben, dass diese Personen an einem Kommunikationstraining teilgenommen hatten. Vermutlich bedeutsamer war aber die Beteiligung der Personen am Veränderungsprozess des Patienten. Das ermöglichte es den Personen, die entwickelten Strategien und Ziele mit im Blick zu behalten und sich an den relevanten Entscheidungsprozessen zu beteiligen.

Als Beispiel soll der Fall einer wegen Alkoholproblemen in Behandlung befindlichen Frau dargestellt werden, die den Entschluss gefasst hatte, ihre Konsumgewohnheiten zu verändern, um die Beziehung zu ihrer Schwester und ihr Selbstwertgefühl zu verbessern. Es gelang ihr auf eine sehr effiziente Weise, beide Ziele gleichzeitig zu verwirklichen, indem sie dreimal die Woche nach dem Abendessen mit ihrer Schwester walken ging. Anfangs war ihr Mann in dieses Behandlungsprogramm nicht einbezogen. Er gewann den Eindruck, dass seine Frau zunehmend das Interesse an ihm verlor, und zeigte sich sehr irritiert, dass seine Frau – statt Zeit mit ihm zu verbringen – nun andere Abendaktivitäten zu bevorzugen schien. Ohne Kenntnis des detaillierten Behandlungsplanes war es ihm unmöglich, die Bedeutung der neuen Aktivitäten für den veränderten Lebensstil seiner Frau zu erkennen. Erst einmal in den Therapieprozess einbezogen, konnte er sofort verständnisvoll die Aktivitäten seiner Frau mit ihrer Schwester unterstützen und gleichzeitig weitergehende Vorschläge machen.

Versäumen Sie nicht, die Bedeutung eines zufriedenen Alltagslebens herauszustellen!

Manchmal unterschätzen Therapeuten den Umfang an Unterstützung, der nötig ist, um Patienten zu einem zufriedenen Privatleben zu verhelfen, weil sie der Annahme sind, dass die jeweiligen Personen doch geübt darin sein sollten, Spaß am Leben zu haben. Wie aber schon im Kapitel »Beratung im sozialen- und Freizeitbereich« dargestellt, sind viele Patienten schlecht darauf vorbereitet, neue Aktivitäten zu entdecken und Freunde zu finden, die nichts mit Alkohol oder Drogen zu tun haben. Also entscheiden sie sich dazu, diesen Teil ihres Lebens zunächst einmal zu ignorieren. Soziale und erholsame Aktivitäten sind jedoch für die meisten Menschen sehr wichtige Verstärker. Insofern reagieren Patienten, die nicht gelernt haben, unabhängig von Suchtmitteln soziale Aktivitäten zu entwickeln, in der Regel sehr ähnlich. Einige bleiben dabei, solche Aktivitäten aus ihrem Leben auszuklammern, werden dadurch aber entweder depressiv oder langweilen sich. So ging es auch einem Patienten, dem es gelungen war, für mehrere Monate abstinent zu bleiben, der sich aber sozial völlig zurückgezogen hatte. Er erzählte seinem Therapeuten immer wieder, dass er sich jede Art von Unruhe vom Leibe halten wollte. Er weigerte sich, sich ein neues soziales Netzwerk aufzubauen. Stattdessen bestand er darauf, dass sein Büro als sozialer Aktionsraum völlig ausreichend für ihn sei. Es wundert nicht, dass er im Verlauf der Monate immer niedergeschlagener wirkte. Er entwickelte eine ganze Reihe von depressiven Symptomen einschließlich Appetitverlust und Schlafstörungen. Er bestand jedoch darauf, dass es ihm gutgehe. Eines Tages meldete sich dann aber seine Frau, ihr Mann habe sich seit zwei Tagen nicht gemeldet. Später stellte sich heraus, dass er sich in einem Motelzimmer betrunken hatte.

Einige Patienten versuchen, an frühere soziale Aktivitäten und Freundschaften aus Konsumzeiten anzuknüpfen, ohne zu konsumieren. Häufig setzen sich dann aber doch die starken sozialen Schlüsselreize durch, und der Patient hat trotz guter Vorsätze wieder angefangen zu trinken. Insofern ist die Notwendigkeit, einem Patienten bei der Entwicklung neuer sozialer Aktivitäten zu helfen, Freizeit neu zu gestalten und unterstützende Freunde zu finden, ein besonders wichtiger Teil der Behandlung.

Denken Sie immer an die Bedeutung einer sinnstiftenden Beschäftigung für den Patienten!

Das soziale Umfeld eines Patienten gefährdet dessen abstinenten Lebensstil oft auch dadurch, indem ständig auf das Konsumverhalten fokussiert und dabei die Tatsache vernachlässigt wird, dass er keine sinnstiftende Beschäftigung hat. In einer Supervisionssitzung verkündete ein Therapeut vor einigen Jahren stolz, sein Patient sei nun besonders erfolgreich. Er sei nun drei Wochen abstinent und komme ganz regelmäßig zu den Sitzungen. Als der Therapeut gefragt wurde, wie es denn nun mit der Jobsuche seines arbeitslosen Patienten aussehe, stockte der Therapeut und murmelte: »Na klar. Ein Job. Da sind wir noch gar nicht dazu gekommen!« Es wurde schnell deutlich, dass der Therapeut das große Ganze nicht im Blick behalten hatte, da die Wahrscheinlichkeit für einen Rückfall sich dramatisch erhöhen würde, sobald seine überschaubaren finanziellen Mittel aufgebraucht sein würden. Der Erfolg ist meist kurzlebig, wenn es auf Dauer keinen Mechanismus gibt, um sich über finanzielle Absicherung einen zuverlässigen Zugang zu bedeutsamen Verstärkern zu verschaffen.

Die Situation ist ähnlich problematisch, wenn eine Person zwar einen Job hat, aber ganz unglücklich darin ist. Angenommen, die betroffene Person bleibt in dieser Position, so ist die Gefahr groß, dass sie depressiv wird oder sich zurückzieht. Es kann auch sein, dass sie einen dysfunktionalen Weg wählt, um sich für den Stress und die Arbeit des ganzen Tages zu belohnen. Das bereitet den Weg zum erneuten Rückfall.

Behalten Sie wichtige Trigger und deren Kontrolle für den Patienten ausreichend im Blick!

Es passiert leicht, dass man sowohl die Bedeutung von konsumauslösenden Situationen und die Frequenz ihres Auftretens im Umfeld eines Patienten unterschätzt. Sie treten sowohl in spezifischen sozialen Umgebungsbedingungen, aber auch bei bestimmten beruflichen Tätigkeiten auf. Dies soll beispielhaft an einem Therapeuten dargestellt werden, der berichtete, dass seinem Patienten gerade sein erstes reales Vorstellungsgespräch bevorstand. Beim Nachfragen stellte sich heraus, dass dieser sich um die Stelle eines Klempners beworben hatte, die gleiche Art von Arbeit, die er über Jahre ausgeübt hatte. Und obwohl der Patient eine ganze Reihe von Empfehlungsschreiben hatte und ganz optimistisch war im Hinblick auf eine mögliche Anstellung, so war doch durch die Verhaltensanalyse deutlich, dass der Job eines Klempners ihn direkt wieder in Situationen bringen würde, in der er mit den meisten ihm vertrauten Triggern konfrontiert sein würde. Zudem räumte der Patient später ein, dass er eigentlich keinen Spaß mehr an seiner alten Arbeit hatte, die Bezahlung jedoch gut sei. Im gesamten Kontext betrachtet war die Arbeit als Klempner mit einem extrem hohen Rückfallrisiko behaftet.
Natürlich ist es weder möglich noch wünschenswert, einen Patienten vor der Konfrontation mit seinen Triggern zu bewahren. Die angemessene Strategie besteht darin, einem Patienten dabei zu helfen, seine Umgebung so umzustrukturieren, dass der Kontakt mit Triggern minimiert wird, und um gleichzeitig Fähigkeiten für den kompetenten Umgang mit nicht vermeidbaren Triggern zu entwickeln.

Achten Sie immer auf die Generalisierbarkeit erlernter Fertigkeiten des Patienten!

Eine nur zu gut bekannte Problematik beim Erlernen von Fertigkeiten besteht in der Generalisierbarkeit dieser Kompetenzen. Viele Patienten können in den Therapiesitzungen Fertigkeiten im Ablehnungstraining oder beim Problemlösetraining eindrücklich präsentieren. Zu allem Unglück haben sie aber oft größte Probleme damit, diese Fertigkeiten in ihren eigenen Alltag zu transferieren. Insofern sollte man nicht einfach selbstverständlich davon ausgehen, dass die Patienten diese Fertigkeiten direkt anwenden oder dass sie diese korrekt umsetzen. So sollten Sie darauf achten, dass die erlernten Fertigkeiten in der folgenden Woche angewendet werden. Erörtern Sie mit den Patienten alle unvorhergesehenen Probleme. Fordern Sie die Patienten auf, einige von den real erlebten Situationen während der Therapiesitzungen nachzuspielen, sodass ein Eindruck davon entstehen kann, wie das erreichte Kompetenzspektrum außerhalb des aktuellen Trainings einzuschätzen ist.

Manchmal verschaffen sich Patienten selbst gar nicht die Gelegenheit, ihre neu erlernten Fähigkeiten tatsächlich praktisch anzuwenden, weil sie bewusst diese Situationen vermeiden. Das macht Patienten sehr verletzbar für Situationen, in denen sie sich dann doch plötzlich mit Alkohol oder Drogen konfrontiert sehen. Deshalb ist es ratsam, Patienten schrittweise mehr zu fordern, um ihre Fähigkeiten und ihr Selbstbewusstsein weiterzuentwickeln.

Haben Sie noch Vorbehalte gegenüber dem Einsatz von Disulfiram?

Es gibt eine Reihe von Gründen, warum Therapeuten in der Vergangenheit den Einsatz von Disulfiram gemieden haben. Manche geben diese Empfehlung nicht, weil die Behandlung dadurch unnötig kompliziert wird. So muss man zum Beispiel einen Arzt an der Behandlung beteiligen und Labortests organisieren. Anderen gefällt es nicht, wenn die Patienten sich bei ihrem Bemühen um Abstinenz auf ein Medikament verlassen. In aller Regel haben diese Therapeuten nicht die Tatsache im Blick, dass sich die Anwendung von Disulfiram meist auf die ersten kritischen 90 Tage beschränkt. Während dieser Zeit wird eine ganze Reihe von Strategien eingeführt, um das Trinkverhalten des Patienten zu modifizieren.

Einige Therapeuten äußern die Überlegung, Patienten könnten Disulfiram als zu hart für sich ansehen. Beim Ausprobieren wird schnell deutlich, dass der Widerstand dieser Therapeuten auf Erfahrungen aus früherer Zeit mit ehemaligen Patienten zurückgeht. Obwohl Disulfiram natürlich nicht für jeden Patienten geeignet ist, so sollte das einen doch nicht davon abhalten, es denen zu verordnen, für die es geeignet scheint.

Gerade diese Patienten fürchten aber oft die negativen Konsequenzen des Disulfirams. Viele haben »Horrorstorys« gehört von Leuten, die eigene Erfahrungen damit haben. Wie im Kapitel »Einsatz von Disulfiram« dargestellt, treten die Nebenwirkungen nur auf, wenn bei laufender Disulfirammedikation Alkohol getrunken wird. Wenn man die Patienten auf diesen kritischen Punkt noch einmal aufmerksam macht, kann man oft eine Änderung der Einstellung erreichen.

CRA – für jeden etwas?!

Therapeuten halten sich manchmal zurück, anderen Behandlern vom CRA zu erzählen, wenn diese keine verhaltenstherapeutische Ausrichtung haben. Aktuell gibt es eine ganze Reihe von CRA-Techniken, die auch von traditionellen Suchttherapeuten angewendet werden, so zum Beispiel vertraute verhaltenstherapeutische Strategien wie »Modeling« (Beobachtungslernen) und »Chaining« (Aufbau von Verhaltensketten). Positive Verstärkung, ein Eckpfeiler der CRA-Behandlung, findet sich im 12-Stufen-Programm als 30-Tage-Chip wieder.

Zudem gibt es eine Reihe von Techniken, die den traditionellen Beratungsmethoden leicht hinzugefügt werden können. Nehmen Sie zum Beispiel an, dass der Therapeut glaubt, die Teilnahme an Treffen der Anonymen Alkoholiker sei ein wichtiger Bestandteil der Behandlung. Der Patient mag das auch glauben, aber der Nutzen kommt nicht zum Tragen, wenn er die Sitzungen nicht besucht. Die Techniken, die hilfreich sein könnten, dieses Ziel zu erreichen, betreffen den systematischen Verhaltensaufbau durch positive Verstärkung, indem die Patienten kontinuierlich ermutigt werden (»systematic encouragement«), der Zugang zu Verstärkern erleichtert wird (»reinforcer access«) und positive Erfahrungen gesammelt werden (»reinforcer sampling«). Diese empirisch überprüften und erfolgreich umgesetzten Techniken stützen sich auf einen unterstützenden und nichtkonfrontierenden Ansatz, der den Patienten zu neuen Aktivitäten ermutigt.

Ein anderes Beispiel für eine CRA-Technik mit einem breiten Anwendungsbereich ist das Konzept des Abstinenz-Kontos. Einige Therapeuten haben anfangs Probleme mit der Vorstellung, mit einem Patienten eine zeitlich begrenzte Abstinenzvereinbarung zu schließen, weil sie mit der Vorstellung leben, ein wirklich motivierter Patient müsse gleich von Beginn an zu einer lebenslangen Abstinenz bereit sein. Es kommt aber häufiger vor, dass Patienten zunächst einmal nur eine Zusage für eine befristete Zeit geben wollen. Interessanterweise kumulieren diese befristeten Zusagen regelmäßig in einer Kette von sich aneinanderreihenden kurzen Abstinenzperioden, sodass aus einem Tag Wochen, aus Wochen Monate und aus Monaten Jahre der Abstinenz werden (MILLER & PAGE 1991). So passt das Abstinenzkonto gut zu der Vorstellung, dass eine Person immer nur an dem aktuellen Tag Abstinenz unter Beweis stellen kann.

Wenn sich andere Therapeuten an dieser Stelle nicht davon überzeugen lassen wollen, dass der CRA einen substanziellen Beitrag zu ihrem eigenen Therapieansatz liefern kann, bleibt nur als einzige Möglichkeit: Appellieren Sie an deren Verstärker! Üblicherweise vertreten die meisten Therapeuten den Anspruch, dass sie in diesem Arbeitsfeld tätig sind, weil sie den Menschen helfen wollen. Wenn es aber vorrangig ist, Patienten abstinent zu halten und ihnen zu einem sinnstiftenden Leben zu verhelfen, dann präsentieren Sie die wissenschaftliche Literatur zur Wirksamkeit dieses Behandlungsverfahrens. Wer sich Studienergebnisse ansieht (zum Beispiel MILLER et. al 1995), wird an diesem Behandlungsansatz nicht vorbeikommen.

Community Reinforcement Approach – Begriffsklärung im Dienste eines amerikanisch-deutschen Transferprozesses

Von Martin Reker

Dass der Terminus »Community Reinforcement Approach« sich nicht so leicht ins Deutsche übersetzen lässt, hat erst eine intensive Auseinandersetzung mit diesem in New Mexiko entwickelten Therapiekonzept gezeigt. »Community« verweist auf die »Gemeinde« und mag im deutschen Sprachraum an »Gemeindepsychiatrie« erinnern. Die »Gemeindepsychiatrie« ist letztlich nur ein anderer Terminus für »Sozialpsychiatrie«, also für eine Ausrichtung psychiatrischen Arbeitens, die sich aus der Psychiatrie Enquete 1975 ableitet. Im Mittelpunkt der Gemeindepsychiatrie stand ein Reformanliegen. Der psychisch Kranke sollte nicht mehr auf seine medizinische Diagnose reduziert werden, sondern stattdessen aus der Isolation der bis damals vorherrschenden Anstaltspsychiatrie befreit werden. Im Bemühen um eine Reintegration des psychisch Kranken in die »Gemeinde« sollten psychosoziale Aspekte wie Wohnen, Arbeiten und soziales Umfeld verstärkt im Vordergrund stehen und der noch vorherrschenden Stigmatisierung psychisch Kranker entgegenwirken. Im amerikanischen Sprachraum entspricht der »deutschen Sozialpsychiatrie« die »Community Mental Health«.

Der Begriff »Community« steht also nicht in der Tradition dessen, was man im deutschen »Gemeindepsychiatrie« nennen würde, selbst wenn sich Ähnlichkeiten im alltagspraktischen Handeln aufdrängen: Aber die Tradition ist tatsächlich eine andere. Insofern soll »Community« hier nicht mit »Gemeinde« oder »gemeindeorientiert« übersetzt werden. Diese Termini sind über die Sozialpsychiatrie anders besetzt. Destilliert man die Essenz des CRA erneut heraus, um den Fokus der beabsichtigten Interventionen vergleichend genau zu erfassen, so rückt die soziale Dimension in ihren Rückwirkungen auf seelisch-körperliche Gesundheit ins Blickfeld. Der Begriff des Sozialen darf deswegen in der Nennung des Konzeptes nicht fehlen.

»Reinforcement« ist demgegenüber ein Begriff, der zunächst weniger Interpretationsspielraum zu lassen scheint. »Verstärkung« ist eine Intervention, die eindeutig auf die operant zu konditionierenden Lernprozesse in der Verhaltenstherapie verweist. Und doch kann gerade im deutschen Sprachraum geradezu reflexartig Widerstand gegen dieses »Verstärkerkonzept« induziert werden, noch bevor er sich selbst differenzierter vorstellen kann. Schließlich ist das operante Konditionieren mit seinen positiven und negativen Verstärkerprozessen, die ja hier tatsächlich gemeint werden, in der Wahrnehmung der Skeptiker der Inbegriff eines mechanistischen Menschenbildes, bei dem der Mensch in seiner Komplexität auf die Stufe einer Ratte in der Blackbox reduziert sein könnte. Laufen Verstärkerkonzepte letztlich nicht immer auf eine ungerechtfertige Vereinfachung menschlichen Handelns, ja auf eine Dressur gesellschaftlich erwünschten Verhaltens hinaus?

Wer der Verhaltenstherapie, gerade die, die sich auf den amerikanisch-österreichischen Autor Frederick Kanfer (Kanfer et al. 1996) bezieht, näher kennt und den CRA-Ansatz genauer in Augenschein nimmt, wird schnell feststellen, dass das mechanistische Menschenbild des Behaviorismus den therapeutischen Grundkonzepten des CRA nicht entspricht. Die Auswahl von individuellen Verstärkern verkörpert im CRA eine vom Patienten selbst zu formulierende Zielfindung, deren Erarbeitung in einem zweiten Schritt gerade für Menschen mit Suchtproblemen in einem hohen Maße sinnstiftend werden soll. Insofern verweist der lerntheoretische Gehalt des CRA-Ansatzes insbesondere auf die humanistischen Wurzeln der Verhaltenstherapie. CRA wird gerade durch die besondere Betonung der sozialen Dimension von Gesundheit zu einem vielmehr anthropologisch begründeten therapeutischen Vorgehen, bei dem der Mensch in seinem gesamten Umfeld wahrgenommen und unterstützt wird. Der Terminus der »Verstärkung« soll deswegen nicht nur lerntheoretisch verstanden werden, sondern als Gerundivum das Supportive, Befähigende und Prozesshafte an die erste Stelle rücken.

»Approach«: Warum nicht »Therapie«? »Approach« übersetzt sich im Deutschen am ehesten als »Herangehensweise« oder »Ansatz«, was in einer Zeit, in der alles »Therapie« sein möchte, eigentümlich bescheiden wirkt. Viktor von Weizsäcker hat in seinem »Gestaltkreis« einleitend formuliert: »Um Lebendes zu erforschen, muss man sich am Leben beteiligen« (Weizsäcker 1997, S. 83). Für den CRA mag das bedeuten: Wer (suchtkranken) Patienten auf dem Weg in ein selbstbestimmtes Leben helfen will, muss mit ihnen gemeinsam auf deren Alltagsrealität Bezug nehmen und individuell, pragmatisch und kreativ deren Wünsche und Ziele aufgreifen und verwirklichen helfen. Dabei geht es um befriedigende Partnerschaft, sinnstiftende Betätigung in Arbeit und Ausbildung, Verwurzelung in einem beheimatenden Zuhause, finanzielle Absicherung und gesundheitliche Erholung.

Diese alltagsübergreifende »Herangehensweise« integriert viele therapeutische Zugangswege, insbesondere Verhaltenstherapie und verwandte Formen der Paar- und Familientherapie, aber eben auch Soziotherapie, Ergotherapie, Arbeitstherapie und andere sonst als »komplementär« definierte Beiträge komplexerer Therapiesettings, die hier stärker in den Mittelpunkt rücken. Der allgemein gefasste Terminus »Approach« soll deswegen auch in der deutschen Übersetzung erhalten bleiben. Da die Begriffe »Ansatz« oder »Herangehensweise« zu hölzern wirkten, wurde hier der ebenfalls sehr allgemein, aber doch auf therapeutisches Handeln abzielende Begriff der »Intervention« gewählt.

Nun scheint es vorläufig gelungen, den angloamerikanischen Terminus »Community Reinforcement Approach« ins Deutsche zu übertragen. In einem zweiten Schritt kann es nun endlich um die therapeutischen Inhalte gehen.

Die Auseinandersetzung mit dem von Robert J. Meyers und Jane Ellen Smith konzeptionalisierten CRA in Deutschland hat gezeigt, dass eine unkommentierte 1:1-Übersetzung des Konzeptes ins Deutsche die notwendige Transferleistung unzulässig verkürzt. »Verstärkende Interventionen im sozialen Umfeld« sehen unter deutschen Behandlungsbedingungen eben doch anders aus als der CRA am Standort New Mexiko.

Was damit gemeint ist, soll im Folgenden detaillierter ausgeführt werden.

Das US-amerikanische und das deutsche Gesundheitssystem für Suchtpatienten im Vergleich

In den USA hat die 12-Stufen-Therapie der Anonymen Alkoholiker über Jahrzehnte das Angebotsspektrum für Hilfe suchende amerikanische Suchtpatienten völlig beherrscht. Dabei verbinden sich sozial unterstützende Interventionen aus der Selbsthilfe inklusive der Kraft der Gemeinschaft mit den zu internalisierenden explizit christlichen Wertsetzungen, die von den Betroffenen im Sinne einer selbstrekonstruierenden Sinnstiftung übernommen werden sollen. Die sich in den 1970er Jahren in den USA zunehmend verbreitenden verhaltenstherapeutischen Hilfsangebote für Suchtpatienten bilden insofern keinen Gegenentwurf zu einer bislang vorherrschenden psychoanalytischen Behandlungstradition (wie in Deutschland), sondern sind – spitz formuliert – Ausdruck des Versuches einer Säkularisierung der Suchttherapie. Diese primär auf Lerntheorien beruhende Psychotherapie konnte allerdings kaum auf ein funktionierendes Therapienetz für Suchtpatienten zurückgreifen. Innovationen verwirklichten sich stattdessen vornehmlich in großen, vom Bund finanzierten Forschungsprojekten, die aber zeitlich begrenzt blieben. Die großen Forschungsprojekte zur Evaluation der kognitiv-behavioralen Therapie und des Community Reinforcement Approaches für Suchtkranke profitierten dabei insbesondere von der Tatsache, dass die geforderte »Komplexleistung« aus einem (Bundes-)topf finanziert wurde und Schnittstellenprobleme dadurch erheblich minimiert wurden. Die geschilderten Forschungsprojekte brachten so auch durchgehend sehr ermutigende Ergebnisse.

Ein weiteres Charakteristikum dieses Forschungsvorhabens ist die Tatsache, dass weitgehend einheitlich manualisierte Therapieprogramme entwickelt wurden, die von der Person, die die Therapie durchführen sollte, möglichst unabhängig sein sollten. So kamen in vielen Projekten der Suchtforschung junge Psychologiestudenten zum Einsatz, die in ihrer Effektivität hinter den langjährig erfahrenden Profis nicht allzu weit zurückgestanden haben. Gleichzeitig blieben die Interventionszeiträume kurz und die Einsatzzeiten der aufgestellten Therapeuten sehr begrenzt. Kaum ein Therapeut arbeitet länger als ein Jahr an gleicher Stelle, suchtspezifische Therapien und Interventionen sind also inhaltlich von vornherein klar begrenzt und wenig therapeutenfixiert. Lange Behandlungs- und Betreuungskontiunitäten sind eine große Ausnahme.

Nach dem erfolgreichen Abschluss solcher Therapieforschungsprojekte laufen die Finanzierungen dafür aus, und die einzelnen Bundesstaaten bzw. Kommunen müssen sich überlegen, ob sie die gewährten Therapieprogramme in die Bevölkerungsversorgung übernehmen wollen oder nicht. In der Regel ist das mit dem Community Reinforcement Approach in den USA nicht passiert. Eine suchtspezifische Regelversorgung suchtkranker Patienten ist in den meisten amerikanischen Bundesstaaten nicht etabliert. Städte oder Regionen, in denen der CRA heute umfassend und bedarfsdeckend etabliert ist, sucht man trotz der eindeutig ermutigenden Forschungsergebnisse zum CRA vergeblich.

Insofern profitiert die ganze Welt von den sehr aufwendigen herausragenden Forschungen aus den USA. Ein lebendiges Modell, an dem man sich orientieren könnte, gibt es in den USA aktuell aber nicht.

Abseits der sehr umfangreichen Angebote der Anonymen Alkoholiker oder auch karitativer Einrichtungen ist die Versorgungslage amerikanischer Suchtpatienten in der Regelversorgung ausgesprochen schlecht.

Die Situation in Deutschland unterscheidet sich davon grundsätzlich. Suchtkranke stehen schon seit Ende des 19. Jahrhunderts im Fokus öffentlicher Fürsorge. Nach dem 2. Weltkrieg wurde in Deutschland ein sehr suffizientes Suchthilfesystem aus Beratungsstellen, Fachkliniken und Selbsthilfegruppen aufgebaut, das über Jahrzehnte sehr stark abstinenzorientiert ausgerichtet war und deswegen den Großteil suchtkranker Klienten nicht erreicht hat. Nachdem sich insbesondere seit den 1980er Jahren des letzten Jahrhunderts die psychiatrischen Suchtmediziner stärker an der Behandlung von alkohol- und drogenabhängigen Menschen beteiligt haben, sind Versorgungs- und Therapiekonzepte nicht mehr nur abstinenzorientiert und somit deutlich differenzierter. Zudem fand die somatische Dimension der Sucht mehr Aufmerksamkeit. Seit der Entdeckung der »vergessenen Mehrheit« ist der Anspruch formuliert, möglichst viele, wenn nicht alle Menschen mit Suchtproblemen zu erreichen, um ihnen suchtspezifische Hilfen zukommen zu lassen. Das deutsche Suchthilfesystem hat sich über die Zeit erheblich ausgeweitet und differenziert. Es ist durch unterschiedliche Leistungsträger (GKV, Rentenversicherung etc.) und viele beteiligte Berufsgruppen mit unterschiedlichen Konzepten und Interessenlagen aber auch sehr zersplittert. Das rudimentäre Regelangebot für Suchtpatienten in den USA ist mit dem umfassenden öffentlichen Hilfenetz für Suchtpatienten in Deutschland überhaupt nicht vergleichbar. Unabhängig von der Qualität der deutschen Suchtkrankenversorgung ist festzuhalten, dass die Quantität im Vergleich so viele Ressourcen für Suchtpatienten bereithält, dass es an Handlungsmöglichkeiten nicht mangeln dürfte.

Die Tatsache, dass der Staat und die Sozialversicherungssysteme sich in Deutschland sehr für die Versorgung und Behandlung verantwortlich machen, die in den USA überwiegend der Selbsthilfe und der Fürsorge zugewiesen werden, verweist zudem auf eine unterschiedliche Haltung der Gesellschaften zur Frage von Eigen- und Fremdverantwortung bei Suchtkranken, die als reflektierte Grundlage jeglicher Suchttherapie von zentraler Bedeutung ist.

Sucht ist seit 1968 in Deutschland eine anerkannte Erkrankung. Deswegen können sich Patienten in Trinkphasen krankschreiben lassen, man kann wegen seiner Suchtkrankheit berentet werden und man hat Anspruch auf eine suchtspezifische Behandlung durch die Sozialversicherung.

In den USA ist das anders ... Die offensichtlich in den USA anders gewichtete Verantwortung bildet sich auch im Therapieprozess ab. Während in Deutschland der Therapeut in einer stark werbenden Grundhaltung mit Respekt vor dem Selbstbestimmungsrecht des Patienten Angebote macht, so werden zumindest nach begonnener Therapie an den Patienten in den USA klare Erwartungen formuliert: »Expectation not Invitation« markiert einen Grundsatz, der die Klienten in den USA sehr viel deutlicher in die Pflicht nimmt. Noch ist es in Deutschland keine Ausnahme, dass Patienten mit Suchtproblemen in öffentlich finanzierten Therapien Therapiebausteine ausfallen lassen, ambulante Termine unabgemeldet nicht wahrnehmen, verabredete Medizin nicht einnehmen oder die Einbeziehung anderer gar boykottieren.

Im CRA amerikanischer Prägung wird hier deutlich mehr Verbindlichkeit gefordert. Niemand muss an einer solchen Behandlung teilnehmen. Wer sich aber dazu entscheidet, wird gefordert, alle verfügbaren Möglichkeiten einzubringen, um der gemeinsam begonnenen Therapie zum Erfolg zu verhelfen. Das bedeutet, dass die regelmäßige Teilnahme, die Erledigung der Hausaufgaben und die Zustimmung zur Einbeziehung wichtiger Angehöriger nicht nur gewünscht, sondern erwartet werden.
Schließlich ergeben sich im Detail noch einige unterschiedliche Nuancen, die ihren Ursprung offenbar in unterschiedlichen kulturellen Prägungen haben. Ein wichtiger Aspekt ist die Bedeutung von Religion und Spiritualität in der Therapie. In Europa werden religiöse und spirituelle Fragestellungen allenfalls zurückhaltend thematisiert, obwohl deren Bedeutung für einen erfolgreichen Therapieabschluss wiederholt belegt worden ist. In den USA ist die Thematisierung spiritueller Wünsche und Vorstellungen integraler Bestandteil selbst manualisierter Therapieprozesse, sodass beides auch in der »Happiness-Scale« aufgelistet ist. Obwohl dies im deutschen Sprachraum zunächst befremdlich wirkt, wurde diese Kategorie in der vorliegenden Übersetzung beibehalten.
Ob Glück letztlich machbar ist, wird in Deutschland eher skeptisch gesehen. Das bildet sich nicht nur in der Tatsache ab, dass eine »Happiness-Scale« im Deutschen zu einer »Zufriedenheitsskala« degradiert werden muss. Über diese ersten kleinen Hinweise hinaus zeigen viele Interventionsziele, dass amerikanische Bürger in ihrer Selbstwirksamkeitsüberzeugung den deutschen Mitbürgern einiges voraus zu haben scheinen. Wie sonst wäre es denkbar, die Bildung einer (neuen) Partnerschaft – auf die man in Deutschland eher schicksalsergeben wartet – therapeutisch zum Projekt zu erklären, weil man durch Tanzkurse, Small-Talk-Kurse und andere Unterstützung doch den eigenen Marktwert steigern und damit die Chance auf die gewünschte Partnerschaft deutlich vergrößern kann?

Zusammenfassung

Zusammenfassend lässt sich festhalten, dass die Chancen, den CRA in Deutschland erfolgreich umzusetzen, ungewöhnlich gut erscheinen. Insbesondere die Ressourcenlage ist in Deutschland deutlich günstiger als in den USA. Als Problem dürfte sich erweisen, dass wegen der zersplitterten Suchthilfelandschaft erheblich mehr Koordinierungsleistungen erbracht werden müssen.

Soziale Verstärker als zentrales Element des CRA können nur wirksam werden, wenn ihre Verfügbarkeit für den Patienten von Beginn an mit hoher Verbindlichkeit geplant werden kann. Suchtpatienten werden im CRA zudem sehr systematisch gefördert, aber auch deutlich mehr gefordert als in anderen etablierten Therapieverfahren. Für die Betroffenen ergeben sich daraus im ersten Schritt vor allem neue Chancen, für alle, die dem nicht folgen können oder wollen, aber auch Risiken. Ähnlich wie die Arbeitsmarktreform »Hartz IV« führt auch der CRA zu einer deutlichen Marginalisierung von Menschen, die die angebotenen Hilfsprogramme nicht nutzen wollen (oder können?). Für Suchttherapeuten bedeutet dies, dass Hilfsangebote deutlich seltener voraussetzungslos gemacht werden. Stattdessen soll jeder das, was er in die Therapie einbringen kann, wirklich nutzen, um Aussicht auf Erfolg zu haben. Suchttherapeuten könnten dadurch etwas häufiger als heute auch einmal »Versagende« im doppelten Sinne sein.

Die anderen Patienten, die (noch nicht) Hilfe annehmen wollen, sollten allerdings darüber nicht vergessen werden.

Literatur

Abbott, P. J.; Weller, S. B.; Delaney, H. D.; Moore, B. A. (1998): Community reinforcement approach in the treatment of opiate addicts. Am J Drug Alcohol Abuse, 24 (1): 17–30.

Abbott, P. J., Moore, B.; Delaney, H.; Weller, S. (1999): Retrospective analyses of additional services for methadone maintenance patients. J Subst Abuse Treat, 17 (1–2): 129–137.

Azrin, N. H. (1976): Improvements in the community-reinforcement approach to alcoholism. Behav Res Ther, 14(5): 339–348.

Azrin, N. H.; Besalel, V. A. (1980): Job club counselor's manual. University Press, Baltimore.

Azrin, N. H.; Naster, B. J.; Jones, R. (1973): Reciprocity counseling: A rapid learning-based procedure for marital counceling. Behav Res Ther, 11: 365–382.

Azrin, N. H.; Sisson, R. W.; Meyers, R.; Godley, M. (1982): Alcoholism treatment by disulfiram and community reinforcement therapy. J Behav Ther Exp Psychiatry, 13 (2): 105–112.

Bickel, W. K.; Amass, L.; Higgins, S. T.; Badger, G. J.; Esch, R. A. (1997): Effects of adding behavioral treatment to opioid detoxification with buprenorphine. J Consult Clin Psychol, 65 (5): 803–810.

Brownell, K. D.; Marlatt, G. A.; Lichtenstein, E.; Wilson, G. T. (1986): Understanding and preventing relapse. Am Psychol, 41: 765–782.

Budney, A. J.; Higgins, S. T.; Delaney, D. D.; Kent, L.; Bickel, W. K. (1991): Contingent reinforcement of abstinence with individuals abusing cocaine and marijuana. J Appl Behav Analysis, 24: 657–665.

Calahan, D.; Cisin, I. H.; Crossley, H. M. (1969): American drinking practices: A national study of drinking behavior and attitudes. Rutgers Center on Alcohol Studies, Monograph No. 6.

Childress, A. R.; Hole, A. V.; Ehrmann, R. N.; Robbins, S. J.; McLellan, A. T.; O'Brian, C. P. (1993): Cue reactivity ans cue reactivity interventions in drug dependence. National Institute on Drug Abuse Research Monograph Serie, 137: 73–95.

De Jong, C. A.; Roozen, H. G.; van Rossum, L. G.; Krabbe, P. F.; Kerkhof, A. J. (2007): High abstinence rates in heroin addicts by a new comprehensive treatment approach. Am J Addict., 16 (2) Mar-Apr: 124–30.

D'Zurilla, T.; Gottfried, M. (1971): Problem solving and behaviour modification. J Abnorm Psychol, 78: 107–126.

Finney, J. W.; Monahan, S. C. (1996): The cost-effectiveness of treatment for alcoholism: a second approximation. J Stud Alcohol, 57 (3): 229–243.

Glöckner-Rist, A.; Rist, F.; Küfner, H. (Hg.): Elektronisches Handbuch zu Erhebungsinstrumenten im Suchtbereich (EHES). Version 3.00. Mannheim, Zentrum für Umfragen, Methoden und Analysen. (Download: http://www.gesis.org/Methodenberatung/ZIS)

Godley, S. H.; Meyers, R. J.; Smith, J. E.; Karvinen, T.; Titus, J. C.; Godley, M. D.; Dent, G.; Passetti, L.; Kelberg, P. (2001): Adolescent Community Reinforcement Approach (ACRA) for Adolescent Cannabis Users. Cannabis Youth Treatment Series (CYT). Vol. 4. Substance Abuse and Mental Health Services Administration (DHHS / PHS), Rockville, MD. Center for Substance Abuse Treatment.

Gsellhofer, B.; Küfner, H.; Vogt, M.; Weiler, D. (1999): European Addiction Severity Index (EuropASI). Schneider, Hohengehren.

Hasler, G.; Klaghofer, R.; Buddeberg, C. (2003): Der Fragebogen zur Erfassung der Veränderungsbereitschaft (FEVER). Testung der deutschen Version der University of Rhode Island Change Assessment Scale (URICA). Psychother Psychosom Med Psychol, 53 (9–10): 406–411.

Hautzinger, M. (2003): Kognitive Verhaltenstherapie bei Depressionen. Psychologie Verlags Union, Weinheim.

Hawkins, J. D.; Catalano, R. F.; Gillmore, M. R.; Wells, E. A. (1989): Skills training for drug abusers: Generalization, maintenance, and effects on drug use. J Consult Clin Psychol, 57: 559–563.

Higgins, S. T.; Budney, A. J.; Bickel, W. K.; Hughes, J. R.; Foerg, F. E.; Badger, G. J. (1993): Achieving cocaine abstinence with a behavioral approach. Am J Psychiatry, 150(5): 763–769.

Higgins, S. T.; Budney, A. J.; Bickel, W. K.; Foerg, F. E.; Donham R; Badger, G. J. (1994): Incentives improve outcome in outpatient behavioral treatment of cocaine dependence. Arch Gen Psychiatry, 51(7): 568–576.

Higgins, S. T.; Delaney, D. D.; Budney, A. J.; Bickel, W. K.; Hughes, J. R.; Foerg, F.; Fenwick, J. W. (1991): A behavioral approach to achieving initial cocaine abstinence. Am J Psychiatry, 148(9): 1218–1224.

Higgins, S. T.; Heil, S. H.; Dantona, R.; Donham, R.; Matthews, M.; Badger, G. J. (2007): Effects of varying the monetary value of voucher-based incentives on abstinence achieved during and following treatment among cocaine-dependent outpatients. Addiction, 102 (2): 271–81.

Higgins, S. T.; Sigmon, S. C.; Wong, C. J.; Heil, S. H.; Badger, G. J.; Donham, R.; Dantona, R. L.; Anthony, S. (2003): Community reinforcement therapy for cocaine-dependent outpatients. Arch Gen Psychiatry, 60(10): 1043–1052.

Higgins, S. T.; Wong, C. J.; Badger, G. J.; Ogden, D.; Dantona, R. L. (2000): Contingent reinforcement increases cocaine abstinence during outpatient treatment and 1 year of follow-up. J Consult Clin Psychol, 68 (1): 64–72.

Holder, H.; Longabaugh, R.; Miller, W. R.; Rubonis, A. V. (1991): The cost effectiveness of treatment for alcoholism: A first approximation. J Stud Alcohol, 52 (6): 517–540.

Hunt, G. M.; Azrin, N. H. (1973): A community-reinforcement approach to alcoholism. Behav Res Ther, 11 (1):91–104.

Kanfer, F. H.; Reinecker, H.; Schmelzer, D. (1996): Selbstmanagement-Therapie. Ein Lehrbuch für die klinische Praxis. 2. Aufl. Springer, Berlin, Heidelberg, New York.

Mallams, J. H.; Godley, M. D.; Hall, G. M.; Meyers, R. J. (1982): A social-systems approach to resocializing alcoholics in the community. J Stud Alcohol, 43(11): 1115–1123.

Marlatt, G. A.; Gordon, J. R. (Eds.) (1985): Relapse prevention. Maintenance strategies in the treatment of addictive behaviours. Guilford Press, New York.

McLellan, A. T.; Luborski, L.; Woody, G. E.; O'Brian, C. P. (1980): An improved diagnostic evaluation instrument for substance abuse patients: The Addiction Severity Index. J Nerv Ment Dis, 168: 26–33.

Meyers, R. J.; Dominguez, T.; Smith, J. E. (1996): Community reinforcement training with concerned other. In: Hasselt, V. B.; Hersen, M. (Eds.): Source of psychological treatment manuals for adults. Plenun Press, New York.

Meyers, R. J.; Miller, W. R. (2001): A Community Reinforcement Approach to addiction treatment. Cambridge University Press, Cambridge.

Meyers, R. J.; Miller, W. R.; Hill, D. E.; Tonigan, J. S. (1998): Community reinforcement and family training (CRAFT): engaging unmotivated drug users in treatment. J Subst Abuse, 10 (3): 291–308.

Meyers, R. J.; Miller, W. R.; Smith, J. E.; Tonigan, J. S. (2002): A randomized trial of two methods for engaging treatment refusing drug users trough concerned significant others. J Consult Clin Psychol, 70 (5): 1182–1185.

Meyers, R. J.; Smith, J. E. (1997): Getting off the fence: procedures to engage treatment-resistant drinkers. J Subst Abuse Treat, 14 (5): 467–472.

Miller, W. R. (1993): The Stages of Change Readiness and Treatment Eagerness Scale. Version 6. Unpublished, University of New Mexico.

Miller, W. R.; Brown, J. M.; Simpson, T. L.; Handmaker, N. S.; Bein, T. H.; Luckie, L. F.; Montgommery, H. A.; Hester, R. K.; Tonigan, J. S. (1995): What works? A methodological analysis of the alcohol treatment outcome literature. In: Hester, R. K.; Miller, W. R. (Eds.): Handbook of alcoholism treatment approaches: Effective alternatives (2nd ed.). Allyn & Bacon, Needham.

Miller, W. R.; Marlatt, G. A. (1987): The Brief Drinker Profile. Psychological Assessment Resources Inc., Odessa, FL.

Miller, W. R.; Meyers, R. J.; Tonigan, J. S. (1999): Engaging the unmotivated in treatment for alcohol problems: a comparison of three strategies for intervention through family members. J Consult Clin Psychol, 67 (5): 688–697.

Miller, W. R.; Page, A. C. (1991): Warm turkey: Other routes to abstinence. J Subst Abuse Treat, 8: 227–232.
Miller, W. R.; Tonigan, J. S.; Longabaugh, R. (1994): DrInC: An instrument for assessing adverse consequences of alcohol abuse. Unpublished, University of New Mexico.
Miller, W. R.; Westerberg, V. S.; Waldron, H. B. (1995): Evaluating alcohol problems in adults and adolescents. In: Hester, R. K.; Miller, W. R. (Eds.): Handbook of alcoholism treatment approaches: Effective alternatives (2nd ed.). Needham, MA, Allyn & Bacon.
Miller, W. R.; Wilbourne, P. L. (2002): Mesa Grande: a methodological analysis of clinical trials of treatments for alcohol use disorders. Addiction, 97(3): 265–277.
Monti, P.; Abrams, D.; Kadden, R.; Cooney, N. (1989): Treating alcohol dependence: A coping skills training guide. Guilford Press, New York.
Prochaska, J. O.; DiClemente, C. C. (1986): Toward a comprehensive model of change. In: Miller, W. R.; Heather, N. (Eds.): Treating addiction behaviors: Process of change. Plenum Press, New York.
Roozen, H. G.; Boulogne, J. J.; van Tulder, M. W.; van den Brink, W.; De Jong, C. A.; Kerkhof, A. J. (2004): A systematic review of the effectiveness of the community reinforcement approach in alcohol, cocaine and opioid addiction. Drug Alcohol Depend, 74 (1): 1–13.
Roozen, H. G.; Kerkhof, A. J.; van den Brink, W. (2003): Experiences with an outpatient relapse program (community reinforcement approach) combined with naltrexone in the treatment of opioid-dependence: effect on addictive behaviors and the predictive value of psychiatric comorbidity. Eur Addict Res, 9 (2): 53–58.
Roozen, H. G.; van Beers, S. E.; Weevers, H. J.; Breteler, M. H.; Willemsen, M. C.; Postmus, P. E.; Kerkhof, A. J. (2006): Effects on smoking cessation: naltrexone combined with a cognitive behavioral treatment based on the community reinforcement approach. Subst Use Misuse, 41 (1): 45–60.
Rothenberg, J. L.; Sullivan, M. A.; Church, S. H.; Seracini, A.;

COLLINS, E.; KLEBER, H. D.; NUNES, E. V. (2002): Behavioral naltrexone therapy: an integrated treatment for opiate dependence. J Subst Abuse Treat, 23 (4): 351–360.

SCHOTTENFELD, R. S.; PANTALON, M. V.; CHAWARSKI, M. C.; PAKES, J. (2000): Community reinforcement approach for combined opioid and cocaine dependence. Patterns of engagement in alternate activities. J Subst Abuse Treat, 18 (3): 255–261.

SECADES-VILLA, R.; GARCÍA-RODRÍGUEZ, O.; HIGGINS, S. T.; FERNÁNDEZ-HERMIDA, J. R.; CARBALLO, J. L. (2007): Community reinforcement approach plus vouchers for cocaine dependence in a community setting in Spain: Six-month outcomes. J Subst Abuse Treat. May 16 (Epub ahead of print)

SISSON, R. W.; AZRIN, N. H. (1986): Family-Member involvement to initiate and promote treatment of problem drinkers. J Behav Ther Exp Psychiatry, 17(1): 15–21.

SLESNICK, N.; PRESTOPNIK, J. L.; MEYERS, R. J.; GLASMAN, M. (2007): Treatment outcome for street-living, homeless youth. Addict Behav 32 (6): 1237–1251.

SMITH, J. E.; MEYERS, R. J.; DELANEY, H. D. (1998): The community reinforcement approach with homeless alcohol-dependent individuals. J Consult Clin Psychol, 66(3): 541–548.

STUART, R. B. (1969): Operant-interpersonal treatment for marital discord. J Consult Clin Psychol, 33: 675–682.

WEITHMANN, G.; HOFFMANN, M.; GÖTTLE, M. (2005): Faktorenstruktur und Übereinstimmungsvalidität der SOCRATES bei Alkoholabhängigen in Entzugsbehandlung. Sucht, 51 (5): 279–284.

WEIZSÄCKER, V. von (1997): Gesammelte Schriften in zehn Bänden. IV. Bd. Suhrkamp, Frankfurt / Main.

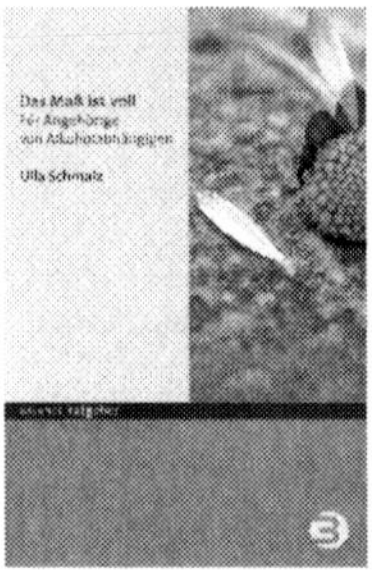

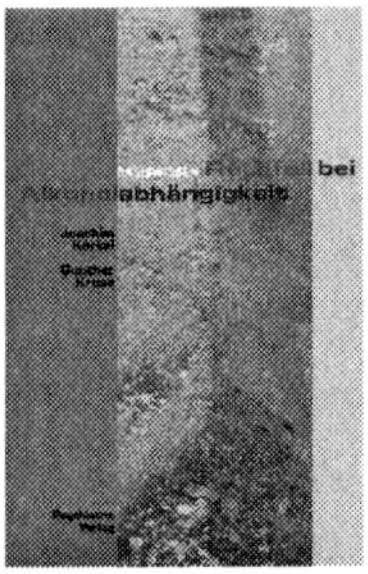

Joachim Körkel, Gunther Kruse

Basiswissen: Rückfall bei Alkoholabhängigkeit

ISBN 978-3-88414-362-9

144 Seiten

Abstinenz = Erfolg, Rückfall = Mißerfolg. Mit dieser verkürzten Maxime machen sich Alkoholabhängige und Behandelnde das Leben noch schwerer als es ohnehin schon ist. Die Autoren plädieren mit diesem Buch dafür, die Qualität der Behandlung nicht mehr mit der Elle der »Dauertotalabstinenz« zu messen. Gerade bei den mehrfach Geschädigten, chronisch Abhängigen kann eine länger währende Enthaltsamkeit kaum zum unmittelbaren Therapieziel erhoben werden. Auch weniger Beeindruckendes ist für die Betroffenen auf beiden Seiten schon hilfreich. Das Buch will nicht nur bei Therapeutinnen und Therapeuten Enttäuschungsprophylaxe betreiben, sondern formuliert praxisnahe Vorschläge für einen gelasseneren und sorgfältigeren Umgang mit der individuellen Rückfälligkeit.

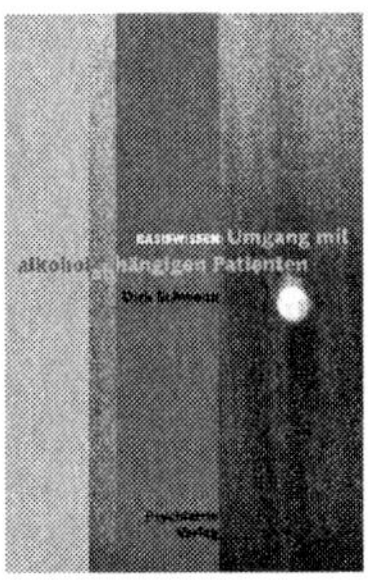

Dirk R. Schwoon

Basiswissen: Umgang mit alkoholabhängigen Patienten

ISBN 978-3-88414-367-4

144 Seiten

Für jeden, der im sozialen Bereich arbeitet, gehört der Umgang mit Alkoholkranken zum beruflichen Alltag. Aber selbst dort haben viele das Bild vom desolaten Trinker verinnerlicht, der seinen Konsum leugnet und bagatellisiert, und müssen sich erst einmal dazu durchringen, in nahen Kontakt mit den Kranken zu gehen und sich auf sie einzulassen. Dabei kann dieses Buch helfen. Dirk Schwoon beschreibt nicht nur die Auswirkungen des Alkoholkonsums, den Entwicklungsverlauf der Alkoholkrankheit und die Behandlungsansätze, er wirbt auch für Respekt gegenüber den Kranken. Ausführlich werden die Möglichkeiten motivierender Interventionen dargestellt, begleitet von z. T. unkonventionellen Vorschlägen. So wird deutlich: Die Arbeit mit Alkoholabhängigen ist nicht nur eine therapeutische Herausforderung, sondern auch eine Chance, sich selbst laufend zu verändern.

»Das Buch ist uneingeschränkt – insbesondere bei dem guten Preis-Leistung-Verhältnis – für alle Pflegenden in der Somatik und Psychiatrie zu empfehlen, um die eigene Sichtweise auf Alkoholkranke grundlegend zu reflektieren und zu hinterfragen.« *Ingo Tschinke, Pflegedialog.de*

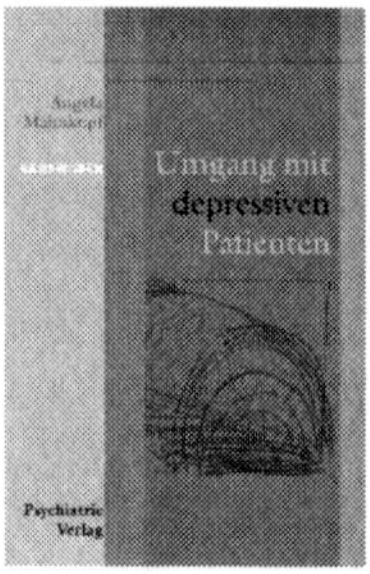

Angela Mahnkopf

Basiswissen: Umgang mit depressiven Patienten

ISBN 978-3-88414-418-3

144 Seiten

Die Gesundung schwer depressiv Erkrankter vollzieht sich in kleinen Schritten. Neuerliche depressive Einbrüche in besonders belastenden Lebenssituationen sind sehr wahrscheinlich. Gelassenheit, Geduld, Empathie und Wertschätzung sind deshalb wichtige Kompetenzen und Grundlagen therapeutischen Handelns. Angela Mahnkopf zeigt an vielen Beispielen aus ihrer Praxis, wie ein motivierender Umgang mit depressiven Patienten gelingen kann. Sie berücksichtigt aber auch die emotionale Situation der Helfenden und ermutigt sie, ihrerseits die Hoffnung nie zu verlieren.

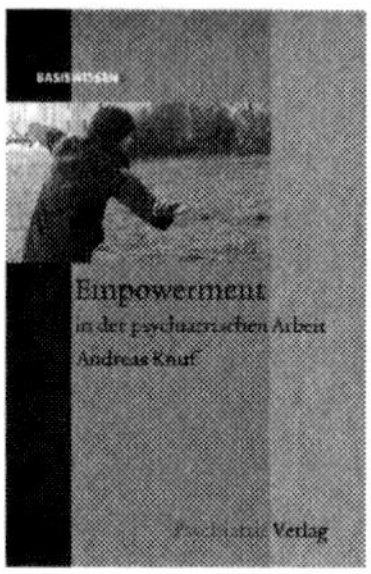

Andreas Knuf

Basiswissen: Empowerment in der psychiatrischen Arbeit

ISBN 978-3-88414-409-1

144 Seiten

Alle reden von Empowerment. Das Ziel, die Selbstständigkeit und Selbstbestimmungsfähigkeit des Klienten zu unterstützen, steht hinter jedem Hilfeplan. Aber was heißt das konkret? Andreas Knuf zeigt, wie Empowerment in die psychiatrische Arbeit umgesetzt werden kann – auch bei Klienten, die zunächst einmal keinen oder kaum einen Wunsch nach Selbstbestimmung zeigen.

»Der große Wert dieses kleinen Bandes liegt darin, dass das Thema Empowerment nicht theoretisch erörtert wird, sondern durch die einfache aber differenzierter Sprache, viele Beispiele, praktische Anregungen, Methodenhinweise und Reflektionsübungen dem Leser vielfältige Anregungen vermittelt werden, empowerment-ermöglichend zu agieren. So ist ein alltagsfähiges Handbuch von großer Praxisrelevanz entstanden, wie es selten zu finden ist.«
Jörg Utschakowski, Psychosoziale Umschau